Ute Balmaceda-Harmelink

Paul Lüth (1921 – 1986) – eine Bioergographie

Naturwissenschaft – Philosophie – Geschichte

herausgegeben von

Prof. Dr. Dr. Peter Hucklenbroich

Westfälische Wilhelms-Universität Münster

Band 24

LIT

Ute Balmaceda-Harmelink

Paul Lüth (1921 – 1986) – eine Bioergographie

Unter besonderer Berücksichtigung seines Beitrages für die theoretische und praktische Medizin

LIT

Umschlagbild: Photographie aus dem Privatbesitz der Familie Lüth

D 6

Bibliografische Information der Deutschen Nationalbibliothek
Die Deutsche Nationalbibliothek verzeichnet diese Publikation in der Deutschen Nationalbibliografie; detaillierte bibliografische Daten sind im Internet über http://dnb.d-nb.de abrufbar.

ISBN 978-3-8258-1243-0
Zugl.: Münster (Westfalen), Univ., Diss., 2007

Auslieferung/Verlagskontakt:
Fresnostr. 2 48159 Münster
Tel. +49 (0)251–62 03 20 Fax +49 (0)251–23 19 72
e-Mail: lit@lit-verlag.de http://www.lit-verlag.de

„Wenn niemand ruft, gibt es kein Echo!“

(Paul Lüth in einem Beitrag zu: „Wie ich das sehe“, 1986)

Meiner Familie gewidmet

Inhalt

Vorbemerkungen:

- Für die in den einzelnen Kapiteln schwerpunktmäßig besprochenen Werke Lüths werden Sigel verwendet, die im jeweiligen, dem Kapitel beigefügten Literaturverzeichnis unter Aufführen der vollständigen bibliographischen Angaben aufgelöst werden und sich zusätzlich im Sigelverzeichnis [Kapitel 8.1.2.] finden.
- In Zitaten wurde die Rechtsschreibung den formalen Kriterien des übrigen Fließtextes angepasst.
- Insofern in dieser Darstellung medikamentöse Therapieansätze angesprochen werden, finden – da es sich hier um eine medizinhistorische Zitierung handelt – neben Freinamen von Substanzen auch die bisweilen im ärztlichen Alltag üblichen, im engeren Sinne geschützten Handelnamen Verwendung. Letztere werden im Schriftbild nicht eigens durch ein entsprechendes Symbol gekennzeichnet; ein entsprechender Hinweis erfolgt bei Erstnennung des Präparates.
- Einige Kapitelbezeichnungen tragen den Titel von eigenständigen Buchveröffentlichungen Lüths – diese Herangehensweise ist beabsichtigt.

Anmerkungen zu Kapitel VIII:

- Im Literaturverzeichnis sind zahlreiche Buchbesprechungen Lüths zu medizinfremden Themen nicht aufgeführt, insofern sie für diese Arbeit keine inhaltliche Relevanz besitzen. Eine Auflistung hierzu kann bei der Verfasserin dieser Arbeit angefordert werden.
- Die Zitierweise dieser Arbeit entspricht den aktuellen Dissertationsrichtlinien mit Nennung des Jahrganges der jeweiligen Zeitschrift. War dieser im Einzelfall nicht ermittelbar, wurde die Bandnummer [Heftnummer] verwendet. Dies gilt insbesondere für Veröffentlichungen Lüths in der „Medical Tribune".
- Insofern für einen Artikel Lüths weder der Jahrgang noch die Heftnummer einer Zeitschrift ermittelbar waren, wurde das Datum der Veröffentlichung aufgeführt.
- Viele der Beiträge Lüths in der „Medical Tribune" sind in Lüths Sammelband *Wie ich das sehe* vertreten und werden hierüber zitiert [z.B. vgl. Wids, S. xy].
- Werden im Literaturverzeichnis zu einem Artikel aus der *Medical Tribune* zwei differierende Literaturangaben gemacht, so handelt es sich um die jeweilige zusätzlich Ausgabe der Schweizer „Medical Tribune".

I. Einleitung

Anders als viele Ärzte bin ich von der Philosophie und der Literatur her zur Medizin gekommen, und immer hat mich verwundert, wie unproblematisch sich für die meisten Ärzte die Medizin darstellt. Für mich war sie stets alles andere als selbstverständlich [...]. [1]

Der Todestag von Paul Egon Heinrich Lüth jährte sich im August 2006 zum zwanzigsten Mal. Auch wenn Lüth zu Lebzeiten in vielfältiger Weise zur theoretischen und praktischen Medizin beigetragen hat und in der zeitgenössischen Diskussion durchaus präsent war, ist es bislang nie zu einer zusammenfassenden Würdigung seines Werkes gekommen. Eingedenk der Vielzahl seiner die Medizin betreffenden Publikationen ist es daher Ziel dieser Arbeit, sein Werk und den Arzt und Menschen Paul Lüth vorzustellen.

Lüths Gesamtwerk umfasst 38 Monographien, dabei handelt es sich in 26 Fällen um eigenständige Bearbeitungen medizinischer Themen, welche in zumeist laiengerechter Sprache vorliegen. Daneben ist vieles von seiner wissenschaftlichen Arbeit in medizinischen Fachzeitschriften veröffentlicht; Lüth verfasste Aufsätze, Kommentare, Rezensionen und Buchbesprechungen bis hin zu geistvollen Essays und Feuilletonbeiträgen in Tageszeitungen. Insbesondere im „Deutschen Ärzteblatt" und in der „Medical Tribune" veröffentlichte Lüth regelmäßig, in beiden medizinischen Fachzeitschriften bildeten seine Beiträge feste Kolumnen. Darüber hinaus war Lüth Mitarbeiter zahlreicher Fachzeitschriften, überregionaler Tages- und Wochenzeitungen sowie von Rundfunk- und Fernsehanstalten. Neben seinen eigenständigen Veröffentlichungen, worunter auch die Abfassung von Festschriften und die Autorenschaft eines Theaterstückes gehören, war Lüth Herausgeber einer Buchreihe und verschiedener Zeitschriften. Er verfasste seine Arbeiten prinzipiell in deutscher Sprache, einige Monographien wurden zudem in andere Sprachen übersetzt.
Diese Arbeit soll eine erste zusammenfassende Würdigung des Lebenswerkes Paul Lüths unter besonderer Berücksichtigung seines Beitrags für die angewandte Medizin liefern. Dabei erscheint es aufgrund der Fülle des vorliegenden Materials einer besseren Übersichtlichkeit wegen geboten, das Werk Lüths (und mithin den Aufbau dieser Arbeit) nach den entsprechenden Themenkomplexen zu ordnen. Grundlegend zum Verständnis der Entstehungshintergründe seines Werkes ist Lüths Lebensweg, diesen liefert – im Wesentlichen chronologisch geordnet – das folgende Kapitel II. Deutlich wird unter anderem, dass Lüths Werk zweigeteilt zu betrachten ist, wie es sich aus seinen Lebensumständen ergibt. Der frühe Lüth beginnt zwar unter anderem ein Medizinstudium und ist auch während des zweiten Weltkrieges als Soldat ärztlich tätig, doch gilt seine im Wort geäußerte Leidenschaft philosophischen Fragestellungen, insbesondere dem ostasiatischen Geistesleben. Zudem bewegt sich Lüth nach dem Krieg als Redakteur in der damaligen Frankfurter Literaturszene und engagiert sich politisch gegen das Neuaufleben faschistischer Bewegungen. Dieser Teil von Lüths Wirken kann in dieser Arbeit nur marginal thematisiert werden und bietet Anlass für eine eigenständige geschichtliche Aufarbeitung.

Ab dem Zeitpunkt seiner Niederlassung als praktischer Arzt im Jahre 1959 widmet sich Lüth beinah ausschließlich medizinischen und medizinpolitischen Fragestellungen, sodass eine Trennung zu seiner früheren literarisch-journalistischen Karriere annähernd scharf zu ziehen ist.

Lüths früher ärztlicher Werdegang ist durch die streng wissenschaftliche Beschäftigung mit klinischen Fragestellungen charakterisiert, wie es das Kapitel III dieser Arbeit zeigt. Seine eigentliche Begabung indes entfaltet Lüth später, als er sich mehr und mehr mit der übergeordneten Analyse der Medizin als einer im Prinzip humanen Institution beschäftigt. So ist Lüth ein starker theoretischer Befürworter und praktischer Förderer einer Verbesserung der Kommunikation zwischen Arzt und Patient, wie es zahlreiche Publikationen des Mediziners in den späteren Jahren belegen. Hintergründe und Umstände hierzu werden im Kapitel IV dieser Dissertationsschrift aufgearbeitet. Bemerkenswert ist, dass Lüth aus seiner Tätigkeit an der Basis heraus – nämlich als Landarzt im dörflich geprägten Rengshausen – zu der Entwicklung übergeordneter Prinzipien für die Medizin gelangt. Gerade dieser Lebensabschnitt ab 1963, in welchem Lüth durchaus bodenständig dem Alltag verhaftet in einem hessischen Bergdorf praktiziert hat, ist es, welcher als seine Hauptschaffenszeit gelten muss. So wird Rengshausen im Knüllwald zu einem „Mikrokosmos, der den Makrokosmos spiegelt“ [2]. Diese Zeit, während der Lüth zugleich Honorarprofessuren zweier Universitäten inne hat, ist Gegenstand des Kapitels V dieser Arbeit.

Eingedenk seiner umfassenden Vorbildung durch das Studium von sieben Fachdisziplinen interessierte sich Lüth, der sich selbst als „lesenden Landarzt“ [3] bezeichnet hat, für eine Vielzahl an Themen. Neben der Medizin galt seine Leidenschaft den Fragen der Genetik, der Anthropologie und der Evolution. Diese drei Themenkomplexe verknüpfen sich in Lüths entwicklungsgeschichtlichen Abhandlungen, wobei er nach 1980 zu einer Position findet, die unter anderem durch philosophisch-anthropologische Betrachtungsweise einem ganzheitlichen Anspruch gerecht wird. Lüth widmet sich der Sinnfrage unseres Daseins und antizipiert den Menschen der Zukunft. Dieser Themenkomplex ist Gegenstand des abschließenden Kapitels VI der vorliegenden Dissertation.

Die gegenwärtige Situation, in der starke gesetzliche Reglementierungen das Gesundheitssystem prägen, hat zu einer Verzerrung des Arztberufsbildes geführt. Es erscheint deshalb geboten, sowohl die derzeitige Situation der Medizin neu zu überdenken als auch die Verhältnisse zu analysieren, die den Status quo hervorgebracht haben. Paul Lüth hat seinerzeit sowohl in schriftlicher und als auch in mündlicher Form an vielen Stellen Mängel in der Ausbildung zum Arzt, in der praktizierten Beziehung zwischen Patienten und Ärzten sowie Schwachpunkte der Medizin als Organisation an sich beklagt. Diese von ihrem Ansatz her immer wieder konstruktiv gemeinte Kritik scheint – auch wenn sie bereits vor mehreren Jahrzehnten geäußert wurde – kaum etwas von ihrer Aktualität verloren zu haben. Im Gegenteil haben sich die von Lüth angeprangerten Zustände heute eher noch verschärft.

Wie diese Arbeit zeigen möchte, wird Lüth den Ärzten und den für das Gesundheitssystem verantwortlichen politischen Vertretern noch lange etwas zu sagen haben.

Literatur zu Kapitel I:

[1]: [380], S. 111
[2]: [402], S. 218
[3]:[211], S. 1839

II. Lebensweg sowie Entstehungsumstände der wissenschaftlichen und literarischen Arbeiten

2.1. Kindheit und Adoleszenz: 1921-1945

Paul Egon Heinrich Lüth wird am 20. Juni 1921 in Perleberg in der Mark Brandenburg geboren. Seine Eltern sind Kaufleute, die ein Geschäft für Porzellan und Spielwaren besitzen. Der Vater ist zugleich Ratsherr der Stadt Perleberg. 1928 wird Lüths Schwester Vera geboren.
Bereits mit fünf Jahren wird Paul Lüth eingeschult. Früh beginnt er, sich für Philosophie zu interessieren, als Elfjähriger entleiht er die Werke Schopenhauers in der Perleberger Stadtbücherei. Nach der Volksschule besucht Lüth das staatliche Reform-Realgymnasium. Das Abiturexamen absolviert er am 20. März 1939, noch 17 Jahre alt, ebenfalls in Perleberg.
Für ein Jahr ist Lüth dem Reichsarbeitsdienst verpflichtet, es erfolgt die Einberufung zur Wehrmacht. Als Angehöriger des Geburtsjahrgangs 1921 wird er im Herbst 1939 von der Wehrmacht zwecks Aufnahme des Medizinstudiums freigestellt:

> *[...] jenes Herbsttages Anno Domini 1939, als unser Bataillon nach Rückkehr aus Polen in einem Reitstall in Stettin angetreten war, und der Bataillonskommandeur verkündete, wer den Geburtsjahrgängen 1919 bis 1922 angehöre, könne, wenn er das unbedingt wolle, entlassen werden [...]. Er, der Major, nehme aber an, dass ein solcher Kerl nicht anwesend sei, er appellierte denn auch sogleich an den Genius der Freiwilligkeit, des Dienens und Gehorchens [...] da klang es fürchterlich in seine Ohren: Nagelstiefel von links, und als er hinsah, musste er einen Kanonier erkennen, der auf ihn zu marschierte. Durch die Zähne knirschend fragt er: „Was wollen Sie?". „Entlassen werden", war die Antwort. „Gehen Sie wieder ins Glied", befahl er, „und melden Sie diesen Vorfall Ihrem Heimattruppenteil, wenn Sie dort angekommen sind". Was ich tat und was zweifellos mir einige Unannehmlichkeiten gebracht hätte, wäre ich nicht dort einem San.-Uffz. begegnet, der Medizin studierte und mir beibrachte, wie ich es so melden könnte, dass am Ende sogar die Entlassung dabei herausschauen könnte [...]. Sein damaliger Rat hatte durchschlagenden Erfolg: man entließ mich wirklich, und alle, die damals in Stettin nicht mit mir vor die Front marschiert waren, ärgerten sich sehr [1].*

Einer anderen Quelle zufolge [2] ist Lüth aufgrund eines Magenleidens aus der Wehrmacht entlassen worden.
So beginnt Lüth – auch geprägt durch den Hausarzt seiner Familie [3] – 1940 in Rostock das Studium der Medizin, der Philosophie und der Psychologie. Ein unverkennbares historisches Interesse zeigt sich zudem in der ausdrücklich betonten Beschäftigung mit der alten griechischen Medizin. Zu dieser Zeit geht Lüth auch seine erste Ehe mit einer Krankenschwester aus Perleberg ein, mit der er 1942 und 1944 die Söhne Dietmar und Axel bekommt.
Insgesamt studiert Lüth acht Semester in Rostock, dort besteht er am 09. November 1943 das Physikum. Als Angehöriger einer Studentenkompanie wird Lüth in den Semesterferien zu Fronteinsätzen in ein Feldlazarett abkommandiert.
Durch den Krieg wird das Studium schließlich gänzlich unterbrochen, Lüth ist gezwungen, auch ohne medizinisches Examen als Feldunterarzt ärztlich tätig zu sein. In einer Kurzgeschichte berichtet Lüth später über diese Tätigkeit zum Ende des Krieges:

> *Es war damals fürchterlich, Arzt zu sein. Es gab kaum Medikamente, selten Verbandstoffe. Es fehlte hier und es fehlte da. Operationen konnten nur zweimal wöchentlich durchgeführt werden, weil nicht genügend Wäsche und Material sterilisiert werden konnten. Das Hospital aber lief voll mit Kranken, Verletzten und Verunglückten, wie ein sinkendes Schiff sich unaufhaltsam mit Wasser füllt [4].*

In dieser stark autobiographisch gefärbten Kurzgeschichte finden sich außerdem Hinweise auf die damalige Beschäftigung Lüths mit fernöstlicher Literatur. Seine ersten, noch vor Ende des zweiten Weltkrieges erschienenen literarischen Veröffentlichungen beziehen sich so auch auf die japanische Literatur und Geistesgeschichte.

<u>*Wichtige Veröffentlichungen dieser Periode:*</u>	
1942:	*„Frühling, Schwerter, Frauen"*
1944:	*„Die japanische Philosophie"*

2.2. Nach dem Krieg: Journalistisches Intermezzo

Nach dem Krieg praktiziert Lüth noch einige Zeit in Flüchtlingslagern, nimmt das Medizinstudium aber vorerst nicht wieder auf. Stattdessen wendet er sich unerschrocken dem Journalismus zu:

> *Nach 1945, in den unvergleichlichen Jahren der Katharsis und dessen, was wir dafür hielten [...]. Oft hatte ich Mr. Praeger, heute Verleger in New York, vorgetragen, eine Zeitschrift zu starten mit ausdrücklicher Missbilligung der Militärregierung und ohne ihre Lizenz. Praeger war nicht so töricht, seinen schönen Posten aufs Spiel zu setzen – anderseits weiß ich nicht, ob man überhaupt Mitarbeiter dafür gefunden hätte – damals! [5]*

Lüth schreibt für die Zeitschrift „Das goldene Tor" [2] und wird beim Limes-Verlag Redakteur. Besonders der Reintegration von im Dritten Reich verbotenen Autoren gilt sein Engagement. So gibt Lüth von 1946 bis 1948 die Zeitschrift „Der Bogen" heraus, die sich der deutschen Exil-Literatur sowie den Autoren der so genannten „inneren Emigration" widmet. Autoren wie Albert Ehrenstein, Ricarda Huch, Johannes R. Becher und andere werden hier erstmals wieder gedruckt. Auch Henry Miller wird vorgestellt:

> *Ich war damals Chefredakteur einer Zeitschrift und veröffentlichte, da von Miller selbst nichts zu bekommen war, zwei Aufsätze über ihn und zwar, um damit einen Akzent zu setzen, im gleichen Heft [...]. Es waren die ersten substantiierten Hinweise auf Miller in der deutschen Literatur. Es setzte damals sofort einige Proteste [6].*

Lüth selbst ist in jeder der monatlichen Ausgaben mit einem Beitrag vertreten, er schreibt unter anderem über Franz Kafka und Alfred Döblin, widmet sich aber auch kunstkritischen Fragen.
Während 1947 die von Lüth herausgegebene Anthologie „Der Anfang" – das gedruckte Resultat einer von Lüth organisierten „Tagung junger Autoren" – ungeteilten Beifall findet, löst das zweibändige Werk „Literatur als Geschichte", welches sich vordringlich auf eine umfangreiche Korrespondenz Lüths stützt [2], den ersten Nachkriegs-Literaturskandal aus. Die literaturwissenschaftlichen „Fachvertreter" fühlen sich dabei sowohl von Lüths Ausführungen provoziert, wobei ihm „Arroganz, Sprach- und Urteilsverwilderung" vorgeworfen werden [7], als auch von der Tatsache, dass ein „Quereinsteiger" ohne entsprechende akademische Ausbildung sich anmaßt, ein derartiges Fachwerk vorzulegen. Der bekannte Literaturkritiker Paul Rilla widmet der Lüth-Kontroverse eine eigenständige Monographie [8]. Darin wirft er diesem vor, ganze Abschnitte aus Soergels Literaturgeschichte abgeschrieben zu haben. Ungeachtet dessen bietet die Universität Rostock zu dieser Zeit Lüth ihren Lehrstuhl für Germanistik, der Frankfurter Literaturgeschichtler Schultz die Habilitation an. Beides schlägt Lüth aus.

Den damals fast 70-jährigen Alfred Döblin, der als Jude 1933 aus Deutschland emigrierte, lernt Lüth nach seiner Rückkehr 1946 kennen:

Es war ganz einfach gewesen, ich hatte ihm geschrieben und er hatte geantwortet und mich zu sich eingeladen [9].

Lüth muss für seinen Besuch in Baden-Baden von der amerikanischen in die französische Besatzungszone reisen. Es gelingt ihm wie geplant, Döblin davon zu überzeugen, erneut zu publizieren, insbesondere die Herausgabe einer Veröffentlichung aus seinem „erzählenden Werk" zu erlauben. Dies geschieht 1948, Lüth ist Herausgeber und Verfasser einer Einleitung, darüber hinaus liefert er einen Beitrag zu Döblins Religiosität. Mit Alfred Döblin unterhält Lüth von nun an einen regen Briefwechsel, Lüth bekommt von seinem Freund insgesamt etwa 50 Briefe. Auch Gottfried Benn wird von Lüth mehrfach besucht, ein regelmäßiger Briefwechsel findet in den Jahren 1948 bis 1952 statt. Da Benn in den Kriegsjahren nicht emigrierte und zudem kurzfristig NS-Sympathisant war, hat er nun als Dichter in Deutschland einen schweren Stand. Lüth sorgt dafür, dass Benn wieder zu schreiben beginnt und überzeugt den Limes Verlag in Wiesbaden, seine Werke zu veröffentlichen. Somit holt der junge Lüth den Schriftsteller und Arzt Benn aus dessen „innerer Emigration". Lüth sieht Benns Schicksal exemplarisch:

Waren wir nicht alle so wie er? Denn wir haben zwar „mitgemacht", aber eigentlich war es doch nur ein Überleben und Durchhalten, Ertragen und Überstehen und jetzt, wo alles vorbei ist, will es niemand anerkennen, wie bei Benn, und wie bei ihm begegnet man nur Verdächtigungen... [10].

Lüth ist Mitbegründer der Frankfurter Allgemeinen Zeitung und arbeitet für diese von 1949 bis 1950 als Feuilletonredakteur. Im gleichen Jahr leitet Lüth den Verlag der Parma-Edition in Frankfurt am Main, in welchem er Bücher von Marguerit Higgins, Stephen Spender und anderen herausbringt.

Anfang der 1950er Jahre verfasst Lüth den autobiographischen Roman „Weltreise in Deutschland", in dem er selbst unter dem Namen „Till" auftritt. Zur Veröffentlichung dieses Zeitzeugnisses kommt es allerdings nicht, obwohl Lüth diese in den 1960er Jahren erneut anstrebt [2].

Zu dieser Zeit ist Lüth auch Vorsitzender des Bundes Deutscher Jugend, für welchen er das Zentralorgan „Der Deutsche Beobachter" begründet. Außerdem obliegt ihm die Verantwortlichkeit für weitere laufende Veröffentlichungen der Vereinigung, die sich für den „Kampf für eine Wiedervereinigung Deutschlands in Freiheit" [11] stark macht. Nachdem man ihm seine Mitgliedschaft in der KPD von 1945 bis 1947 vorwirft, legt Lüth das Amt 1952 nieder.

1952 gründet Lüth auch die Gesellschaft zum Studium von Zeitfragen, die heute noch unter gleichem Namen als Internetportal besteht.

Wichtige Veröffentlichungen dieser Periode:	
1947:	*„Der seidene Mond"*
1947:	*„Literatur als Geschichte" in zwei Bänden*
1947:	*„Der Anfang"*
1947:	*„Meditation über Geist, Gestalt, Geschichte"*
1948:	*Herausgabe von „Alfred Döblin, Auswahl aus dem erzählenden Werk"*
1948:	*„Alfred Döblin zum 70. Geburtstag"*
1948:	*„Gedanke und Dichtung"*
1950:	*„Bürgerkrieg wird vorbereitet"*
1950:	*„Gespräche mit Halder"*
1951:	*„Bürger und Partisan"*
1952:	*„...und morgen die ganze Welt"*
1952:	*„Greift zum Gewehr, Kameraden"*

2.3. Ab 1953: Spätes Studium und Promotion

Im Wintersemester 1953/54 setzt Lüth das Medizinstudium an der Johannes Gutenberg-Universität in Mainz nach zehnjähriger Unterbrechung fort. Am 29. März 1956 legt er hier das medizinische Staatsexamen mit der Gesamtnote „gut“ ab und beginnt ein naturwissenschaftliches Studium am gleichen Ort mit den Fächern Anthropologie, Zoologie, Humangenetik und Mikrobiologie. Dieses Studium wird schließlich in Frankfurt am Main fortgesetzt. In Frankfurt ist Lüth außerdem Gasthörer am Institut für Sozialwissenschaften, wo er unter anderem bei Adorno Lehrveranstaltungen besucht. 1958 promoviert Lüth mit der Arbeit „.Eisenstoffwechsel und Eisenmedikation“ zum Doktor der Medizin [vgl. Kapitel 3.1.1]. Zu diesem Zeitpunkt ist Lüth bereits mit der Musikerzieherin Lieselotte Döbert verheiratet, wie der Lebenslauf zur eingereichten Dissertation ausweist.

Wichtige Veröffentlichungen dieser Periode:	
1958:	*„Eisenstoffwechsel und Eisenmedikation“, Dissertationsschrift*

2.4. Ab 1956: Ärztliche Tätigkeit

Zeitlich überlappend zu der Fortführung der universitären Studien ist Lüth ärztlich tätig. Nach der Pflichtassistentenzeit an der Universitätsfrauenklinik in Mainz (Direktor: Prof. Dr. med. Schwalm) und der Chirurgischen Klinik des Stadtkrankenhauses Offenbach (Direktor: Prof. Dr. med. Haas), wechselt Lüth nach Frankfurt am Main. Hier ist er vom 1. April 1957 bis zum 1. April 1958 Assistenzarzt am Mühlberg-Krankenhaus (Leitende Ärzte: Dr. med. Federlin und Dr. med. Salomon). Der Quellenlage nach ist Lüth hier vermutlich gynäkologischer Assistent [vgl. Kapitel 3.1.]. Am 1. Mai 1958 beginnt er die chirurgische Fachausbildung als Assistenzarzt der Chirurgischen Abteilung des Bürgerhospitals Frankfurt am Main (Chefarzt: Dozentin Dr. med. Mahler). Seit dem 15. August 1958 ist er Planassistent der Chirurgischen Klinik des Stadtkrankenhauses Offenbach (Direktor: Med. Dir. Dozent Dr. med. Grundmann). Auch wenn Lüth zwecks seiner medizinischen Weiterbildung mehrfach den Ausbildungsort wechselt, ist er seit 1952 wohnhaft in Offenbach in der Frankfurter Straße Nummer 147, wie dem Lebenslauf zu Lüths Dissertation zu entnehmen ist. Sicherlich geprägt durch seine Tätigkeit in der Frauenheilkunde und in der Chirurgie erscheint zu dieser Zeit „Liebe, Zeugung und Geburt“, welches Lüth unter dem Pseudonym Dr. med. Ernst Groner verfasst. Auch der Gedichtband „Operationen“ von 1964 – stellenweise an Benns „Morgue“ erinnernd – lässt Rückschlüsse auf Lüths Zeit als klinisch tätiger Arzt zu.
Lüth ist 1958 einer der Mitbegründer der internationalen Gesellschaft für praktisch angewandte Medizin mit Sitz in Wien, die spätere SIMG (Societas Internationalis Medicinae Generalis). Auf den Kongressen der Gesellschaft hält Lüth Vorträge, zum Beispiel 1960 „Pharmakologie und praktischer Arzt“ oder 1961 „Der Praktische Arzt und die neuen Medikamente“. In den von der Gesellschaft herausgegebenen „Informationen“ finden sich in den Jahren 1962 bis 1971 regelmäßig Hinweise auf Veröffentlichungen Lüths.
1959 erhält Lüth die Zulassung als praktischer Arzt zu allen Kassen und lässt sich in Offenbach als praktischer Arzt nieder. Hier betreut er eine kleine Praxis mit circa 500 Krankenscheinen.
1961 lernt Lüth die achtzehn Jahre jüngere Winfriede Knapp kennen. Sie ist die Tochter eines seiner Patienten und studiert zu dieser Zeit Altphilologie in Frankfurt. Mit ihr zusammen übersetzt Lüth einen Teil der Werke Galens aus dem Griechischen, die bereits 1963 unter dem Titel „Denken und Heilen“ erscheinen. Der Roman „Nächte in Alexandria“ entsteht vor dem Hintergrund einer Ägyptenreise Lüths, die er – im Unterschied zum Romaninhalt – ohne seine spätere Frau, die er hier „Birke“ nennt, vorgenommen hat.

Im März 1963 zieht Lüth zusammen mit Winfriede nach Rengshausen, einem zur Gemeinde Knüllwald gehörenden Dorf im hessischen Bergland, wo er eine eingesessene Landpraxis übernimmt [vgl. Kapitel 5.1.]. Zu dieser Zeit ist Rengshausen tatsächlich noch recht ländlich geprägt, zwar gibt es eine Wasserversorgung – aus eigenem Quellbrunnen – aber eine zivilisatorische Segnung wie die Müllabfuhr existiert noch nicht [12].

Lüths Motivation für diesen Praxiswechsel und damit auch der kompletten Änderung seines Lebensstils bleibt ein Stück weit offen. Nach Einschätzung seiner Söhne reizte ihn sowohl der besondere Auftrag als Landarzt als auch die ökonomische Vorzüge einer größeren Praxis. Hinzu mag das Bedürfnis gekommen sein, mit der Frankfurter Literaturszene zu brechen und einen völligen Neuanfang zu wagen.

Zu jener Zeit beginnt auch Lüths langjährige Freundschaft mit Prof. Dr. Ludwig von Bertalanffy, mit dem er ein Lehrbuch der allgemeinen Biologie verfassen möchte. Zur Veröffentlichung – für das Jahr 1971 geplant – kommt es allerdings nicht. Gemäß der Erinnerung von Winfriede Lüth kam das Projekt über die Planungsphase nicht hinaus. Nach dem Tod Bertalanffys im Jahre 1972 wird Lüth mit der Sichtung des wissenschaftlichen Nachlasses betraut.

Am 22. Juli 1966 heiraten Winfriede und Paul Lüth in Rengshausen, worüber das *Tagebuch eines Landarztes* eine anschauliche Schilderung bietet [13]. 1968 wird Sohn Stefan, 1970 Sohn Arved geboren.

Wichtige Veröffentlichungen dieser Periode:

1959	*„Liebe, Zeugung und Geburt"*
1961:	*„Altersforschung und Altersbehandlung"*
1963:	*„Nächte in Alexandria"*
1963:	*„Denken und Heilen"*
1964:	*„Operationen"*
1965:	*„Geschichte der Geriatrie"*
1965:	*„Schöpfungstag und Mensch der Zukunft"*
1969:	*„Der Mensch aus der Retorte"*
1969:	*„Niederlassung und Praxis"*

2.5. Ab 1971: Hochschulmedizinisches Engagement, schriftstellerisch produktivste Phase

Zur Soziologie kommt Lüth aus der Praxis des Landarztes:

> *Ich bin meinerseits zur Soziologie gekommen, als ich daran ging, das, was in der ärztlichen Praxis geschieht und was getan wird, wissenschaftlich zu untersuchen. In den späten fünfziger Jahren gab es außer den Pionierarbeiten von R. N. Braun so gut wie nichts zu diesem Thema. Die Praxis der Medizin war Terra incognita [14].*

1971 erhält Lüth einen Lehrauftrag für Sozialmedizin an der Gesamthochschule Kassel im Fachbereich Sozialwesen. In diesem Zusammenhang wirkt Lüth bei der Entwicklung hessischer Sozialstation mit und entwickelt Entwürfe gemeindenaher medizinischer Versorgung, im Wesentlichen in den Jahren 1973 und 1974 [15] [vgl. auch Kapitel 4.4.]. Dieses Engagement führt 1976 zur Wahl Lüths als Delegierter der Landesärztekammer Hessen, für die er von 1968 bis 1980 insgesamt zwölf Jahre tätig ist. In diesem Rahmen setzt Lüth seine Arbeit an Institutionalisierungsmodellen für die damals in Deutschland noch unbekannte Gemeinwesenmedizin fort.

Seit 1971 arbeitet Lüth außerdem an der Lernzielkonferenz des Westdeutschen Medizinischen Fakultätentages mit und entwirft einen Lehrkatalog für das Fach Allgemeinmedizin.

1973 wird Lüth in das P.E.N. Zentrum der Bundesrepublik Deutschland gewählt, im gleichen Jahr ist er in Marburg Mitinitiator des Kongresses Medizin und gesellschaftlicher Fortschritt.

1974 arbeitet Lüth in der Studiengruppe „Arzneimittelversorgung" der Vereinigung Deutscher Wissenschaftler mit.
Seit 1975 ist er Herausgeber der Buchreihe „Interdisciplina", in der er selbst mehrere Monographien veröffentlicht.

1976 startet im Hessischen Rundfunk HR 3 unter Lüths Mitarbeit und Moderation das Fernseh-Magazin „Soziale Brennpunkte", das sich mit (sozial-) medizinischen Fragestellungen befasst. Themen sind beispielsweise „Ärzte warnen – Arbeit kann Sucht sein" oder „Leben mit Ersatzteilen". Die Sendereihe wird bis 1981 ausgestrahlt.

1977 wird Lüth zum Beamten auf Zeit als Beigeordneter der Gemeinde Knüllwald ernannt. An der Johannes Gutenberg-Universität Mainz wird ihm im gleichen Jahr ein Lehrauftrag für Medizinische Soziologie im Fachbereich Humanmedizin erteilt [16]. Der Lehrauftrag für Sozialmedizin in Kassel wird zum Wintersemester 1977/78 eingestellt.

1978 erhält Lüth schließlich die Weiterbildungsbevollmächtigung, in eigener Praxis Mediziner zu „Ärzten für Allgemeinmedizin" auszubilden. Die eigene Anerkennung zum Arzt für Allgemeinmedizin hatte Lüth 1970 erhalten.

Im gleichen Jahr engagiert sich Lüth in Mainz erneut für den 1957 verstorbenen Alfred Döblin. So regt er an, eine Gedenktafel am ehemaligen Wohnhaus Döblins anzubringen und eine Straße nach dem Arzt und Dichter zu benennen. Beide Vorhaben werden durch den Magistraten der Landehauptstadt umgesetzt.

1979 hält Lüth in Mainz und Basel anlässlich Döblins 100. Geburtstag einen Vortrag unter dem Aspekt „Döblin als Arzt und Patient", welcher sechs Jahre später unter gleichem Titel als Monographie im Hippokrates Verlag erscheint.

Seit 1979 ist Lüth als Wissenschaftlicher Beirat der Zeitschrift „Der Allgemeinarzt" tätig. Außerdem wird er in diesem Jahr ermächtigt, Schwangere im Hinblick auf den so genannten „Abtreibungsparagraphen" § 218b zu beraten, wobei Lüth an der Grundlegung der Sozialberatung in diesem Fall maßgeblich beteiligt war.

Im Mai 1980 erhält Lüth durch den Ministerpräsidenten des Landes Rheinland-Pfalz eine Honorarprofessur im Fachbereich Humanmedizin an der Universität Mainz. Hiermit sollen seine Verdienste gewürdigt werden, die sich Lüth um die Entwicklung der Medizinischen Soziologie erworben hatte. Auch an der Gesamthochschule Kassel wird Lüth im gleichen Jahr im Juli Honorarprofessor im Fachbereich Sozialwesen.
Im November 1983 erhält Lüth den von der Firma Deutsche Chefaro gestifteten Ana Aslan-Preis für seine Verdienste auf dem Gebiet der gerontologischen Forschung [vgl. Kapitel 3.2.]. Ein Jahr später folgt der Publizistik-Preis „Medizin im Wort", der Lüth pointiert als „Facharzt für Weitsicht und unerledigte Medizin" auszeichnet. Am 23. Juni 1984 wird ihm zudem der Literaturpreis der Bundesärztekammer für sein *Tagebuch eines Landarztes* verliehen. Diese Verleihung erfolgt im Rahmen der Jahrestagung des „Bundesverbandes Deutscher Schriftsteller Ärzte e.V.".

Seit November 1985 ist Lüth eines der sieben Mitglieder im Expertenrat der konzertierten Aktion im Gesundheitswesen der Bundesrepublik Deutschland, einem Gremium des Bundesministeriums für Arbeit und Sozialordnung.

1986 erhält Lüth im italienischen Castrocaro Terme den internationalen Hippokrates-Preis für seine Verdienste in der Medizinpublizistik.

Im Juni 1986 feiert Lüth seinen 65. Geburtstag. Wenige Wochen später – am 6. August 1986 – verstirbt er plötzlich und unerwartet in Rengshausen. Wie die medizinische Untersuchung im Krankenhaus ergab, in das Lüth per Hubschrauber gebracht wird, handelt es sich um einen akuten Myokardinfarkt [17].

So kommt es, dass Lüths Theaterstück „Ärzte" erst nach seinem Tod uraufgeführt wird und zwar am 3. November 1986. Bereits im Spätsommer 1985 war das Projekt mit dem Theater Mainz verabredet worden. Neben der Uraufführung wird das Stück – welches Lüth sehr am Herzen lag [18] – bis zum Januar 1987 insgesamt elfmal gespielt. Die zahlreichen in ihm angeschnittenen Themen sind dem Bereich der modernen Medizin entnommen. Lüths Theaterprojekt dient dabei in unterschiedlichen Facetten immer wieder dem Aufzeigen der Unmenschlichkeit, die der Medizin als einer eigentlich humanen Institution offenbar tief inne wohnt.

1991 wird erstmals der mit damals 10 000 DM dotierte Paul-Lüth-Preis im Deutschen Ärzteblatt ausgelobt. Als ausschreibende Institution fungiert dabei der Kreisausschuss des Schwalm-Eder-Kreises Homberg, zu dem Lüths Wirkungsstätte Knüllwald gehört. Vorgesehen ist der Preis für Personen, „die in Wort, Schrift oder Bild dem sozial- und zeitkritischen Engagement Prof. Paul Lüths folgen" [19].

Paul Lüth hinterlässt drei Söhne. Von den beiden Söhnen aus erster Ehe ist inzwischen einer verstorben. Axel Lüth lebt in Thüringen. Lüths Sohn Stefan aus dritter Ehe hat wie sein Vater Medizin studiert und ist als Internist an einer Universitätsklinik in Norddeutschland beschäftigt. Arved Lüth ist nach einem Studium der Theologie und Philosophie derzeit als Unternehmensberater tätig.

Wichtige Veröffentlichungen dieser Periode:	
1971:	*„Ansichten einer künftigen Medizin"*
1971:	*„Lehren und Lernen in der Medizin"*
1972:	*„Kritische Medizin"*
1974:	*„Medizin"*
1974:	*„Sprechende und stumme Medizin"*
1975:	*„Beiträge zur Sozialmedizin"*
1975:	*„Kommunikation in der Medizin"*
1975:	*„Die Leiden des Hippokrates oder Medizin als Politik"*
1976:	*„Das Medikamentenbuch"*
1979:	*„Das Krankheitenbuch"*
1980:	*„Wörterbuch zur Medizinischen Soziologie"*
1981:	*„Gerechtigkeit ohne Gericht"*
1981:	*„Der Mensch ist kein Zufall"*
1981:	*„Vor der ersten Sprechstunde"*
1983:	*„Stud. med."*
1983:	*„Tagebuch eines Landarztes"*
1984:	*„Gesund durch Vitamin C"*
1984:	*„Der Mensch ist kein Zufall"*
1985:	*„Medizin in unserer Gesellschaft"*
1985:	*„Alfred Döblin als Arzt und Patient"*
1986:	*„Von der stummen zur sprechenden Medizin"*
1986:	*„Wie ich das sehe"*
1986:	*„Das Ende der Medizin?"*
1986:	*„Hat Gottfried Benn den Ärzten heute noch etwas zu sagen?"*

Anmerkungen und Literatur zu Kapitel II:

[1]: [153], S. 351
[2]: Erinnerungen des Sohnes Arved Lüth
[3]: vgl. [42], S. 241
[4]: [3], S. 106-107
[5]: [124], S. 2384
[6]: [149], S. 3564
[7]: [372], S. 4
[8]: vgl. [373]
[9]: [46], S. 11
[10]: [51], S. 26
[11]: [12], auf dem Einschlag der Broschüre
[12]: vgl. [42], S.11 und S. 17
[13]: vgl. [42], S. 77-78
[14]: [411], S. 3
[15]: [371], ohne Seitenangabe
[16]: Bei der nur an einer Stelle auftauchenden [400], S. 164, dazu widersprüchlichen Angabe, Lüth sei seit 1966 Lehrbeauftragter für die Soziologie der Medizin an der Uni Mainz gewesen, scheint es sich offensichtlich um ein Versehen des Redakteurs zu handeln
[17]: Erinnerungen des Sohnes Stefan Lüth
[18]: Erinnerung des Freundes Rudi Zülch
[19]: [420], S.95

Weitere Literatur:

- Lebenslauf zu Lüths Dissertationsschrift, vgl. [14], S. 50
- Tagebuch eines Landarztes, vgl. [42]
- Der Beitrag Robert N. Brauns zur Medizinischen Soziologie, vgl. [276]
- Von Lüth eigenhändig verfasster Lebenslauf (von Winfriede Lüth zur Verfügung gestellt)

Weitere Quellen und Sekundärliteratur:

- Erinnerungen von Familienangehörigen Lüths: Winfriede Lüth, Vera Braumöller,
- Stefan und Arved Lüth
- Erinnerungen von Freunden: Rudi Zülch und Hardi Limmeroth
- Erinnerungen von Dr. R. L. Meyer, Möhlin/Schweiz, Mitglied der SIMG
- Aslan-Preis an Prof. Lüth, vgl. [393], S. 12
- Biographische Enzyklopädie deutschsprachiger Mediziner, vgl. [424], S. 390
- Dr. med. Paul Lüth. In [99], S. 383
- Dr. Paul Lüth gestorben, vgl. [408], S. 22
- Geburtstage. Prof. Dr. med. Paul Lüth, vgl. [409], S. 1886
- Köpfe, vgl. [390], S. 146-147
- Nachruf auf Paul Lüth, vgl. [412]
- Paul Lüth (1921-1986). In [422], S. 243-247
- Paul Lüth 65, vgl. [413], S. 760
- Paul Lüth, deutscher Arzt und Schriftsteller, vgl. [414]
- PEN Bundesrepublik Deutschland, vgl. [382] S. 142
- Persönlichkeiten Europas, vgl. [379]
- Phantastischer Realismus und Landarzt-Alltag, vgl. [402], S. 2184-2186
- Römer unseres Jahrhunderts, vgl. [423]
- Spektrum des Geistes. Literaturkalender 1976, vgl. [380]
- Zum Tode von Paul Lüth, vgl. [419], S. 2309

III. Wissenschaftliches Arbeiten

3.1. Beschäftigung mit Eisenstoffwechsel und Eisenmedikation

3.1.1. Einleitung

In seinem Werk *Stud. med.* rät Lüth dem Medizinstudenten, sich während des ersten klinischen Studienabschnittes einer Doktorarbeit anzunehmen und diese möglichst während des Studiums abzuschließen. Hier wird zudem die Grundhaltung Lüths deutlich, ein akademisches Studium solle mit der Promotion abschließen:

> *Man vergegenwärtige sich [...] die missliche Lage in der Klinik oder später in der Praxis, wenn man ständig mit „Herr Doktor" angeredet wird und streng genommen jedes Mal antworten müsste, dass einem dieser Titel nicht zukomme [Stud. med., S. 86].*

Ob sich hierin wohl eine leidvolle Erfahrung widerspiegelt? Lüth jedenfalls promoviert erst zwei Jahre nach bestandenem Staatsexamen, als er bereits am Stadtkrankenhaus Offenbach tätig ist.
Unter dem Titel „Eisenstoffwechsel und Eisenmedikation unter besonderer Berücksichtigung der intramuskulären Eisenmedikation" legt Lüth am 26. November 1958 seine medizinische Dissertation an der Johannes Gutenberg-Universität in Mainz vor. Die Beschäftigung mit dieser Thematik besaß damals durchaus eine wissenschaftliche Aktualität, zumindest wenn man Lüth folgt, der auf eine signifikante Zunahme der Eisenmangel-Anämien in nahezu allen Ländern nach dem 2. Weltkrieg [1] hingewiesen hat. Doktorvater der Arbeit ist Prof. Dr. R. Duesberg, Direktor der Medizinischen Poliklinik der Universitätsklinik in Mainz. Wie Lüth in seinem Lebenslauf zur Dissertation selbst ausführt, hat er nach dem Staatsexamen 1956 seine Pflichtassistentenzeit an der Mainzer Universitäts-Frauenklinik und an der Chirurgischen Klinik des Stadtkrankenhauses Offenbach/Main absolviert [vgl. Kapitel 2.4], so dass sich aus dieser, der späteren AiP-Zeit (Arzt im Praktikum) vergleichbaren Phase anscheinend keine Nähe zum internistischen Thema beziehungsweise zum Wirkungskreis von Duesberg ergibt. Der Stoff seiner Doktorarbeit mag Lüth sich erst als Assistenzarzt am Mühlberg-Krankenhaus erschlossen haben, zumal Patientinnen mit Anämien aus der gynäkologischen Abteilung dieser Frankfurter Klinik in seine Studien eingehen. Auch später, in seiner Facharztausbildung geht Lüth andere Wege (Chirurgische Abteilung des Frankfurter Bürgerhospitals bzw. des Stadtkrankenhauses Offenbach), die ihn nicht in den Umkreis seines Doktorvaters führen. Vermutlich hat sich Lüth – wie bei medizinischen Promotionsarbeiten nicht unüblich – ein gerade zur Bearbeitung anstehendes Thema gewählt, ohne dass dieses inhaltlich mit seinem fachlichen Werdegang in engerer Beziehung steht.

3.1.2. Dissertation

Die vorgelegte – 48 Textseiten starke – Dissertationsschrift gliedert sich in die drei großen Abschnitte „Zur Physiologie des Eisenstoffwechsels", „Zur Pathologie des Eisenstoffwechsels" und „Die Eisenmedikation".

Bereits im ersten Kapitel wird nach einer kurzen allgemeinen Darstellung des Mineralstoffwechsels die Bedeutung des Eisens in den Mittelpunkt der Bearbeitung gerückt. In den jeweiligen Unterkapiteln werden Aspekte des Hämoglobineisens, des Myoglobineisens, des Eisens der Oxydationsfermente, des Depoteisens und des Serumeisens beleuchtet. Ein weiteres Unterkapitel beschäftigt sich mit dem Eisenbestand und -bedarf des Körpers, es folgt die Darstellung des Eisenstoffwechsels samt seiner Regulation sowie Ausführungen zum physiologischen und pathologischen Eisenverlust des Menschen. In diesem ersten Abschnitt der Arbeit schildert Lüth den aktuellen Wissenstand unter Berufung auf teils divergierende fachbezogene Ansichten anderer Autoren, gehäuft zitiert werden die Wissenschaftler K. Lang, Heilmeyer und Weissbecker. Eine Eigenleistung Lüths im Sinne der Erarbeitung einer wissenschaftlichen, experimentellen Fragestellung erfolgt in diesem, 18 Seiten umfassenden, Kapitel nicht.

Auch im zweiten Abschnitt werden keine Ansätze und Ergebnisse eigener Forschung geliefert. Der Schwerpunkt liegt hier auf einer die Fachliteratur referierenden Darstellung krankhafter Eisenablagerung im menschlichen Körper (Siderosen) sowie auf der Schilderung der Eisenmangelerscheinungen. Im Einzelnen kommt die Eisenablagerung in den Zellen und Geweben im Alter, der Eisenstoffwechsel bei der Hämochromatose und bei Hämosiderosen zur Sprache. Hier berichtet Lüth kurz von einem eigenen Fall, bei dem durch lang dauernde Eisenzufuhr mittels eines Multivitaminpräparates eine deutliche Verfärbung der Haut nachgewiesen wurde [EuE, S. 22].

Die Eisenmangelerkrankungen des Menschen teilt Lüth nach L. Salomonssen in posthämorrhagische Anämien, Eisenmangelanämien, hyporegeneratorische Anämien und hämolytische Anämien ein. Nachfolgend kommt der Eisenstoffwechsel beim Infekt und bei Tumoren sowie bei Leberkrankheiten zur Sprache.

Alle Kapitel dieses etwa elf Seiten langen Teiles sind recht kurz gehalten, was durchaus vom Autor so beabsichtigt scheint. So äußert Lüth an einer Stelle beispielsweise folgendermaßen: „Es ist nicht die Aufgabe dieser Arbeit, die Eisenmangelkrankheiten in extenso zu besprechen“ [EuE, S. 27].

Im dritten großen Abschnitt seiner Arbeit beschäftigt sich Lüth mit der Eisenmedikation und den verschiedenen möglichen Applikationsformen des Eisens auf peroralem, intravenösem oder intramuskulärem Wege. Der Fokus liegt nachfolgend auf der intramuskulären Eisenmedikation. Lüth stellt nun das Präparat „Myofer“ der Farbwerke Hoechst AG vor [2], wobei es sich um die wässrige Lösung einer Eisen-Dextran-Verbindung handelt. In diesem Präparat sei das Eisen in dreiwertiger Form so gebunden, dass es zu keinen Reizungen im Gewebe komme. Erfahrungsberichte mit „Myofer“ lägen bereits vor, unter anderem von ihm selbst, worauf Lüth auf Seite 33 seiner Arbeit hinweist.

In einer nun folgenden „Kasuistik“ werden die Wirkungen des Präparates „Myofer“ beschrieben, wie sie an insgesamt elf Patienten getestet wurden. Geprüft werden sollte die Veränderung des Blutstatus nach Einsenzufuhr und die Möglichkeit der Behebung einer Anämie mittels „Myofer“. Zur Erfolgskontrolle dienten die Parameter Erythrozytenzahl, Hämoglobingehalt und Retikulozytenzahl. Von den elf Patienten entstammten sechs der Medizinischen Klinik der Johannes Gutenberg Universität, fünf weitere wurden aus der gynäkologischen Abteilung des Mühlberg-Krankenhauses übernommen. Die untersuchten internistischen Patienten wiesen hypochrome sideropenische Anämien auf, in zwei Fällen war diese posthämorrhagisch verursacht. Bei allen Patientinnen aus dem Mühlberg-Krankenhaus handelte es sich um Fälle von Anämien posthämorrhagischer Ursache. Jeder dieser elf Fälle ist in der Dissertationsschrift Lüths tabellarisch aufgeführt. Neben der Diagnose des jeweiligen Patienten finden sich Angaben zur Erythrozyten- und Retikulozytenzahl, dem Hämoglobingehalt und meist zum Serumeisen. Die „Myofer“-Gaben (meist 2 ccm = 100 mg Eisen) sind mit genauer Angabe der Applikationsdaten aufgelistet. Die sich aus den Applikationen und Messungen folgenden Ergebnisse werden von Lüth ausführlich ausgewertet, diskutiert und abschließend zusammengefasst.

Die Patientinnen des Mühlberg-Krankenhauses diskutiert Lüth getrennt, da es bei ihnen aufgrund gynäkologischer Erkrankungen zu besonders hohen Blutverlusten gekommen war. So sei es möglich, dass die beobachteten Retikulozytosen „zu einem nicht unwesentlichen Teil auf die normale Regenerationskraft des Markorgans nach dem starken Reiz des akuten Blutverlustes zurückzuführen“ [EuE, S.41] waren und somit nicht der Wirkung des „Myofer“ unterlagen. Der Anteil der Eisenzufuhr an der Regeneration sei also im Falle von posthämorrhagischen Anämien letztlich schwer bestimmbar. Insgesamt sei die Regeneration bei den gynäkologischen Patientinnen, trotz Eisengaben von bis zu 0,8 g, recht schleppend verlaufen. In keinem Fall sei durch alleinige Gabe von „Myofer" ein Hämoglobin-Anstieg von mehr als 10% erreicht worden. Lüth diskutiert hierfür verschiedene Gründe, unter anderem den Einfluss der entleerten Eisendepots und den Eiweißverlust, der durch Operations"schock" und „postoperative Krankheit" [EuE, S. 42] noch verstärkt werde. Insgesamt urteilt Lüth, dass sich ein Ergebnis über die Wirkungen intramuskulärer Eisengaben für eine endgültige Stellungnahme nicht mit ausreichender Sicherheit gewinnen lasse [vgl. EuE, S. 43].

Bei allen Patienten der Medizinischen Poliklinik wurde der Serumeisenspiegel bestimmt. Da der Einbau des Eisens im Wesentlichen vom „Plasmaeisenpool" [EuE, S. 46] abhänge, seien die Messungen des Serumeisens bei der Bewertung der Wirkung von „Myofer" unumgänglich gewesen.

Beispielhaft bespricht Lüth ausgewählte Fälle des internistischen Kollektivs. Insgesamt ergebe sich, dass „Myofer" ein effektives Präparat der Anämiebehandlung darstelle. Schon eine einzige „Myofer"-Gabe reiche aus, den Serumeisenspiegel anzuheben. Die ersten Eisengaben dienten in der Regel dem Auffüllen der Eisendepots, erst nach etwa 10 bis 14 Tagen zeige sich ein Anstieg der Retikulozyten als Index für die erfolgende Hämoglobinproduktion im Marklager.

An zwei Patienten habe sich konkret nachweisen lassen, dass das bereitgestellte Eisen tatsächlich der Hämoglobinsynthese nutzbar gemacht werde [vgl. EuE, S. 45-46]. Trotzdem sei der Regulationsmechanismus des Eisens im Körper nicht vollständig geklärt. In einigen Fällen sei es nämlich – trotz eines Serumeisenspiegels im oberen Normbereich nach „Myofer"-Therapie – nicht zum Anspringen der Hämoglobinproduktion gekommen. Die mitgeteilten Fälle zeigten damit auch die Grenzen der Eisenzufuhr auf, wie Lüth abschließend darstellt. In einem Fall sei es als Folge der Blockierung des reticulo-endothelialen Systems zu einem Ikterus gekommen. Die parenterale Eisenzufuhr, die ja auf die Passage der physiologischen Schranken verzichte, sei folglich nicht ohne Gefahren für den Organismus. Um eine Überschwemmung des Körpers mit Eisen zu vermeiden, müsse man die Verhältnisse des Transporteisens kennen, das, bei Abwesenheit von Infekt und Tumor, in direkter Proportionalität zum Gewebeeisen stehe [EuE, S. 47].

3.1.3. Erfahrungen mit intramuskulärer Eisenmedikation mittels Myofer

Unter diesem Titel legt Lüth 1958 eine weitere Arbeit zur Eisenmedikation vor, die knapp drei Spalten füllend in der „Münchener Medizinischen Wochenschrift" erscheint. Lüth referiert dabei nur Fälle von Patientinnen aus dem Mühlberg-Krankenhaus, wobei es sich um dieselbe Studie handelt, die auch in seine Dissertation eingeht.

Hier bespricht Lüth zunächst den Eisenstoffwechsel bei der Frau und schildert – wie auch in der Dissertationsschrift – Erfahrungen mit dem intramuskulären Eisenpräparat „Myofer". Im Unterschied zum klinischen Ansatz der Doktorarbeit wurden hier insgesamt zwanzig Patienten untersucht, wobei es sich um fünfzehn gynäkologische und fünf internistische Fälle handelte. Als Ursache der vorliegenden Anämien bei diesen Patienten fanden sich klimakterische Blutungen, Myomblutungen, inkurable Karzinome und Anämien anderer Genese. Die Therapie erfolgte mit je 2 ccm „Myofer", welches jeden zweiten Tag appliziert wurde. Die Erfahrungen werden anhand von sechs ausgesuchten Fällen beispielhaft erläutert. Dabei zeigt sich, dass drei der Beispielfälle mit den in der Dissertationsschrift behandelten Fällen des Mühlberg-Krankenhauses übereinstimmen.

Wie Lüth auch in seiner Dissertationsschrift betont, wurden Nebenwirkungen der Medikation bei dieser Applikationsform nicht festgestellt. Die eigenen Therapieerfolge mit „Myofer" fasst Lüth – in Übereinstimmung mit dem Ergebnis seiner Doktorarbeit – wie folgt zusammen:

Unsere Erfahrungen erlauben das Urteil, dass die intramuskuläre Eisenmedikation mit Myofer eine schnelle und sichere Hebung des Hämoglobinwertes bei der posthämorrhagischen, hypochromen, sideropenischen Anämie ermöglicht und dass andere antianämische Maßnahmen dabei weitgehend erübrigt werden [3].

Durch die einfache Erfolgskontrolle über die Hämoglobin-Bestimmung mit der Erythrozytenauszählung und der Berechnung des Färbeindexes sei diese Therapieform in allen Krankenhäusern und in der Praxis zu empfehlen, wie Lüth mit Blick auf den Leserkreis der Zeitschrift in seiner Schlussbemerkung anführt.

3.1.4. Eisen und Vitamin C – erneute Beschäftigung mit dem Eisen 1986

Im Rahmen der ausführlichen Beschäftigung Lüths mit dem Vitamin C in seinem Ratgeberwerk *Gesund durch Vitamin C* findet das Thema Eisen in den 1980er Jahren erneut Besprechung. Hier werden die Wechselwirkungen zwischen körpereigenem Eisenstoffwechsel und dem Vitamin C diskutiert. Das Vitamin C fördere die Aufnahme des Eisens aus der Darmschleimhaut und die Einlagerung des Minerals in das Gewebe. Darüber hinaus diene es dazu, die Folsäure in die körpereigene Wirkform Tetra-hydro-Folsäure umzuwandeln [vgl. GVC, S. 86-87].

Als Adjuvans zur oralen Eisentherapie biete sich außerdem das Vitamin PP an, wie Lüth in *Gesund durch Vitamin C* weiter darlegt. Die Nikotinsäure (Vitamin PP) sei zudem in der Lage, körpereigene Eisenspeicher zu mobilisieren, so dass es auch ohne Eisen primärtherapeutisch eingesetzt werden könne.

Insgesamt wird bei der Besprechung der Vitamintherapie ein wichtiges Anliegen Lüths deutlich, welches sich auch an weiteren Stellen seines Gesamtwerkes offenbart: nämlich der Appell an Ärzteschaft, Pharmaindustrie und Patienten, den natürlichen Wirkstoffen mehr Aufmerksamkeit zu schenken und diese auf breiter Basis therapeutisch zu nutzen:

Ich habe schon vor langer Zeit angemerkt, dass es eine völlig eigenständige Vitamintherapie geben könnte und müsste, die es gleichrangig mit allen anderen Sonderbestrebungen auf dem Gebiet des Heilens aufnehmen würde [...] Dies sei hier bemerkt [...] um zu zeigen, dass unser Pharmaangebot immer noch viel zu einseitig ist und auch bei längst bekannten und gut erforschten Substanzen nicht in der Lage ist, flexibel mehrere Möglichkeiten des Einsatzes auszuprobieren und anzubieten [GVC, S. 88-90].

Das Präparat „Myofer“, welches sich therapeutisch innerhalb der vergangenen 28 Jahre nicht durchgesetzt hatte, findet verständlicherweise in Lüths populärer Darstellung keine Erwähnung mehr. Auch andere parenterale Applikationen werden nicht weiter thematisiert. Behandelt wird in *Gesund durch Vitamin C* stattdessen die perorale Eisenmedikation, die mit Hilfe des Vitamin C entscheidend verbessert werden könne.

Damit kehrt Lüth nicht nur persönlich von seinen früheren Empfehlungen ab, vielmehr geht diese Haltung mit der Entwicklung in der internistischen Therapie allgemein einher. Die Injektion von dreiwertigem Eisen (seiner im Körperstoffwechsel vorliegenden Form) zur Behebung von Eisenmangelzuständen ist wegen der Nebenwirkungen und der Gefahr einer schädlichen Überdosierung mittlerweile verlassen worden. Zur Behandlung dient die orale Gabe zweiwertigen Eisens, welches vom Darmepithel – im Gegensatz zum dreiwertigen Eisen – aufgenommen und anschließend in die dreiwertige Form umgewandelt werden kann. Der Zusatz von Ascorbinsäure – Vitamin C – gehört allgemein zum Therapiekonzept, insofern dadurch die Oxidation zu dreiwertigem Eisen im Darmlumen verhindert und somit der reizende, schleimhautschädigende Effekt ausgeschaltet werden kann, der früher zur Bevorzugung der Eisenverabreichung als Injektion geführt hatte. Eine parenterale Gabe von Eisenpräparaten wird heute nur noch ausnahmsweise vorgenommen, wenn bei einem Patienten die orale Gabe von Medikamenten eingeschränkt ist.

3.1.5. Schlusswort

Zusammenfassend ist festzuhalten, dass Lüths Beschäftigung mit dem Eisenstoffwechsel und der Eisenmedikation in seinem Werk nur punktuell Bedeutung erlangt, insofern er diese Thematik für seine Dissertation wählt. Die Veröffentlichung in der „Münchener Medizinischen Wochenschrift" steht offensichtlich mit seiner Arbeit an der Dissertation im Zusammenhang, wie ja öfter Doktoranden die Gelegenheit nutzen, das von ihnen Erarbeitete auch für eine Publikation nutzbar zu machen. Eigenständig jedenfalls hat diese Thematik Lüth nicht wieder beschäftigt; nur im Rahmen seiner Arbeiten über die ihn interessierende Vitamintherapie wendet er sich noch einmal der Frage des Eisenstoffwechsels zu.

Sigelverzeichnis, Anmerkungen und Literatur zu Kapitel 3.1.:

Folgende Sigel wurden benutzt:

EuE:	Eisenstoffwechsel und Eisenmedikation unter besonderer Berücksichtigung der intramuskulären Eisenmedikation, Inaugural-Dissertation zur Erlangung der Doktorwürde der hohen medizinischen Fakultät der Johannes Gutenberg-Universität in Mainz, 1958.
GVC:	Gesund durch Vitamin C, ECON Taschenbuch Verlag, Düsseldorf, 1986.
Stud. med.:	Stud. med. – Wie man das heutige Medizinstudium erfolgreich hinter sich bringt und dennoch ein guter Arzt wird, Verlag Medical Tribune GmbH, Wiesbaden, 1983.

Anmerkungen und weitere Literatur:

[1]: [64], S. 498

[2]: Myofer wird heute von der Firma Pfizer als Veterinärpräparat hergestellt. Laut telefonischer Auskunft der Firma Avensis war Myofer niemals als Humanpräparat zugelassen. Die Firma Gry-Pharma stellt heute den in Myofer enthaltenen Eisen(III)-hydroxid-Dextran-Komplex als CosmoFer® Ampullen für den Einsatz in der Humanmedizin her.

[3]: [64], S. 499

3.2. *Beschäftigung mit Gerontologie und Geriatrie*

3.2.1. Einleitung

> *Nichts hat die geistige Menschwerdung so gefördert wie das Innewerden des eigenen Verfalls [GdG, S.2].*

Lüths Beschäftigung mit dem Thema Altern findet schwerpunktmäßig in den Jahren 1958 bis 1965 statt. In diese Zeit fallen auch seine beiden Monographien *Altersforschung und Altersbehandlung (1961)* und *Geschichte der Geriatrie (1965).*

Es zeigen sich zwei Arbeitsschwerpunkte Lüths. Zum einen nimmt Lüth die Erarbeitung und Darstellung der historischen Bezüge zu diesem Thema vor, wobei er bis zu Aristoteles und Galen zurückblickt. In diesem Zusammenhang schildert Lüth Erfolge und Fehlschläge der geriatrischen Wissenschaft bis hin zur Entwicklung der modernen Geriatrie. Zum anderen forscht Lüth selber aktiv, was zahlreiche rein wissenschaftliche Texte aus den Jahren 1958 bis 1960 belegen. Die schwerpunktmäßige Beschäftigung liegt hierbei auf der so genannten Aslanschen Procaintherapie und ihrer Weiterentwicklung, unter anderem durch Lüth selbst.

Eine zweite Beschäftigungsphase mit dem Thema Altern fällt in die Jahre 1976 bis 1984, hier finden sich allerdings nur einzelne Beiträge, die sich im Wesentlichen auf die früheren Arbeiten beziehen.

3.2.2. Über Ursachen und Pathologie des Alters

> *Die Geriatrie ist, im Zusammenhang mit der augenfälligen Verschiebung im Altersaufbau der Bevölkerung, in Mode gekommen. Fasziniert von ihren spezifischen Perspektiven neigt man dazu, Entwicklung mit Altern schlechthin zu identifizieren [1].*

Lüth zufolge bedeutet Altern sowohl physio- als auch pathologisch „die mit der Zeit fortschreitende irreversible strukturelle und funktionelle Vergreisung des Organismus als eines Ganzen“ [2].

Die „eigentliche Domäne der Geriatrie“ sei das „symptomatische Altern“, die Proterogerie [3]. Diese sei als ein vorzeitiges Altern vor dem 40. und 50. Lebensjahr zu verstehen und habe exogene Ursachen. Erscheinungen wie vegetative Dystonie sowie Verbrauchs- und Abnutzungserscheinungen seien unmittelbare Folgen einer modernen Hochleistungsgesellschaft. Altern sei dabei kein synchron ablaufender Vorgang, im Gegenteil altern Lüth zufolge Organe verschieden schnell, und auch auf zellulärer Ebene seien Unterschiede im Alter festzustellen. Die geriatrische Therapie müsse deshalb auf Regeneration abzielen, allerdings nehme das genuine Vermögen hierzu in der aufsteigenden Tierreihe systematisch ab [3].

In seiner Monographie *Altersforschung und Altersbehandlung* stellt Lüth die Frage, ob es überhaupt Alterskrankheiten per se gebe. Streng genommen seien nur einige wenige Erkrankungen pathogenetisch als Folge eines reinen Alterungsprozesses zu definieren. Solche Erkrankungen finden sich nach Lüth in jeder Fachrichtung, zu nennen seien beispielsweise die Prostatahypertrophie, die senile Arteriosklerose, der Altersdiabetes und die Altersarthrosen.

Um den verursachenden Faktoren beizukommen, die für das Altern anzuschuldigen sind, zieht Lüth verschiedene Erklärungsmodelle heran. So referiert er beispielsweise über den Einfluss ionisierender Strahlung auf das Altern. In Tierexperimenten habe sich gezeigt, dass ionisierende Strahlung zu einer Abnahme der Lebenserwartung führe. Es könne dabei sowohl durch Induktion tödlicher

Krankheiten zu einer Verkürzung des Lebens als auch zur Tötung auf direktem Wege kommen. Die Pathologie ionisierender Strahlung beruhe auf ihrer Einwirkung auf das Genom, wobei es – wie beim natürlichen Altern auch – zu Veränderung der Permeabilität an biologischen Membranen komme. Das strahleninduzierte Altern laufe im Unterschied zum natürlichen Altern allerdings beschleunigter ab. In Anlehnung an die Experimente Russels spricht Lüth über die genomischen Auswirkungen ionisierender Strahlen auf die Lebensdauer. Die Langlebigkeit sei ein dominant mendelndes Erbmerkmal, wie – so sagt Lüth – beispielsweise durch die Arbeiten von R. Pearl und R. Rößle gezeigt werden konnte. Durch strahleninduzierte Genmutationen bestehe die Gefahr des Verlustes der Langlebigkeit. Die Lebensdauer des Menschen, die verhältnismäßig plötzlich um die Wende zum 20. Jahrhundert so stark angestiegen sei, könne also strahlungsbedingt ebenso schnell wieder auf mittelalterliche Verhältnisse absinken. Verordnungen zum Schutz vor Strahlung seien deshalb Maßnahmen einer aktiven Altersprophylaxe [4].

In verschiedenen Arbeiten stellt Lüth zudem Überlegungen zum Altern bei Pflanzen und niederen Tieren wie Schwämmen, Würmern und Weichtieren an [vgl. AuA] [5] [6]. Altern – so stellt Lüth in den verschiedenen Arbeiten heraus – sei die Folge einer Höherentwicklung des Lebens und könne folglich bei den Einzellern noch nicht beobachtet werden.

> *Bei den Zellverbandtieren setzt das Altern erst allmählich ein, zunehmend mit dem Grade ihrer Kompliziertheit, ihrer Zentralisation, das heißt der Nach-innen-Verlagerung wichtiger Teile – es fehlt also noch bei den Parazoen und verschienen einfachen Würmern [7].*

Mit der Höherentwicklung des Lebens und des zentralen Nervensystems sei die Fähigkeit zur Regeneration immer mehr in Verlust geraten. Folge sei das immer deutlichere Altern. Während Würmer und andere niedere Tiere noch hohe regenerative Fähigkeiten aufwiesen, seien Wirbeltiere nur zu einer mäßigen Regeneration fähig. Bei den Wirbeltieren schließlich sei die Regeneration auf den Ersatz von Schuppen, Federn oder Haare beschränkt [vgl. AuA, S. 41]. Das Gehirn indes sei der *„Schrittmacher des Alterns"* [7]. Da das Gehirn kein Drainagesystem über Lymphgefäße und zudem spezielle Membraneigenschaften besitze, komme es mit zunehmendem Alter zu fortschreitenden Ablagerungen, beispielsweise in Form von Eisen und Lipofuszin. Ein weiterer ungünstiger Faktor sei durch die Ganglienzellen des Gehirns gegeben, bei denen es sich um hochdifferenzierte Zellen handele, die die Fähigkeit zur Teilung verloren hätten.

> *Potentielle Unsterblichkeit besteht, solange ein reguläres Nervensystem fehlt. Altern und Tod treten ein, sobald Nerven erscheinen, zögernd und gleichsam widerruflich bei diffus ausgebreitetem Nervennetz, einschneidend und unwiderruflich bei ausgeprägtem zentralen Nervensystem [...] von der Stufe an, da Nervenzellen nicht mehr regeneriert werden können, haben Altern und Tod ihre volle Herrschaft übernommen [AuA, S. 42].*

Lüth folgert, für eine Beeinflussung des Alterns müsse das eingesetzte Agens direkt im Gehirnstoffwechsel eingreifen.

Und so gehen die theoretischen Beiträge über die Ursachen des Alterns einher mit Lüths Forschungsarbeiten zum Einsatz und zur Weiterentwicklung von Alterstherapeutika. Im April 1959 beispielsweise erscheint Lüths Arbeit „Über die Allgemeinwirkungen des Procain in ihrem Zusammenhang mit dem Gehirnstoffwechsel".

3.2.3. Geriatrie in Vergangenheit und Gegenwart

> *Dennoch bleibt dem Ärztlichen auch im Zeitalter der Kulturindustrie [...] eine Faszination. Man vermutet, dass einmal von diesem Sektor her die Erlösung vom Altern erfolgen könnte, mindestens die Behebung aller altersbedingten Störungen [8].*

Lüth liefert in verschiedenen Arbeiten einen historischen Überblick der bisherigen Anstrengungen zur Alterstherapie [vgl. AuA] [vgl. GdG] [9].
Erste geriatrische Methoden seien im alten Orient entwickelt und von der griechischen Medizin übernommen worden, was zu einer alterspezifischen Hygiene und Diätetik geführt habe. In *Geschichte der Geriatrie* beschäftigt sich Lüth sehr eingehend mit den alterstherapeutischen Ansätzen Galens. Die Bedeutung Galens liege unter anderem darin, dass er in der modernen Geriatrie Bestätigung finde:

> *Wir mögen heute über die Beflissenheit lächeln, zu immer feineren Differenzierungen im marastischen Krankheitsbild zu kommen, sollten aber nicht vergessen, dass die moderne Physiologie und physiologische Chemie nachgewiesen haben, dass der Alterungsvorgang im Sinne Galens unbestreitbar ein Prozess der Entwässerung, der langsamen Austrocknung ist [GdG, S. 84].*

Außerdem sei es durch Galen zu einer bedeutsamen Neudefinierung des Altersbegriffes gekommen. Erst dieser habe darauf bestanden, von einer Greisengesundheit zu sprechen, bis dahin sei „alt" mit „krank" identifiziert worden [GdG, S. 84].

Im Mittelalter seien die so genannten Regimina als besondere Literaturgattung des geriatrischen Schrifttums begründet worden. Zu dieser Zeit haben sich auch die „Wundermittel", die „Arcana Paracelsi" und die „Lebenselixiere" etabliert. Im 19. Jahrhundert sei es durch J.M. Charcot zu einer Besinnung auf die charakteristischen Alterserkrankungen Rheuma und Gicht gekommen. Im 20. Jahrhundert habe sich schließlich die moderne Geriatrie entwickelt. Dabei sei die Zielsetzung geriatrischer Bemühungen von der Lebensverlängerung weg und hin zu einer Gesunderhaltung bis ins hohe Alter verändert worden. Einen wichtigen Meilenstein zu dieser Entwicklung sieht Lüth in der Etablierung der Hormontherapie, wobei wichtige Vorreiter die Wissenschaftler Brown-Sequard und Steinach gewesen seien. Ein zweiter Schritt sei die Erforschung der Vitamine gewesen, welche zu verschiedenen Komplexen geriatrisch zusammengefasst und auch mit Hormonen kombiniert werden konnten. Die (Multi)Vitamintherapie – im Wesentlichen nach dem zweiten Weltkrieg etabliert – bilde zusammen mit der Hormontherapie die Grundlage der modernen Geriatrie. Große Bedeutung misst Lüth auch der so genannten Rumänischen Kur nach Ana Aslan bei, worauf später näher eingegangen werden wird.

Schwerpunkt der Beschäftigung Lüths mit den verschiedenen gegenwärtigen Möglichkeiten der Altersbehandlung liegt auf einer wertfreien Darstellung der von unterschiedlicher Seite vorgeschlagenen Therapieoptionen. Neben der gezielten Behandlung spezieller Krankheiten sei eine Beeinflussung des Alters in Form von Diätetik, physikalischen Maßnahmen, Balneologie und Psychotherapie möglich. Geriatrie im engeren Sinne ist für Lüth dabei der Versuch einer ganzheitlichen Behandlung des alternden Menschen. Dazu gehören die vegetativ-endokrine Regeneration sowie die pharmakotherapeutische Beeinflussung der Alterungsvorgänge und –beschwerden:

> *Es werden nicht einzelne Organe oder Systeme behandelt, nicht bestimmte Krankheiten, sondern der gealterte Organismus überhaupt in seiner geschwächten Vitalität [...] [AuA, S. 97].*

Als Möglichkeiten der vegetativ-endokrinen Regeneration stellt Lüth als Therapieoptionen die Nutzung eigener oder fremder Gonaden, der Hypophyse sowie verschiedener Hormone vor. Einem Regenerationsansatz zugehörig seien auch die unspezifische Reizkörpertherapie, der Komplex der Frischzellentherapie, das so genannte Bogomoletz-Serum und die Procaintherapie. Lüth diskutiert diese verschiedenen Therapieformen kritisch: erfolgreich seien – neben der Therapie mit Procain – lediglich Vasoligatur und Epididymektomie gewesen, wobei die innere Sekretion der Gonaden durch eine Sperrung der äußeren Sekretion gesteigert werden könne.

Über die Bedeutung der Vitamine schreibt Lüth sehr ausführlich in *Altersforschung und Altersbehandlung*. Während der Involutionszeit bestehe ein erhöhter Bedarf an Vitaminen, besonders an Vitamin C. Dieses habe in höheren Dosen pharmakodynamische Wirkungen in Form einer Tonisierung durch eine natürliche Anregung des Stoffwechsels. Da Vitamin C am Aufbau der „Grundsubstanz" beteiligt sei, können Vitamin C-Gaben bei verschiedenen Krankheiten erfolgreich sein, Lüth nennt unter anderem die Arteriosklerose und Krankheiten des rheumatischen Formenkreises [10].

Auch die Vitamine B1, B12, B6, A, E, und D sollen Lüth zufolge im Alter substituiert werden, Multivitaminpräparate seien deshalb als das „zwangsläufige Ergebnis einer Entwicklung" [AuA, S. 114] anzusehen. 1955 sei „Gerobion" als entsprechendes Präparat für geriatrische Zwecke entwickelt worden, 1957 sei das durch Kopplung an einen Hormonkomplex wirkungsvollere „Hormo-Gerobion" etabliert worden. Lüth unterstreicht die Bedeutung der Hormone für die Altersbehandlung, am wichtigsten seien die Sexualhormone. Neben den geriatrisch einsetzbaren Follikelhormonen seien vor allem die anabole Wirkungen des Testosterons nützlich:

> *Das Körpergewicht wird infolge der Eiweißzunahme der Gewebe größer, es findet eine Retention von Stickstoff [...] statt, der Aufbau der Knochengrundsubstanz wird gefördert, die Patienten zeigen außerdem eine zunehmende Lebensfrische, sie werden leistungsbereiter und bejahender. Alle diese Effekte sind außerordentlich willkommen bei der Behandlung alter Menschen [AuA, S. 118].*

Einige von Lüths Vorschlägen zu einer effektiven Altersprophylaxe und –therapie wurde bereits im vorangehenden Kapitel genannt. Dazu gehört der Schutz vor ionisierender Strahlung sowie die Entwicklung eines Geriatrikum, welches direkt am Gehirnstoffwechsel ansetzt.

3.2.4. Procaintherapie nach Ana Aslan

> *Die Gerohygiene und die Geriatrie wollen aber gar nicht „Verjüngung", sondern Eugerasie: ein physiologisches, das heißt gesundes und leistungsfähiges Altern. Es ist nicht unwahrscheinlich, dass vieles von dem, was wir bislang für eine notwendige Begleiterscheinung des physiologischen Alterns hielten, sich einmal als pathologisch erweist und damit behandlungs- und prophylaxefähig wird [11].*

In zahlreichen Übersichtsarbeiten hat Lüth die Entwicklung bis hin zur modernen Gerotherapie überblickt. Schwerpunkt seiner Beschäftigung ist allerdings die so genannte „Rumänische Kur" [12], nämlich die auf Parhon und Aslan zurückgehende Procaintherapie. Mit dieser hat Lüth sich nicht nur theoretisch beschäftigt, sondern auch eigene praktische Nachprüfungen der modifizierten Therapie unternommen [vgl. Kapitel 3.2.5. und 3.2.6.].

Ana Aslan, Direktorin des staatlichen Geriatrie-Institutes in Bukarest, unternahm seit 1952 Versuche mit Procain an über 5000 Patienten. Sie hatte an Patienten mit degenerativen Gelenkerkrankungen die positive Beeinflussung durch Procain festgestellt [13].

Bei dieser Therapie, die 1955 erstmals publiziert wurde, handele es sich um regelmäßige Injektionsserien mit einfachem Novocain. Dabei seien 5ccm (0,1g) der 2%igen Lösung, dreimal wöchentlich, in Serien von je 12 Injektionen, intramuskulär zu injizieren. Nach einer Serie könne eine Pause eingelegt werden, die jedoch nicht länger als 14 Tage dauern solle [14]. Sichtbare Erfolge seien erst nach vier Serien zu erwarten [13]. Es handele sich sowohl um eine Therapie für Greise als auch um eine prophylaktische Behandlung des Alters.

Lüth gliedert das bisher untersuchte Patientengut in verschiedene Indikationsgruppen, wobei er die pädiatrischen Fälle Aslans bewusst außer acht lässt [15]:

1. Gruppe: *Arteriosklerose*
2. Gruppe: *Arthropathien und Arthritiden*
3. Gruppe: *Herz- und Kreislauferkrankungen*
4. Gruppe: *Stoffwechselleiden*

Diese vier Gruppen stellen nach Lüth eine repräsentative Auswahl an Alterskrankheiten dar. Die besten Ergebnisse seien bisher in den ersten drei Gruppen erzielt worden, wobei eine Langzeittherapie unbedingt Voraussetzung sei.

Lüths eigenen Untersuchungen zufolge [vgl. Kapitel 3.2.5.] beruhe die geriatrische Wirkung auf sechs Phasen, die nicht notwendigerweise nacheinander, sondern auch einzeln auftreten können [1] [16]:

1. Phase: *Hauteffekt*
2. Phase: *Regulierung des Blutdrucks*
3. Phase: *Anti-Arrhythmie-Wirkung*
4. Phase: *Wiederkehr der physiologischen Schlafintensität*
5. Phase: *allgemeine Auswirkungen auf den status psychicus, Auffrischung und Aufhellung*
6. Phase: *Auswirkungen auf die Gefäße sowie auf degenerative Erkrankungen*

Die Wirkungen des Procains beruhen den Untersuchungen Aslans zufolge auf der p-Aminobenzoesäure (PAB). Dieses Spaltprodukt des Procain sei für den Menschen als Baustein der Folsäure bedeutsam und habe außerdem einen „cortisoneinsparenden" Effekt bei der Behandlung von Hautkrankheiten. Die geriatrische Wirkung des Procain sei indes Lüth zufolge durch die PAB allein nicht erklärbar. Vielmehr sei ein anderes Spaltprodukt des Procains bislang zu wenig beachtet worden [vgl. hierzu Kapitel 3.2.6.].

Lüth macht zunächst darauf aufmerksam, dass neben den allgemein anerkannten lokalanästhetischen Wirkungen auch die Allgemeinwirkungen des Procain schon lange bekannt seien. Lüths Gedanken knüpfen hierbei allerdings nicht an die seit Ende der 1920er Jahre besonders im deutschsprachigen Raum populäre Neuraltherapie mit Procain im Sinne der Brüder Huneke an. Lüths Ansatzpunkt ist vielmehr bei Parhon und Aslan zu sehen, wobei es sich um Therapiekonzepte handelt, die heute kaum mehr auf allgemeine Akzeptanz stoßen [17]. Lüth verweist darauf, dass auch schon vor diesen rumänischen Forschern R. Leriche auf die gute Wirkung des Procain auf den Allgemeinzustand des senilen Menschen hingewiesen und eine zerebrale Wirkung angenommen habe [15].

Das Procain als Gesamtmolekül habe vergleichbare Wirkungen wie Kalzium und Antihistaminika, außerdem komme es zur Regulierung der Herzaktion. In höheren Dosen habe es curare-ähnliche Wirkungen.

Die im Einzelnen über den lokalanästhetischen Effekt hinausgehenden Wirkungen des Procain seien hier in Lüths Formulierung wiedergegeben [18]:

- *Am sichersten tritt der eutrophische Effekt an der Haut auf.*
- *Annähernd ebenso sicher ist die Wirkung bei den Arthropathien, hier leicht durch die dabei wesentliche lokalanästhetische Wirkung zu erklären.*
- *Die Herz- und Kreislauf-Komponenten der Procain-Therapie müssten pharmakologisch zu deuten sein und sind es auch.*
- *Im Mittelpunkt stehen darüber hinaus die Auswirkungen auf das Zentralnervensystem (Schlaf, Wiederkehr des Interesses an der Umwelt, des Gedächtnisses).*
- *Weitere, nicht mit der Lokalanästhesie zusammenhängende Wirkungen auf degenerative Erkrankungen, wie Arteriosklerose.*

3.2.5. Klinische Studien mit Gerioptil pro injectione und anderen Geriatrika

Auf dem Karlsruher Therapiekongress 1956/57 stellen Parhon und Aslan erstmals ihre Altersbehandlung vor.

Schon im darauf folgenden Jahr unternimmt Lüth am Mühlberg-Krankenhaus eigene Nachprüfungen der Procaintherapie. Er verwendet hierbei – wie bei den ersten deutschen Nachprüfungen durch E. Köhler und U. Mampel – „Gerioptil pro injectione", „eine Kombination des Novocain mit Vitaminen des B-Komplexes nebst 20mg p-Aminobenzoesäure und 450mg Vitamin C, sowie 10mg Inosit" [19]. Lüth testet die Substanz an 15 stationären und 15 ambulanten Patienten. Von dieser Zweiteilung abgesehen, liegen bei Lüths Untersuchungen die gleichen Bedingungen wie bei Aslan vor. Bei den beiden Gruppen ergeben sich keine Unterschiede in Hinblick auf die Wirksamkeit der Therapie. Lüth bezeichnet die Ergebnisse der Gerioptil-Therapie als „durchweg ausgezeichnet", Erfolge haben sich insbesondere in der dritten Gruppe [vgl. Kapitel 3.2.4.] gezeigt:

> *Es trat eine Revitalisierung ein, die nicht nur körperlich, sondern auch geistig-seelisch zum Ausdruck kommt. In unserem Krankengut überwogen die Herz- und Kreislaufkranken, bei denen das Präparat besonders günstig wirkte. Hervorgehoben werden die stabilisierende Blutdruckwirkung, die Chinidin-ähnliche Anti-Arrhythmiewirkung und der wohltuende Effekt bei Stenocardien [20].*

In den ersten drei Gruppen habe sich eine Wirkung am klarsten gezeigt. Lüth hatte nur wenige Patienten, die der vierten Gruppe der Stoffwechselleidenden [vgl. Kapitel 3.2.4] zuzuordnen waren und sei in dieser Gruppe zu keinen überzeugenden positiven Befunden gekommen. Vielmehr zeige sich, dass Patienten mit Regulationsstörungen wie Leberparenchymschäden oder Altersdiabetes nicht für eine Dauerbehandlung mit Procain geeignet scheinen [16].

Lüth beobachtet bei allen Patienten eine Wirkung, „auch wenn sich diese nur in einer Straffung und Glättung der Haut oder dem wiedergekehrten Schlaf ausdrücken sollte" [21]. Die Wirkung habe sich in verschiedenen Phasen gezeigt [vgl. Kapitel 3.2.4.]: zunächst sei ein positiver Effekt auf die Haut aufgetreten (1. Phase), dieser war Lüths Erfahrungen gemäß „ziemlich regelmäßig und schnell, am leichtesten wohl bei den Frauen, zu erzielen. Die schlaffe, „welke" Greisenhaut wird mit einem Male glatt und straff, und der ganze Mensch sieht „verjüngt" aus [...]" [16]. Die 2. Phase, die „Regulierung des Blutdrucks in Richtung auf ein persönlich optimales Niveau" geschehe den Untersuchungen Lüths zufolge auch ohne ein zusätzliches Herz- oder Kreislaufmittel. Nach der 3. Phase (Anti-Arrhythmie-Effekt), komme es in der 4. Phase zur Wiederkehr einer physiologischen Schlafintensität. Diese Phase sei in Lüths Versuchsreihen mehrfach erzielt worden. Positive Auswirkungen auf den Status psychicus haben sich Lüth zufolge in einer 5. Phase gezeigt, Effekte auf die Gefäße sowie die positive Beeinflussung degenerativer Erkrankungen schließlich in der 6. Phase [21].

In der zweiten Gruppe (Arthropathien und Arthrosen) haben sich gute Erfahrungen bei Aslan, Köhler und Mampel gezeigt, bei Lüth finden sich hingegen nur wenige Fälle mit günstiger Beeinflussung. Andererseits zeigen sich in Lüths Gruppe keine Fälle von Unverträglichkeiten des Medikamentes.
Die Ergebnisse sind Lüth gemäß nicht sicher Folge einer Rückbildung oder gar Heilung von Alterserkrankungen, aber zumindest komme es zu subjektiv empfundenen Verbesserungen, die durch klinische Befunde wie Normalisierung des Blutdrucks, Verlängerung der Gehstrecke oder Aufhellung des Bewusstseins objektivierbar seien.

In einem englischsprachigen Aufsatz von 1960 [13] berichtet Lüth über seine vergleichenden Versuche mit den Substanzen Gerioptil pro injectione, Prokopin „G", Hormo-Gerobion und Novocain zur Therapie. In einer Serie werden diesmal – in Abweichung zu Aslan – insgesamt 30 Injektionen verabreicht. Im Gegensatz zu Aslans Therapievorschlag beträgt das zwischen zwei Serien liegende Intervall bei Lüths Versuchen höchstens eine Woche.

Alle getesteten Substanzen seien hinsichtlich ihrer Wirkung ähnlich gewesen. Am deutlichsten habe sich auch diesmal der Hauteffekt gezeigt: "The yellowish, paperthin, flaccid senile skin becomes tight, regains its turgor, and becomes smooth, so that the patients look younger than before" [22].

Positive Effekte seien für einen Zeitraum von fünf bis sieben Monaten zu beobachten gewesen. Bei einer zweiten Versuchsreihe mit diesen Patienten habe sich aber gezeigt, dass viele der Patienten, die vormals positiv reagiert hatten, jetzt nicht mehr reagierten. Bei erneutem Auftreten von positiven Effekten, seien diese vergleichsweise nicht mehr so stark ausgeprägt gewesen und haben später eingesetzt.

Zu den deutschen Nachprüfungen der Aslanschen Procaintherapie bemerkt Lüth, sie bewegten sich „zwischen enthusiastischer Zustimmung (Köhler und Mampel, Köhler) und mehr kritischer Darstellung (Weeke, Glaser, Lüth)" [15]. Insgesamt bestätige sich aber eine günstige Wirkung der Therapie:

> *Mit Köhlers schöner Formulierung ist klar umrissen, wie nach unseren bisherigen Erfahrungen die Möglichkeiten und Aussichten der Gerotherapie nach Parhon und Aslan sind: sie beeinflussen bei richtiger Indikation weitgehend das symptomatische Altern. Für wie lange dieser Einfluss dauert, lässt sich noch nicht sicher sagen [23].*

Hinsichtlich der Wirksamkeit des Procains müsse neben einem pharmakodynamischen Effekt auch ein großer psychologischer Einflussfaktor angenommen werden [13].

3.2.6. Über die Spaltprodukte des Procain: weitere wissenschaftliche Arbeiten

Den Untersuchungen Aslans zufolge ist der eutrophisierende Effekt des Novocains durch seine im Körper stattfindende Aufspaltung und die Entstehung der PAB als Hydrolyseprodukt bedingt [vgl. Kapitel 3.2.4.]. Lüth macht darauf aufmerksam, dass die Wirkung des anderen Hydrolyseproduktes, des Diäthylaminoäthanols, bisher in diesem Zusammenhang zu wenig berücksichtigt worden sei. Diäthylaminoäthonal als ein Vertreter der aliphatischen Aminoalkohole, sei aus anderen Zusammenhängen für seine Tonussteigerung, die Regulation gestörter Kreislauf- und Blutdruckverhältnisse sowie positive Wirkungen auf Bewusstsein und Schlaf bekannt. Wie im Detail noch zu zeigen, weicht Lüth in diesem Punkt am stärksten von den Hypothesen Aslans ab.

Die Wirkung des intakten Procainmoleküls muss Lüth zufolge von der seiner Spaltprodukte unterschieden werden. Während das Procain als Gesamtmolekül in der ersten Phase der Acetylcholinwirkung entgegenwirke und diese sogar völlig aufheben könne, bewirke die alleinige Gabe des Spaltproduktes Diäthylaminoäthanol eine Förderung der Acetylcholinwirkung [24], wie es auch in der zweiten Phase bei Procaingabe zu beobachten sei.
Die geriatrisch wichtigen kardiovaskulären und zentralnervösen Effekte des Procain seien sogar durch alleinige Gabe von Diäthylaminoäthonal zu erzeugen. Die typische geriatrische Procainwirkung könne indes nicht reproduziert werden [14]. Deshalb sei es günstiger, den in der chemischen Reihe der Alkohole einen niedrigeren Aminoalkohol therapeutisch zu nutzen. Dimethylaminoäthanol (DMAe) sei zudem verträglicher als Diäthylaminoäthanol. Mit dem DMAe, gleichzeitig mit dem Diäthylaminoäthonol aus Procain entstehend, seien die Wirkungen des Procains reproduzierbar und dem Procain teilweise sogar überlegen, insbesondere bei Betrachtung der Wirkungen auf den Status psychicus:

> *Die Medikation von Dimethylaminoäthanol führt nun schneller, als es mit Procain geschieht, zu einer Aufhellung und Auffrischung der Psyche, zur Wiederkehr des Gedächtnisses, der physiologischen Schlafintensität und zum Abklingen der quälenden Alterserscheinungen des Gehirns, wie Kopfschmerzen, Schwindel, Hörsensationen [...] Es ist ein faszinierendes Schauspiel, zu verfolgen, wie sich so der Bogen schlägt vom vertrauten Procain und seiner „2. Wirkungsphase" über seine Esterspaltprodukte bis hin zu jenen Substanzen, die nach dem heutigem Stand unseres Wissens den Charakter des Endgültigen haben [...] [25].*

Es sei demgemäß als sicher anzunehmen, dass maßgebend für die geriatrische Procainwirkung das durch die Esterwirkung gebildete DMAe sei. Den Angriffspunkt des Procain in der zweiten Phase stelle das Zentralnervensystem dar. Lüth weist zudem auf die Beziehung des Spaltproduktes DMAe zur intermediären Acetylcholinsynthese hin: dieses erscheine intermediär als Vorstufe der Cholin- und Acetylcholinbildung. Das Acetylcholin wiederum könne, zusammen mit der Acetylcholinesterase, eine hemmende Wirkung auf den Alterungsvorgang haben [9] [11].

Lüth fordert im April 1959 weitere Untersuchungen zur Wirkung des Dimethylaminoäthanols und legt im Oktober des gleichen Jahres einen eigenen Beitrag experimenteller Gerontologie zu diesem Thema vor:

In der chirurgischen Klinik des Stadtkrankenhauses Offenbach bildet er zwei Patientengruppen mit je zehn Patienten. Die Patienten sind über 60 Jahre und weisen typische Alterserscheinungen auf. Über acht Wochen wird ihnen morgens je eine Kapsel verabreicht, in der einen Gruppe DMAe allein, in der anderen DMAe mit Coffein und Thiamin. Lüth betont, dass in der zweiten Gruppe die Effekte sehr viel schneller eintraten, folglich verwendet er das reine DMAe nicht mehr. Die kombinierte Form erhält nun folgende Dosierung: 30mg DMAe (als Citrat), 30mg Coffein, 3mg Thiamin (als Mononitrat). Die Auswertung nach einem halben Jahr ergibt als Hauptindikationsgruppe

Patienten mit psychischen Altersdekompensationen, auch der Formenkreis der vegetativen Dystonie kann in die Indikation eingeschlossen werden. Bei Asthmatikern ergibt sich Lüth zufolge ebenfalls eine gute Reaktion. Arthropathien sprechen wie in Lüths vorhergehenden Versuchen am schlechtesten an [26].

Im November 1959 überlegt Lüth erneut, wie die Procainwirkung zu verstärken sei:

> *Auf eine weitere Möglichkeit bin ich gekommen, als ich gleichzeitig eine Alopezie behandelte. Ich wollte wenigstens die Alopezie beeinflussen und spritzte deshalb [...] zusätzlich lokal Azetylcholin. Das Ergebnis war, dass der so genannte Eutrophische Effekt sehr viel früher, nämlich beinahe unmittelbar nach Beginn der Azetylcholinmedikation, eintrat. Ich habe das seither bewusst so gehandhabt, dass ich zu Beginn der Procaintherapie Azetylcholin gebe, spätestens aber zwischen der ersten und der zweiten Serie [...] [27].*

Lüth führt nachfolgend auch Versuchsreihen mit Stoffen durch, die kein Procain enthalten. Bei Anwendung nach dem Aslanschen Schema zeigen sich für Acetylcholin und Strychnin ähnliche Effekte wie bei der Procaintherapie selbst [13].

In einer Arbeit, die Lüth 1960 vorlegt, heißt es:

> *Verschiedene Verfahren sind angegeben, den Erfolg früher herbeizuführen: Kombination mit Vitaminen, mit Bienenhoniglösung, mit Acetylcholin, endlich überhaupt eine intravenöse Anwendung, die vielleicht am besten anspricht [28].*

3.2.7. Fazit Lüths

Lüths wissenschaftliche Untersuchungen der Stoffe Gerioptil pro injectione und DMAe sind 1960 abgeschlossen. Insgesamt legt er einige streng wissenschaftliche Arbeiten in deutscher und englischer Sprache zu diesem Thema vor, die im Vorstehenden bereits genannt wurden. Lüth kommt zu der abschließenden Einschätzung der Aslanschen Procaintherapie:

> *Sie ist indiziert, wenn der Organismus im Ganzen Alterserscheinungen aufweist, insbesondere wenn das betroffen ist, was wir vage als „Vitalität" bezeichnen, wenn die Lebens- und Spannkraft nachgelassen hat. Die Organe des Ektoderms sind es vorzüglich, die auf die Aslansche Therapie ansprechen. Oft sind sie die eigentlichen Träger des Altersprozesses. Wird die Aslansche Therapie konsequent durchgeführt, so zeigt sich im Allgemeinen nach drei bis vier Monaten, dass die ektodermalen Organe sich in einem Regenerationsgeschehen befinden, das es durchaus gestattet, von einer Revitalisierung – vulgo Verjüngung – zu sprechen. Nicht zu unterschätzen ist dabei eine Euphorisierung. Ihre Bedeutung für die allgemeine Regeneration ist beträchtlich. Vielleicht wäre es sinnvoll, allein hierin die eigentliche Bedeutung der Procaintherapie Aslans zu sehen [...] An zweiter Stelle folgt der eutrophische Effekt, die Tonisierung der Haut [...] Es wäre in diesem Zusammenhang gerechtfertigt, von einer kosmetischen Bedeutung der Procainbehandlung zu sprechen [...] Über mehr sollte man nach meinen persönlichen Erfahrungen heute noch nicht sprechen [...] Die Aslansche Therapie ist ein Versuch, der dem Menschen etwas abverlangt, was heute vielleicht über seine Kraft geht: Geduld. Bringt er sie auf, hat er schon einen entscheidenden Schritt getan: den Hader mit der Zeit überwunden [29].*

Zu seinen eigenen Ergebnissen schreibt Lüth 1960:

Bei der Procaintherapie nach A. Aslan überblicke ich selbst 470 Patienten, von welchen 280 positiv ansprachen, während andererseits 190 Patienten gar keine oder wenigstens keine nennenswerte Reaktion beobachten ließen. A. Aslan und viele andere Nachuntersucher [...] sind zu einem extrem günstigeren Ergebnis gekommen. Dennoch glaube ich nicht, dass man bei einem größeren Patientenkreise viel mehr als die Hälfte zufrieden stellend mit Procain behandeln kann [30].

1984 berichtet Lüth über eine größer angelegte, systematische Feldstudie, bei welcher 45 Allgemeinpraktiker und niedergelassene Ärzte mit insgesamt 392 Patienten beteiligt sind. Eingesetzt wird hierbei das so genannte Gero-H3-Aslan. Insgesamt bestätige sich – wie auch schon 30 Jahre zuvor –, dass sich das Präparat bei den allgemeinen Alterserscheinungen in hervorragendem Maße eigne [31].

Dennoch bewahrt Lüth bei allen vorderhand erzielten aktuellen Erfolgen einen kritischen Geist und lässt sich nicht zu euphorischen Überschätzungen hinreißen:

Das große Ziel eines „Verjüngungsmittels" ist nicht erreicht, wird auch vielleicht wegen der komplexen „Ätiologie" des Alterns kaum erreicht werden. Was bleibt, sind die Geheimmittel in uns: Vernunft und Zuversicht [12].

Ein wichtiges Anliegen Lüths ist es, den Stellenwert weiterer geriatrisch-experimenteller Forschung zu unterstreichen. Möglichkeiten hierzu bieten sich nach Lüth in jeder Klinik und Arztpraxis, die es mit älteren Menschen zu tun habe [5]. Der Mensch sei indes das beste Studienobjekt seiner selbst, da kein Tier das Altern so perfektioniert habe wie der Mensch:

Der Homo sapiens hat sich ja, denkt man an die raue und feindliche Umwelt seiner Vorstufen, durchaus eine Luxus-Eigenwelt geschaffen, in welcher er nun quasi als Schmarotzer lebt – und in ihr wird er länger und, wie es scheint, auch älter. Überall dort, wo diese Eigenwelt noch nicht aufgebaut ist, ist er von der propulsiven Körperhöhen- und Lebensdauerzunahme noch ausgeschlossen [AuA, S. 48].

Und einen Ausblick in die Zukunft liefert Lüth mit dieser Aussage:

Die Anerkennung der Geriatrie als eines gesonderten Zweiges der Medizin wie die Pädiatrie steht zwar noch aus, – unabhängig davon ist aber die Geriatrie längst eine Wissenschaft für sich geworden mit ihren eigenen Zielen und Methoden, Gesellschaften, Zeitschriften und Kongressen. Unser Saeculum, das als „Jahrhundert des Kindes" begann, scheint als „Jahrhundert des Alter" enden zu wollen, in welchem freilich, wie man hinzusetzen muss, niemand alt sein möchte [...] [32].

3.2.8. Appendix: Größere Übersichtsarbeiten zum Thema

Nachdem Lüth sich besonders in den Jahren 1959 und 1960 ausführlich mit dem Thema Altern und den Möglichkeiten zur Therapie beschäftigt hat, legt er 1961 die Übersichtsarbeit *Altersforschung und Altersbehandlung* vor. Hierin finden sich viele der Ideen und Darstellungen wieder, die Lüth zuvor in seinen Fachartikeln äußerte und die im Vorstehenden besprochen wurden. In den beiden großen Abschnitten des Buches, „Gerontologie" und „Geriatrie", werden diese Vorarbeiten nun systematisiert.

Auf 144 Seiten stellt Lüth, ohne einen Anspruch auf Vollständigkeit erheben zu wollen, wichtige Aspekte der Altersforschung und Altersbehandlung dar. Diese Gedanken im Einzelnen darstellen zu wollen, würde den Rahmen dieser Arbeit sprengen, zumal sich keine neuen Grundideen aufzeigen.

1965 folgt Lüths Monographie *Geschichte der Geriatrie – 3000 Jahre Physiologie, Pathologie und Therapie des alten Menschen*. Im Vorwort bemerkt Lüth, er habe seit vielen Jahren in jedem Buch, das er las, Seiten notiert, die sich auf das Altern beziehen. Folgerichtig ist dieses Werk keine rein medizinische Arbeit, sondern durchwoben mit allgemeiner Geschichte unter Berücksichtigung des gesellschaftlich-kulturellen und des geistig-philosophischen Hintergrundes der jeweiligen Epoche. Schwerpunkt des 252 Seiten starken Buches ist die wertfreie Darstellung der Geschichte der Geriatrie, nur vereinzelt finden sich zustimmende oder ablehnende Kommentare des Autors. Dabei ist die Geriatrie oft nicht isoliert darstellbar und so wird gleichzeitig die allgemeine Medizingeschichte beleuchtet. An vielen Stellen zeigt sich, dass diese Gesamtdarstellung den Rahmen bietet, in dem spezielle geriatrische Bemühungen beziehungsweise Nicht-Bemühungen erst zu verstehen sind.

Neben großen Namen der Medizingeschichte kommen auch Philosophen und andere Denker zu Wort, die sich zum Altern und Alter geäußert haben. Stellenweise stellt Lüth Geschichte und Lebenswerk ausgewählter Ärzte vor und wertet ihre Bedeutung für die geriatrische Medizin. Beispielsweise im Fall des Pathologen und Hygienikers Christoph Wilhelm von Hufeland, der unter anderem durch sein Werk „Die Kunst, das menschliche Leben zu verlängern" bekannt wurde, äußert sich Lüth wie folgt:

> *Er (sc. Hufeland) war, wenn man so will, der letzte Hippokratiker: mit ihm ging wirklich die Ära von zwei Jahrtausenden zu Ende, deren Basis das Corpus Hippokraticum ist und deren Geriatrie sich von Galen über die Regimina bis zu ihm fortsetzt: die Medizin der alten Ärzte [GdG, S. 195].*

Den beiden Werken Lüths von 1961 und 1965 ist ein Fazit zu entnehmen, dass sich gedanklich wie ein roter Faden durch Lüths Beschäftigung mit dem Altern zieht und deshalb hier als Einzelpunkt näher erläutert werden soll: Die geistige Auseinandersetzung mit dem Altern und dem Alterserleben sei als Schlüssel eines gesunden Alters und Alterns zu begreifen. Lüth prägt hierfür den Begriff des „Alterserlebnis" [33]. Durch die Möglichkeit des reflektierten Bewusstseins – im Unterschied auch zu höher entwickelten Tieren – laufe das Altern beim Menschen geformt ab. Der Einfluss der Psyche erlaube dem Alternden zudem eine große Bandbreite an Verhaltensweisen. Da auch die Psyche altere, komme es zu Rückwirkungen auf den alternden Körper und somit auf den Alterungsprozess insgesamt.

Als Beispiele eines möglichen Umgangs mit dem Altern stellt Lüth in beiden Werken stellvertretend Albrecht von Haller und Voltaire vor, in *Geschichte der Geriatrie* wird zusätzlich auf eine weitere Arbeit verwiesen, die diese Thematik ausführlich aufgreift [33]. Albrecht von Haller wird als Vertreter eines unglücklichen Alterns präsentiert, ein Mensch, der das Altern als Hinschwinden auf den Tod zu erlebte und der die Endgültigkeit seines Lebensablaufes nicht akzeptieren konnte.

Voltaire hingegen sei glücklich gealtert, er habe dem Alter den Kampf angesagt und es mit fleißigem Umtrieb und Arbeit bewältigt.
Lüth folgert, die „Vitalität" werde durch die geistige Aktivität gesteigert, insbesondere wenn ein Mensch im Alter einen neuen Wirkungskreis finde und konstatiert: „Das Erleben des Alterns formt das Alter" [AuA, S. 92]. In dieser Erkenntnis liege bereits der Schlüssel zum gesunden Altern:

> *Es will mir scheinen, als ob diese Einsicht in das Unausweichliche der Vergänglichkeit und ihre innere Annahme, somit die Wendung eines offenbar Negativen in ein Positives, das wesentliche Zeichen der Reife ist, vielleicht das einzige [GdG, S. 4].*

In *Altersforschung und Altersbehandlung* findet sich ein weiteres Schlüsselzitat Lüths, in dem seine eigene Einstellung zur Bewältigung des Alterns Ausdruck findet: Der Mensch habe durch seine geistigen Fähigkeiten die Möglichkeit, die Altersfrage produktiv anzugehen, sie zu bejahen und zu überwinden:

> *Die Bejahung erst gibt jene Intensität des Erlebens, die das Unausweichliche zum Selbstgewollten wandelt, aus dem Altern jenen Rahmen macht, der nicht nur beendet und abschließt, sondern einfasst und vollendet [AuA, S. 85].*

Das Altern müsse folglich produktiv gestaltet werden. Für Alternde, die diese Fähigkeit nicht intrinsisch mobilisieren können, müsse die ärztliche Hilfe darin bestehen, eine geeignete Aufgabe für die Patienten zu finden, als Beispiel nennt Lüth kreative Tätigkeiten wie Malerei oder Bildhauerei. Altersbehandlung sei so zum Teil „gelungene Psychotherapie". Es gehe für den Patienten um den Versuch, sich selbst zu rehabilitieren [AuA, S. 94]. Hier liege ein großes Aufgabenfeld für Ärzte: Betriebsärzte könnten beispielsweise dafür sorgen, dass ältere Arbeitnehmer neue Aufgabengebiete erhielten. Der Arzt habe generell die Aufgabe zu vermitteln, dass es nie zu spät sei, etwas Neues zu beginnen. Diese „Kunsthilfe" sei eine der „wesentlichen medizinischen und sozialen Aufgaben der Gegenwart" [AuA, S. 96]. Das Alter müsse aber darüber hinaus auch im Großzusammenhang wirtschaftlicher Interessen als Potential begriffen werden, ein Feld, welches weit über medizinische Bemühungen hinausgehe.

3.2.9. Schlusswort

Die Thematik von Alter und Altern spielt für das Verständnis sowohl von Lüths Wirken als Arzt als auch für seine übergeordnete Sicht der Wirklichkeit des menschlichen Seins eine zentrale Rolle. Selbstverständlich sind Lüths wissenschaftliche und literarische Beiträge im Zeitkontext ihrer Entstehung zu werten. Sie sind als Antworten im damals aktuellen Diskussionszusammenhang, besonders von der Perspektive biochemischer Beeinflussung zellulärer Prozesse und dem Schlagwort „Regenerationstherapie", zu sehen. Auch wenn die Thematik Altern noch immer aktuell ist, so haben sich inzwischen die Gewichtungen verschoben: Was heute allenfalls in der Alternativmedizin eine Nische gefunden hat, war zu Lüths Zeit durchaus Gegenstand profunder Forschung. Auf der anderen Seite berücksichtigt Lüth in seinen Arbeiten heute gängige Behandlungsgrundsätze kaum, so etwa die in der modernen Wissenschaft als vordringlich erachtete körperliche Bewegung als Altersprophylaxe und -therapie. Lüths Beiträge sind in diesem Zusammenhang zu lesen, wenngleich er sich nicht von tagesaktuellen Erfolgen blenden ließ, sondern einen kritischen Überblick bewahrte. Besonders deutlich wird das in der oben angeführten Überzeugung, dass es niemals einen Durchbruch zum medikamentösen Wundermittel geben werde.

Sigelverzeichnis, Anmerkungen und Literatur zu Kapitel 3.2.:

Folgende Sigel wurden benutzt:

GdG: Geschichte der Geriatrie, Dreitausend Jahre Physiologie, Pathologie und Therapie des alten Menschen, Ferdinand Enke Verlag, Stuttgart, 1965.
AuA: Altersforschung und Altersbehandlung, Einige Aspekte der Physiologie, Pathologie und Therapie des Alterns, E. Merck AG, Darmstadt, 1961.

Anmerkungen und weitere Literatur:

[1]: [67], S. 435
[2]: [75], S. 273
[3]: [79], S. 64
[4]: vgl. [75], S. 278
[5]: vgl. [80]
[6]: [68]
[7]: [68], S. 653
[8]: [116], S. 1163
[9]: [72]
[10]: Ausführlich beschäftigt sich Lüth mit dem Vitamin C in seinem 118 Seiten starken Büchlein „Gesund durch Vitamin C", welches 1986 als Band der Reihe „Econ Ratgeber" erscheint. Hierin berichtet Lüth in knapper Form für „jeden, der sich für Naturstoffe interessiert" über den derzeitigen, das Vitamin C betreffenden Wissensstand. Berichtet wird unter anderem, wie das Vitamin bei einigen ausgewählten Erkrankungen zu helfen vermag, ein eigenes Kapitel widmet sich dem „Prozess des Alterns".
[11]: [68], S. 655
[12]: [92], S. 362
[13]: vgl. [77]
[14]: vgl. [76]
[15]: [74], S. 178
[16]: [74], S. 179
[17]: Anmerkung der Verfasserin
[18]: [74], S. 179-180
[19]: [65], S. 1272
[20]: [65], S. 1273
[21]: [67], S. 437
[22]: [77], S. 397
[23]: [67], S. 438
[24]: [74], S. 181
[25]: [74], S. 185-186
[26]: vgl. [71]
[27]: [76], S. 2221
[28]: [79], S. 67
[29]: [76], S. 2222
[30]: [80], S. 463
[31]: vgl. [271]
[32]: [72], S. 606
[33]: vgl. [78]

3.3. Beschäftigung mit ausgewählten Krankheiten – am Beispiel der Arteriosklerose und der Hypertonie

3.3.1. Ausgewähltes Spektrum, Motivation und Herangehensweise

Wenn eine Thematik Lüths Gesamtwerk wie ein „roter Faden" durchzieht, so ist es sicherlich seine Beschäftigung mit den verschiedenen Krankheiten. Zu unterschiedlichen Zeiten hat Lüth über zentrale Fragen der Medizin wie Krankheitsentstehung und Krankenbehandlung reflektiert. Neben zahlreichen selbständigen Zeitschriftenbeiträgen erscheint 1974 *Medizin als Natur- und Sozialwissenschaft*, 1976 *Das Medikamentenbuch*, 1979 *Das Krankheitenbuch* und 1985 *Medizin in unserer Gesellschaft*, um nur einige wichtige Werke zu nennen. Lüths medizinische Ansichten werden zudem an anderen, nicht primär medizintheoretischen Stellen seines Werkes deutlich, beispielsweise im sehr persönlichen *Tagebuch eines Landarztes*.

Im *Krankheitenbuch* weist Lüth zunächst auf eine Krise der Medizin hin, die aus Verunsicherung, Zweifel und Kritik bestehe:

> *Viele Behandlungsgrundsätze [...] bislang nie ernsthaft in Zweifel gezogen, erfahren harte Kritik und Ablehnung. Die medikamentöse Behandlung ist schon seit einigen Jahren umstritten, ohne dass sich bisher wirklich tragfähige neue Grundsätze erarbeiten ließen [KB, S.12].*

Seitens der Laien sei außerdem eine „Ablehnung der professionalisierten Besserwisserei" apparent [KB, S. 15]. Daher erscheint es Lüth als ein besonderes Anliegen, den medizinisch nicht vorgebildeten Patienten fachlich in die Lage zu versetzen, bei medizinischen Fragestellungen mitreden und Entscheidungen treffen zu können. Ziel sei es, den Patienten als einen Kooperationspartner im Rahmen der ärztlichen Beratung zu gewinnen. Dazu sei auf breiter Basis eine Verbesserung der gesundheitlichen Aufklärung und Erziehung von Nöten. Das *Krankheitenbuch*, wie viele Werke Lüths an den medizinischen Laien gerichtet, ist ein Beitrag hierzu. In seiner – oft originellen – anschaulichen Vermittlung zunächst abstrakter fachwissenschaftlicher Sachverhalte ist es Lüths wohl populärster Beitrag, der in überarbeiteter Fassung 1981 als rororo-Sachbuch durch die Taschenbuchausgabe ein weites Leserpublikum erreichte.

Lüths Beschäftigung mit dem Thema Krankheiten kommt an mancher Stelle auch durch Anregung von außen zustande. So wird Lüth in den 70er Jahren vom Carl Habel Verlag gebeten, für die Reihe „Wissenschaftler planen die Zukunft" ein umfassendes Werk zur Medizin zu verfassen. Lüth kommt dieser Aufforderung nach und legt 1974 *Medizin als Natur- und Sozialwissenschaft* vor. Die umfassende Darstellung des aktuellen Erkenntnisstandes der Medizin erweist sich für Lüth hinsichtlich zweier Aspekte als schwierig, wie er im Vorwort des Werkes auseinandersetzt: Zum einen habe sich der Wissenschaftsbegriff gewandelt und die Medizin sei zu einer öffentlichen Wissenschaft geworden, was die Etablierung von Sachbüchern anzeige. Zum anderen habe die „Wissensexplosion" eine neue Didaktik notwendig gemacht. Eine „enzyklopädische" Wissensvermittlung sei nicht mehr zeitgemäß, an ihre Stelle sei das „exemplarische" Lernen getreten [vgl. hierzu auch Kapitel 4.2.]. Und folgerichtig werden in diesem Buch Krankheiten beispielhaft behandelt. Die Auswahl, die Lüth dabei trifft, lässt Rückschlüsse auf medizinische Bereiche zu, die er für relevant erachtet hat.

Interessiert haben Lüth weniger die seltenen Krankheiten und deren vielfältige Unterklassifizierungen auf organpathologischer Ebene, sondern vielmehr die häufigen Erkrankungen des Menschen, die er als „Volkskrankheiten" bezeichnet hat [KB, S. 13] [M, S.19]. Bei seinen Darstellungen legt Lüth verschiedenste Fachmeinungen dar und weist immer wieder auf die Wandelbarkeit des medizinischen Wissens hin.

Zu den häufigen Krankheitsbildern zählt Lüth – wie es sich in den verschiedenen Beiträgen überschneidend finden lässt – in erster Linie die Herz- und Kreislauferkrankungen, die Alterskrankheiten [vgl. Kapitel 3.2. und 4.5.], Krebserkrankungen, Leberkrankheiten, Diabetes mellitus und Störungen der Psyche. Weitere Krankheiten, mit denen Lüth sich referierend beschäftigt, sind unter anderem die Erkrankungen des rheumatischen Formenkreises, Magen- und Zwölffingerdarmgeschwüre, Appendizitis, Infektionskrankheiten, chronische Bronchitis und Asthma, gynäkologische Erkrankungen sowie Alkoholismus und Fettsucht.

Im *Krankheitenbuch* werden Erkrankungen klar strukturiert und stets am Patienten orientiert vorgestellt. Auf Fachbegriffe wird weitgehend verzichtet, im Gegenteil stellt Lüth die verschiedenen Erkrankungen – teilweise mittels Metapher – sehr anschaulich dar. So illustriert er beispielsweise die Leberkrankheiten: „Wenn das Zentrallabor ausfällt" oder die Ulkuskrankheit von Magen- und Zwölffingerdarm: „Wenn der Magen sich selbst verdaut" [KB, S. 166 und 178]. Werden medizinische Fachausdrücke unumgänglich, übersetzt Lüth diese anschaulich, so beispielsweise beim Thema Herzinfarkt: „*infarctus* heißt *verstopft*" [KB, S. 27]. Die Intercostalneuralgie erläutert er treffend als „Zahnschmerzen der Zwischenrippennerven" [KB, S. 40].

Charakteristisch für Lüths Vorgehensweise ist außerdem, dass er sich der jeweiligen Thematik nicht systematisch-fachlich, sondern didaktisch-anschaulich nähert, gehäuft mittels offener Fragen wie: „Was ist Medizin?" und „Wie wird man gesund? Was ist Heilung?" oder „ Was sind Infektionen?".

Die verschiedenen Krankheiten werden inhaltlich definiert und erläutert, daneben kommen Möglichkeiten von Diagnostik und Therapie zur Sprache. Darüber hinaus wird der Patient angeleitet, bestimmte Krankheitssymptome bei sich selbst festzustellen. Die Notwendigkeit hierzu betont Lüth beispielsweise bei der Besprechung der Geschlechtskrankheiten Gonorrhoe und Syphilis:

> *Es beginnt immer mit uns selbst: Der Entschluss, zum Arzt zu gehen, wird von uns selbst gefasst. Wir müssen also wissen, was auf eine Geschlechtskrankheit hindeutet [...] [KB, S. 230].*

Bei der Diskussion von Auslösern und Krankheitsursachen bespricht Lüth eingehend die Veränderungen auf Ebene von Organen und Zellen. Darüber hinaus legt er ein Hauptaugenmerk auf den Einfluss sozialer Faktoren im Rahmen der Pathogenese. Zur Offenlegung dieser Einflussgrößen seien im therapeutischen Gespräch Sprachbarrieren wie auch soziale Barrieren zwischen Arzt und Patient zu überwinden. Das hier angedeutete Grundproblem einer insuffizienten Kommunikation zwischen Patient und Arzt wird in den Kapiteln 4.3. und 4.4. nähere Besprechung finden.

Lüths Beschäftigung mit den Krankheiten des Menschen findet auf verschiedenen Ebenen und aus unterschiedlichen Perspektiven statt, sowohl nüchtern-wissenschaftlich, wie in *Medizin als Natur- und Sozialwissenschaft* als auch laiengerecht-aufklärend im *Krankheitenbuch*. Die auf Krankheiten bezogenen Kolumnen, Kommentare und Gedanken in *Wie ich das sehe* sind eher humoristisch-räsonierend, während sich im *Tagebuch eines Landarztes* teils sehr persönliche Beiträge in Anekdotenform finden. In *Medizin als Natur- und Sozialwissenschaft* werden Krankheiten schwerpunktmäßig hinsichtlich ihrer gesellschaftlich-sozialen Bedeutung behandelt.

3.3.2. Arteriosklerose und Hypertonie

> *Welches ist die interessanteste Krankheit? Darauf gibt es viele Antworten, fremde Namen werden genannt, die für hochkomplizierte und seltene Zusammenhänge stehen. Die interessanteste Krankheit, finde ich, kann keine seltene sein, denn das Seltene ist für Feinschmecker und nicht wichtig [TeL, S. 43-44].*

Es würde den Rahmen dieser Arbeit sprengen, jede oder auch nur die häufigen Erkrankungen ausführlich darstellen zu wollen, mit denen Lüth sich befasst hat. Am Beispiel der Arteriosklerose und der assoziierten Bluthochdruckerkrankung soll herausgearbeitet werden, welche Aspekte Lüth zur Pathogenese, Diagnostik und Therapie bei seiner Beschäftigung mit Erkrankungen in verschiedenen seiner Arbeiten berücksichtigt hat. Die Auswahl dieses Krankheitenkomplexes trägt der Tatsache Rechnung, dass Lüth die Arteriosklerose an vielen Stellen als die „interessanteste" Krankheit [KB, S. 29] [TeL, S. 44] [M, S. 42] herausgestellt hat und sich viele seiner Arbeiten mit der Hochdruck-Problematik beschäftigt haben.

Lüth legt Wert auf eine umfassende Darstellung der von ihm beleuchteten Krankheitsbilder, wobei stets Patient als Mensch im Mittelpunkt des Interesses stehen solle. Eine isolierte Betrachtung, quasi „in vitro" erscheint ihm ärztlich nicht zulässig:

> *Wir wollen sehen, wie sich die Krankheit im kranken Menschen selbst darstellt. Wir studieren nicht mehr tote Blutgefäße, chemische Abläufe, Fettanreicherungen und physikalische Vorgänge, sondern blicken auf den Menschen [KB, S. 31].*

Folglich sei zunächst zu überlegen, welcher Menschentyp bevorzugt an Arteriosklerose und Bluthochdruck erkranke. Lüth definiert den Konstitutionstyp des Pyknikers als prädisponierend [KB, S. 31]. Unter Bezugnahme auf die *Framingham-Studie* referiert Lüth eine bestimmte Geschlechts- und Altersabhängigkeit: Vor allem sei das männliche Geschlecht betroffen und zumindest bis zum sechsten Lebensjahrzehnt wesentlich häufiger von Folgezuständen der Arteriosklerose heimgesucht als Frauen.

In Bezug auf die Arteriosklerose sei von einer Einheitlichkeit des Krankheitsbildes nicht auszugehen:

> *„Die" Arteriosklerose gibt es nicht, weil sich viele verschiedene Vorgänge zu den die Einheitlichkeit vortäuschenden Erscheinungen zusammenschieben [KB, S. 29].*

In einer Arbeit über die Gefäßlehre im 18. Jahrhundert konstatiert Lüth, dass es den Wissenschaftlern seiner Zeit vorbehalten gewesen sei „die Trennung des physiologischen Altersumbaus der Gefäße, ihrer Biomorphose, als der „Physiosklerose", von der Sklerosierung als Krankheitserscheinung, von einer Pathosklerose, zu vollziehen" [1]. Diese Unterscheidung vollzieht Lüth ebenfalls im *Krankheitenbuch* [vgl. KB, S. 29].

Lüth bezeichnet die Arteriosklerose als „unser Schicksal" [GVC, S. 67-68] und bringt sie damit in engen Zusammenhang mit dem Alterungsprozess des Menschen. Je nachdem, wie sehr die Körpergefäße von Arteriosklerose betroffen seien, gestalte sich unser Alter. Die Arteriosklerose sei indes eine Krankheit, die als ein sich allmählich durchsetzender Prozess ablaufe. Dabei bleibe sie im Allgemeinen auf bestimmte Körperareale beschränkt, beispielsweise auf die Bein- oder Fußarterien, auf die Koronarien oder auf die Gehirnarterien. Entsprechend sehe unser Altern auch ganz verschieden aus. Arteriosklerose und erhöhte Blutfette seien im Übrigen bei diesem Prozess nicht voneinander zu trennen, die so genannte „Verkalkung" trete erst später ein:

Die Arterien erscheinen aufgrund dieser Kalkeinlagerungen in die fettigen Plaques dann verhärtet, knirschen, wenn man in sie hinein schneidet, und geben im Röntgenbild einen Schatten [GVC, S. 67-68].

Die verkalkten Gefäße seien neben ihrer Eingeengtheit außerdem starr und nicht mehr elastisch, so dass es zudem zu einer Erhöhung des Blutdruckes komme.
Auch im *Tagebuch eines Landarztes* weist Lüth anschaulich auf die Möglichkeit verschieden geformten Alterns als Folge unterschiedlicher Angriffspunkte der Arteriosklerose hin, von der auch philosophische Größen nicht verschont bleiben:

Der eine altert früh, der andere spät. Die Krankheit setzt immer Schwerpunkte. Beim einen greift der arteriosklerotische Prozess in den Beinarterien an, beim anderen in den Gehirnarterien. Ausgerechnet Immanuel Kant, der den kältesten Blick auf die Welt werfen konnte, einem Blick wie von einem anderen Stern, war Cerebralsklerotiker [TeL, S. 44].

Im *Krankheitenbuch* gibt Lüth nützliche Hinweise für Patienten, bestimmte Krankheitssymptome der Arteriosklerose und ihrer Folgeerscheinungen frühzeitig zu erkennen. Neben der Familienanamnese gebe es eine Reihe von Dingen, die der Patient selbst tun könne: Lüth nennt beispielsweise das Abtasten von Arterien, die Pulsmessung oder einfache Techniken, den Grad der Durchblutung an Armen und Beinen festzustellen. Fachbegriffe wie *Stenocardie* oder *Arcus senilis* werden übersetzend erklärt, woran erneut deutlich wird, wie benutzerfreundlich das *Krankheitenbuch* ist.

Das *Krankheitenbuch* beantwortet außerdem konkret häufige Fragen, wie sie auch von Patienten gestellt werde könnten. Im Folgenden soll hier diese Herangehensweise Lüths veranschaulicht werden, indem charakteristische Fragen, wie sie sich im *Krankheitenbuch* zum Themenkomplex Hypertonie finden, aufgeführt werden. Zur Beantwortung dieser Fragen werden teilweise auch andere Quellen Lüths herangezogen.

„Ist Bluthochdruck eine Krankheit?“ [KB, S. 59]
Die Hochdruckerkrankung wertet Lüth als eine „echte Volkskrankheit“, da 10-15% aller Erwachsenen in den USA und Europa von ihr betroffen seien [KB, S. 59]. Als häufige Symptome nennt er Kopfschmerzen, Hitzewallungen, Schwindel, Schweißausbrüche und Unbehagen. Der Bluthochdruck könne zu den drei schwerwiegenden Komplikationen Herzinfarkt, Schlaganfall und Nierenversagen führen. Diese Auswirkungen sind Lüth zufolge „meist vermittelt durch die gleichzeitig von ihm, wenn nicht erzeugte, so doch geförderte Arteriosklerose“ [KB, S. 59].

„Welche Folgen können eintreten?“ [KB, S. 61]
Bei allen Folgeerkrankungen stehe die Arteriosklerose im Vordergrund, wobei 70% aller Hochdruckkranken Lüth zufolge einen Herzinfarkt als Folgezustand schwerer Koronarsklerose erleiden. Auch der Schlaganfall und die Gehirnerweichung seien drohende Komplikationen, häufig bedingt durch eine stärkere Sklerose der Hirnbasisgefäße. Die Nephrosklerose schließlich könne zu einer umschriebenen Minderversorgung von Nierengewebe und zum Nierengewebsinfarkt führen, wobei sich Lüth gemäß bei rund 90% aller Hochdruckkranken sklerotische Veränderungen an den Nieren finden [KB, S. 62].

„Welche Ursachen hat der Hochdruck?“ [KB, S. 63]
Hochdruck wertet Lüth als multifaktorielles Geschehen. Die Abgrenzung des primären oder essentiellen zum sekundären Hochdruck sei schwierig, die klassische prozentuale Verteilung von 80% zu 20% erscheint Lüth zumindest fragwürdig: „Heute schließt man sich mehr den Ergebnissen einer

großen Untersuchung an, die für den primären Hochdruck nur noch 38% und für die sekundären Formen 62% feststellt […]" [KB, S. 62].
Eine genetische Komponente der Erkrankung sei Lüth gemäß sicher anzunehmen, da ein Teil der Hochdruckkranken dem pyknischen Typ angehöre [KB, S. 63]. Das genaue Erbgeschehen sei indes noch nicht bekannt. Folglich seien bei der Untersuchung der Hochdruckerkrankung auch andere Faktoren zu berücksichtigen, zu suchen sei im Umfeld der Nahrungs- und Genussmittel sowie der Medikamente. Lüth nennt als Risikofaktoren beispielhaft den übermäßigen Konsum von Kochsalz, die „Pille" und den Missbrauch von Nikotin.
Bei der Frage nach der psychischen Komponente der Erkrankung stellt Lüth die Schwierigkeit heraus, eine solche allgemeingültig und eindeutig formulieren zu wollen. Er warnt davor, eine „Hochdruck-Persönlichkeit" [KB, S. 63] mit spezifischen psychischen Strukturen zu definieren, denn es zeige sich immer wieder, dass sich gängige Vorstellungen bezüglich eines typischen Hochdruck-Kranken nicht bewahrheiten:

> *Mir ist immer wieder aufgefallen, dass – von Ausnahen abgesehen – bei Managern, politischen Mandatsträgern und Funktionären, Angehörigen wissenschaftlicher Gremien der niedrige Blutdruck überwiegt und der Hochdruck ausgesprochen selten ist. Aktivität und Hochdruck gehen keineswegs zusammen, wie man aus dem Sachverhalt schließen möchte, dass hoher Blutdruck bei Arbeitsleistung automatisch auftritt [KB, S. 66].*

An anderer Stelle hingegen stellt Lüth dem Leser mit sehr anschaulicher Schilderung charakteristischer Details ein lebendiges Bild des typischen Hochdruckkranken vor Augen, das trotz einer inzwischen immensen Flut von Aufklärungsbroschüren bis heute nichts an seiner Frische eingebüßt hat. Deshalb sei es an dieser Stelle einmal erlaubt, eine ganze Seite aus dem *Krankheitenbuch* zu zitieren:

> *Psychologische Untersuchungen haben ergeben, dass die meisten Hochdruckkranken über eine normale bis über dem Durchschnitt liegende Intelligenz verfügen. Sie haben allerdings Schwierigkeiten, sich zu konzentrieren, und es fällt ihnen auch nicht leicht, stets genau zwischen wesentlichen und unwesentlichen Details zu unterscheiden. Dabei ist die Qualität ihrer Arbeitsleistung gut, denn sie sind sehr arbeitsfreudig und bei dieser Arbeit sorgsam. Mehr als andere lassen sie sich jedoch leicht entmutigen. Das gilt insbesondere, wenn sie infolge mit ihrer Krankheit zusammenhängender Schwankung der Leistungsfähigkeit in der Qualität vorübergehend nachlassen. Tiefenpsychologische Forschungen haben bei Hypertonie die Verdrängung aggressiver Gefühle und deren Verleugnung in hohem Prozentsatz aufgedeckt. Hypertoniker zeigen auch eine verstärkte Angstreaktion und ein vorwiegend zwanghaft-getriebenes Verhalten, das vor dem Hintergrund der Befürchtungen zu sehen ist, sich nicht durchsetzen zu können. Befragt man diese Patienten, ob sie sich selbst für seelisch krank oder wenigstens überfordert halten, wird dies fast immer verneint [...] Insbesondere für Hochdruckkranke ist festgestellt worden, dass aus nicht erfüllten Abhängigkeitswünschen Frustrationserlebnisse folgen, die ihrerseits Ärger- und Wutreaktionen mobilisieren, die von den Kranken aber verdrängt und verleugnet werden. Eine vollständige Ausschaltung dieser Reaktionen gelingt jedoch nicht, allenfalls eine Teilausschaltung, so dass die aggressiven Regungen immer noch in unkontrollierter Weise durchzubrechen drohen. Daraus folgt eine dauernde Beunruhigung und Gespanntheit der Patienten. Versuche, dies zu neutralisieren, bestehen in einer angestrebten Distanzierung, und auch in der Entwicklung einer Helferhaltung (Altruismus). Wird diese Helferbereitschaft, die für Hypertoniker oft charakteristisch ist, nicht anerkannt, beginnt ein neuer Frustrations-Aggressions-Kreislauf [...] In der Entwicklung ist dabei charakteristisch, dass das Kind die Dominanz der Aggressionen zeigt, der Erwachsene sich aber konform gibt und sich unterordnet. Ein weiteres Merkmal soll darin bestehen, dass die „Hochdruck-Persönlichkeit" – soweit man*

davon überhaupt sprechen darf – durchgehend eine eingeschränkte Phantasie aufweise, die es ihr nicht erlaube – wie etwa dem Neurotiker – in ein phantasiertes Handlungskonzept auszuweichen. Der Hochdruckkranke bringe es zu einer „Überadaptation an eine übersetzte Umwelt" [KB, S. 66-67].

„Welche Rolle spielt die soziale Umwelt?" [KB, S. 67]
In seinem Werk *Medizin in unserer Gesellschaft* nimmt Lüth eine Einteilung des Bluthochdruckes in drei Kategorien vor. Er unterscheidet den psychosozialen Hochdruck, den organisch fixierten psychosozialen Hochdruck und den Hochdruck als Neurose [MiG, S. 222].
Deutlich hierbei wird, dass Lüth dem Sozialfaktor einen hohen Stellenwert beimisst. Im *Krankheitenbuch* weist Lüth darauf hin, dass primäre Bindungen zu einer Gruppe die Grundvoraussetzung für die Persönlichkeitsentwicklung des Menschen seien. Fehlentwicklungen in dieser Phase, beispielsweise gegensätzliche Pole wie „*Anbindung* auf der einen, *Entfremdung* auf der anderen Seite" [KB, S. 68], könnten Auslöser einer pathogenetischen Dynamik sein, die in Angst und eine durch Stress bedingte Dauerbelastung einmünde. Die Persönlichkeitsentwicklung, die schließlich zum Krankheitsbild des manifesten Hochdrucks führe, sei durch ein die Angst bewältigendes Verhalten charakterisiert und damit als der Versuch zu verstehen, die innere Unruhe und Unausgeglichenheit zu korrigieren:

Dieses Verhalten – woran es sich im Einzelnen auch orientieren mag (Weltflucht, Arbeit, Bildung) – ist immer exzessiv: z.B. Eskapismus oder Leistungsfanatismus und Bildungseklektizismus als Antworten auf soziale Isolierung. Das deutet an, dass die eingeschlagene Richtung keine Lösung bringt, sondern den Druck noch verstärkt [KB, S. 68].

So bereite dem Leistungsfanatiker seine Arbeit keine Freude oder Befriedigung, er gehe nur von Anfang an einen Weg mit Beschwerden, der keinen Ausweg zulasse. Medizinisch spiegele sich diese Phase in einer vegetativen Dystonie wider [KB, S. 68], worunter Erscheinungen wie Unwohlsein, Schwäche, Reizbarkeit und funktionelle Störungen zu fassen seien. Die Blutdruckwerte seien in diesem Stadium meist niedrig und schwankend, erst später gehe diese „labile Phase" in den manifesten Hochdruck über:

Zu den Folgen, die zugleich ihre Auslösebedingungen sind, gehört die Unfähigkeit, sich in für den einzelnen irrationale Abhängigkeit zu begeben, also etwa auch in die eines Arztes, der ständig den Blutdruck kontrolliert und durch medikamentöse Behandlung zu steuern versucht [KB, S. 69].

Auch in *Medizin als Natur- und Sozialwissenschaft* hat Lüth in ausführlicher Weise den Wissenschaftszweig der Tiefensoziologie herangezogen, um ein vom Einzelnen losgelöstes Erklärungsmodell des Bluthochdruckes aufzuzeigen. Als pathogenetischen Faktor wertet er auch hier unter anderem die „soziale Kohäsion":

Gruppenadhäsion [...] Klebrigkeit [...] liegt vor, wenn Ablösung intendiert ist, aber nicht gelingt [M, S. 89].

Diesem Erklärungsmodell folgend, seien die in beschriebener Weise sozialisierten Menschen in besonderem Maße empfänglich für blutdrucksteigernde Stressoren, während der Gesunde durch Stress erst zur vollen Entfaltung seiner Kräfte gelange:

Alles, was später kommt, ist pathogen nur in soweit, wie es auf diese geschädigte Matrix auftrifft. Stress an sich macht nicht krank, führt eher zur Entwicklung brachliegender Kräfte, mobilisiert, aber die Verbindung mit der erodierten Vitalität erweitert die Risse [M, S. 89].

In *Von der stummen zur sprechenden Medizin* stellt Lüth die Hochdruckkrankheit als spezifisch menschliche Krankheit heraus, deren Ursachen er in einer „elementaren Störung der Kommunikation" sieht:

All diese Menschen, die an einem erhöhten Blutdruck leiden, sind irgendwie von den Mitmenschen nicht angenommen worden, sie werden von ihnen nicht in den engeren Kreis der Kommunikation aufgenommen, wobei nicht nur an Informationen im engeren Sinne zu denken ist, die ihnen [...] abgeschnitten werden, sondern auch an die elementare Kommunikation der Signalisierung von Geborgenheit, Schutz und Anerkennung [VssM, S. 27].

So kommt Lüth über das Wesen der Krankheit zu dem abschließenden Ergebnis:

Hochdruck ist wesentlich eine lebenszyklische Beeinträchtigung der sozialen Anpassungsfähigkeit, eine Adaptationskrankheit [KB, S. 69].

Auch an anderer Stelle betont Lüth, dass das Zustandekommen eines Bluthochdrucks mit Krankheitswert nicht ohne soziale Faktoren erfolge, unter denen das Ausüben von Druck und die Reaktion des Hochdruckkranken mit Spannung, Anpassungsschwierigkeit und Frustration im Vordergrund stünden. Dies scheine wiederum von der sozialen Struktur abzuhängen: es werde schärfer empfunden und damit wirksamer in instabilen Gesellschaften und eher aufgefangen in stabilen. Dabei seien noch immer die unteren und die unter Leistungsdruck stehenden mittleren Schichten bevorzugt [vgl. MiG, S. 224].

„Wie kann Hypertonie behandelt werden?" [KB, S. 69]
Bei der Therapie des Bluthochdrucks sei auf eine ganzheitliche Therapie abzuzielen, die den verschiedenen pathogenetischen Mosaiksteinen Rechnung trage. Lüth zufolge solle zumindest eine Auswahl aus den verschiedenen therapeutischen Möglichkeiten angeboten werden, dabei gelte es, den Patienten mit einzubeziehen:

Die Strategie muss gemeinsam mit dem Patienten durchgesprochen, gleichsam mit ihm zusammen erarbeitet, ihm nicht einfach befohlen werden [KB, S. 74].

Es sei folglich wichtig, beim Patienten eine gewisse Mündigkeit vorauszusetzen, die es ihm erlaube, die Ursachen seiner Erkrankung zu erkennen und die Therapie aktiv mitzugestalten: Selbstmessungen des Blutdrucks seien hierzu ein erster Schritt.

Bei den operablen Grunderkrankungen des Bluthochdrucks rät Lüth die chirurgische Therapie und Behandlung im Krankenhaus an. Liege die Hypertonie in besonderen Lebensumständen begründet, könne die Krankheit im Krankenhaus jedoch nur kurzfristig gebessert werden, da eine Hochdrucknormalisierung dann durch die besonderen Verhältnisse im Krankenhaus, nicht aber durch eine Änderung der Lebensverhältnisse begründet sei [KB, S. 69]. Die Gabe von speziellen Medikamenten haben Lüth zufolge neben der Kochsalzrestriktion eine zentrale Stellung bei der Hochdruckbehandlung. Lüth stellt gängige Pharmaka einschließlich erwünschter und unerwünschter Wirkungen vor, so nennt er die Rauwolfiaalkaloide, die Saluretika, das Alphamethyl-Dopa und die Beta-Rezeptorenblocker als geeignete Antihypertonika.

Eine weitere Behandlungsmöglichkeit sei die Psychotherapie und Lüth skizziert zahlreiche Therapieoptionen: Ernährungsumstellung, Nikotinkarenz, Absetzen der „Pille", autogenes Training, kalte Bäder mit Rosmarin oder Gesprächspsychotherapie.

Insgesamt sei die ganzheitliche Behandlung bedingt durch die Persönlichkeitsstruktur des Hypertonikers eine schwierige Aufgabe, auch seien viele der einsetzbaren Medikamente mit starken Nebenwirkungen behaftet. Hinzu komme, dass der Arzt weder die genaue genetische Disposition des Patienten erfassen noch diese beseitigen könne, eine eigentliche Heilung bliebe also aus. Darüber hinaus könne der Arzt in soziale Strukturen nur bedingt eingreifen, eine Sozialtherapie sei kaum möglich. Unbedingte Therapievoraussetzung sei die Bereitschaft des Patienten zur Änderung des bisherigen Lebenswandels:

> *Große Bedeutung haben deshalb die Allgemeinmaßnahmen [...] Hier kommt es auf die Beratung an, zum Beispiel dem Kranken zu vermitteln, wie wichtig das Medikament Ruhe sein kann, die Distanzierung vom Stress. Weitere Empfehlungen, die in diesem Zusammenhang zu geben sind [...] müssen ihm als Wegmarken eines neuen Lebensstils erscheinen, den er von nun an von sich aus verwirklichen will [KB, S. 76].*

3.3.3. Das Medikamentenbuch

1976 erscheint *Das Medikamentenbuch für den kritischen Verbraucher*, wie das *Krankheitenbuch* als Sachbuch zunächst bei Luchterhand, später im Rowohlt Verlag. Wie das *Krankheitenbuch* in Bezug auf Krankheiten, intendiert das *Medikamentenbuch* die patientengerechte Aufklärung über Medikamente. Da zum Verständnis grundlegende Kenntnisse über Erkrankungen vorausgesetzt werden müssen, um das *Medikamentenbuch* richtig anwenden zu können, rät Lüth die Lektüre seines *Krankheitenbuches* an [MB, S. 14].

Im *Medikamentenbuch* wird unter anderem das Feld der Schmerzmittel, der Rheumamittel, der Schlafmittel und Psychopharmaka, der Geriatrica und der Herz- und Kreislaufmittel thematisiert. Die Herangehensweise des Sachbuches soll hier exemplarisch für die Herz- und Kreislaufmittel kurz dargestellt werden:

In einleitenden Texten werden die Gruppe der Herzglykoside und der Herzmittel ohne Digitalis vorgestellt, zu denen Lüth die Nitrit-Präparate, die Purine, die Coronardilatatoren und ß-Rezeptorenblocker zählt. Hierbei werden Besonderheiten der Medikamentengruppen eingehender beleuchtet, beispielsweise die geringe therapeutische Breite der Glykoside oder die fragliche Wirkung von Coronardilatatoren. Der Schwerpunkt liegt auf der Darstellung der pathophysiologischen Wirkungszusammenhänge und der ausführlichen Erläuterung von Behandlungsindikationen beim Vorliegen von Zusatzerkrankungen.

Die einzelnen Vertreter der Substanzgruppen werden mittels Fragen behandelt, die den Text systematisch gliedern:

Wie wird das Präparat angeboten?
Woraus besteht es?
Wie wirkt es?
Wann wird es verschrieben?
Was ist zu beachten?

Ein Hinweis zur Frage der Rezeptpflichtigkeit erfolgt nahezu durchgängig. Eingedenk des großen Stoffgebietes stellt Lüth einige Sachverhalte in stark vereinfachter und verkürzter Form dar. Legt man die lebendigen, oft metaphorisch-anschaulichen „Übersetzungen" aus der medizinischen Fachsprache in laiengerechte Begrifflichkeiten in Lüths populären Werken (wie im Krankheitenbuch) als Maßstab zugrunde, ist am *Medikamentenbuch* sicherlich zu kritisieren, dass nicht alle Fachtermini laiengerechte Erklärungen finden. So stehen beispielsweise die Begriffe Resorptionsquote und Abklingquote unübersetzt im Raum [vgl. MB, S. 193].

3.3.4. Experimentelle Beschäftigung mit der arteriellen Hypertonie in einer Landpraxis

1964 führt Lüth in seiner Landpraxis eine prospektive Patientenuntersuchung durch, die durch folgende Beobachtung motiviert war:

> *Ich selbst hatte den Eindruck, in meiner Landpraxis mehr Patienten wegen ihres Hochdrucks behandeln zu müssen als in der Stadtpraxis, ja während ich in der Stadt recht häufig mit der Empfehlung von Ruhe und Verordnung von Arbeitsunfähigkeit auskam, reichte dies in der Landpraxis nicht aus, eine medikamentöse Behandlung war fast immer unumgänglich [2].*

Folglich setzt sich Lüth zum Ziel, jene Patienten statistisch zu erfassen, welche tatsächlich von der Hypertonie betroffen sind. Darüber hinaus sollte eine Therapieüberprüfung mittels eines einzigen – in seinen Wirkungen bekannten – Medikamentes erfolgen.

Während eines Quartals registriert Lüth Patienten mit einem systolischen Blutdruck über 140 mmHg und mit diastolischen Werten über 95 mmHg (Messung mittels Quecksilbermanometer). Anhand von Zusatzerkrankungen entscheidet er, ob ein Patient für die Modell-Behandlung geeignet ist. Anforderungskriterien an das auszuwählende Arzneimittel sind unter anderem, dass es sich um ein gut steuerbares Mittel mit mäßig starker Wirkung und geringen unerwünschten Wirkungen handeln solle. Die Anwendung müsse möglich einfach sein und den besonderen Bedingungen auf dem Land Rechnung tragen. Zu diesen gehören die Schwierigkeiten, vor dem Hintergrund landwirtschaftlicher Verpflichtungen der Patienten ausreichend Ruhe einzuhalten und körperliche Überanstrengung zu vermeiden. Zudem sei das Verständnis für gesunde Ernährung gering und eine Diät in Haushalten mit schwer arbeitenden Personen nicht praktikabel:

> *Da salzfreie bzw. salzarme Kost auf dem Lande eine Illusion ist, von der sich der behandelnde Arzt schnellstens frei machen sollte, muss Wert auf eine saluretische Komponente in dem Antihypertonikum gelegt werden [3].*

So ergeben sich die verschiedenen Ansprüche an das Modell-Präparat. Lüth wählt schließlich das Medikament Modenol, ein Thiabutazidpräparat, das unter diesem Handelsnamen seit 1961 von der Firma Boehringer Mannheim [4] angeboten wird. Neben den saluretischen Eigenschaften vereinige es eine sedierende Komponente mit einer zentralen und peripheren Sympathikolyse sowie eine Kaliumsubstitution in sich.

Lüth verordnet dreimal täglich ein Dragee Modenol. Von insgesamt 1000 Patienten diagnostiziert er während eines Quartals in 166 Fällen eine Hypertonie, wobei es sich in 47 Fällen um essentielle Hypertonien handelt. Von den 166 Patienten werden 76 mit Modenol behandelt, davon bessern sich schließlich 49 Patienten bezüglich ihrer Blutdruckwerte. Insgesamt zeigt sich Lüth von der Wirksamkeit von Modenol überzeugt, insbesondere bei gleichzeitig nicht durchführbaren Allgemeinmaßnahmen:

> *Modenol erzwang gleichsam die Blutdrucksenkung gegen alle Verstöße, die hinsichtlich Lebensführung und Ernährung nur denkbar sind [5].*

3.3.5. Schlusswort

Am Beispiel der Hypertonie sollte im Voranstehenden aufgezeigt werden, wie Lüth sich mit Krankheiten, die er dem Laien näher bringen wollte, beschäftigt hat. Der Schwerpunkt liegt hierbei – im Falle der Hochdruckbesprechung, aber auch bei der Thematisierung anderer Erkrankungen – auf den Ursachen für die verschiedenen Krankheitserscheinungen. Dabei löst sich Lüth oftmals von den gängigen – schulmedizinischen – Erklärungsmodellen und dringt in Bereiche der Psychologie und Tiefensoziologie ein.

So kann unter anderem gezeigt werden, aufgrund welcher psycho-soziologischer Hintergrundkonstellationen die Zusammenarbeit zwischen Arzt und Patienten erschwert wird [vgl. Kapitel 3.3.2]. In diesem Sinne spricht Lüth sicherlich auch Ärzte an, wodurch beispielsweise das *Krankheitenbuch* durchaus Relevanz für Berufskollegen bekommt.

Die wesentliche Intention seiner Beschäftigung mit den Krankheiten liegt indes auf der Patientenseite. So konstatiert Lüth im *Krankheitenbuch:* „Heilung bedeutet immer Verstehen" [KB, S. 22]. Damit sei auch ein Selbstverständnis des Kranken in Hinblick auf seine Erkrankung gemeint, für Lüth ein anzustrebender „Idealzustand" [KB, S. 22]. Da Krankheit immer einen Sinngehalt für den Erkrankten habe, könne „Genesung [...] insoweit als ein Erkenntnisprozess verstanden werden" [KB, S.22].

Diese Haltung Lüths verdeutlicht sich etwa in seiner Ansicht über die so genannte Compliance des Patienten, deren unbequemer Mangel oft unreflektiert von Ärzten beklagt wird. Der Begriff der Compliance, der inzwischen zu einem inflationär gebrauchten Modewort geworden ist, wird auch von Lüth schon benutzt, obwohl er diesen Anglizismus als unschön bezeichnet hat [vgl. MiG, S. 215]. Inhaltlich gibt Lüth zur Frage der Compliance bei Hypertonikern an, diese sei aus Gründen der Persönlichkeitsstruktur mit 60% [KB, S. 72] eher schlecht. An anderer Stelle äußert sich Lüth allerdings durchaus abweichend und zitiert eine Arbeit, in der 76% der Hochdruckkranken compliant waren. Er folgert:

> *Es wäre auch verwunderlich, denn alle heutigen Praxisbedingungen sprechen gegen die Möglichkeit einer Non-Compliance. Da ist vor allem die Vermehrung der Arztsitze: Jeder Kollege muss sich freuen, wenn ein potentieller Langzeitpatient entdeckt wird, er wird ihm liebevoll klarmachen, welche Gefahren mit der unbehandelten Krankheit zusammenhängen, und schon dafür sorgen, dass er tatsächlich in Behandlung bleibt [...] Der Patient muss schon sehr hartnäckig sein, wenn er entkommen will [Wids, S. 99].*

Und weiter wertet Lüth das „nicht-folgsame" Verhalten des Hypertonikers im Rahmen einer Landzeittherapie als eine durchaus naturgegebene, gesunde Einstellung des Patienten:

> *Der normale Zustand ist die Non-Compliance! Wenn jemand unbeirrt 6 Monate und länger skrupellos schluckt, so ist das aus therapeutischer Sicht ein Idealfall, aber müssen wir uns nicht auch fragen, ob hier nicht leicht Psychopathologisches im Spiel ist, Hypochondrie, Pedanterie? [...] Kurz: Ich glaube nicht daran, dass die Hypertoniker grundsätzlich non-compliant sind. Sie sind wie alle Patienten, und wie alle Menschen haben sie Mühe mit der Disziplin [Wids, S. 100-101].*

Insgesamt scheinen Lüths Ausführungen zu den grundlegenden Ursachen von Erkrankungen der Intention eines besseren Verständnisses zu folgen. Werden Krankheiten ursächlich aufschlüsselbar, führe dies zur Weiterentwicklung therapeutischer Möglichkeiten, zur Vermeidung von Komplikationen und zur Etablierung effizienterer Präventionsmaßnahmen. Diese Folgerungen hat Lüth in *Medizin als Natur- und Sozialwissenschaft*, beispielsweise anhand der Primärprävention des Herzinfarktes, ausführlich besprochen. Da Lüth soziale Faktoren wie Leistungsdruck und Konkurrenzdenken als pathogenetische Faktoren bei prädisponierten Menschen in den Vordergrund stellt, sei eine Änderung von Gesellschaftsstrukturen notwendig, die „Umerziehung einer ganzen Generation" [M, S. 122]. Dies könne durch die Einführung der Sozialpädagogik in die Medizin erreicht werden, wie hier nur angedeutet und in einem späteren Abschnitt [vgl. Kapitel 4.4]. ausführlicher besprochen werden soll. Um Lüths Wertschätzung eines sozialpädagogischen Ansatzes angemessen verstehen zu können, sollen zuvor seine grundlegenden Ansichten über Lehr- und Lernprozesse in der Medizin [vgl. Kapitel 4.2.] und seine Forderung einer kritischen ärztlichen Haltung [vgl. Kapitel 4.3.] herausgearbeitet werden.

Sigelverzeichnis, Anmerkungen und Literatur zu Kapitel 3.3.:

Folgende Sigel wurden benutzt:

GVC: Gesund durch Vitamin C, ECON Taschenbuch Verlag, Düsseldorf, 1986.

KB: Das Krankheitenbuch, Die wichtigsten Krankheiten – ihre Ursachen und Therapien, Rowohlt Taschenbuch Verlag, Reinbek bei Hamburg, 1981.

M: Medizin, Medizin als Natur- und Sozialwissenschaft, Carl Habel Verlag, Darmstadt, 1974.

MB: Das Medikamentenbuch für den kritischen Verbraucher, Rowohlt Taschenbuch Verlag, Reinbek bei Hamburg, 1980.

MiG: Medizin in unserer Gesellschaft, Voraussetzungen, Änderungen, Ziele, Edition Medizin VCH, Weinheim, 1985.

TeL: Tagebuch eines Landarztes, Droemersche Verlagsanstalt Th. Knaur Nachf., München, 1983.

VssM: Von der stummen zur sprechenden Medizin, Über das Verhältnis von Patient und Arzt, Campus Verlag, Frankfurt am Main, 1986.

Wids Wie ich das sehe, Auf der Straße, in der Praxis und darüber hinaus, Medical Tribune, Wiesbaden, 1986.

Anmerkungen und weitere Literatur:

[1]: [81], S. 788

[2]: [99], S. 382-383

[3]: [99], S. 383

[4]: Eine telefonische Nachfrage bei der Firma Hoffmann-La Roche ergab, dass Modenol 1964 von der Firma Boehringer Mannheim produziert wurde. Seit Übernahme des Konzerns durch Roche 1999 wurde Modenol noch bis Ende 2003 im Handel angeboten und dann vom Markt genommen.

[5]: [99], S. 384

IV. Entwurf einer künftigen Medizin

4.1. Vorbemerkung

Während Paul Lüth sich in den ersten Jahren seiner medizinischen Tätigkeit mit an klinischen Problemstellungen orientierten wissenschaftlichen Fragen befasst hat [vgl. Kapitel 3], galt sein ärztliches Engagement in den späteren Jahren vor allem der Etablierung einer menschengerechteren Medizin. Diese Sprache spricht das Gros seiner Veröffentlichungen in den Jahren 1970 bis 1986 [vgl. Kapitel 2.5.]. Insbesondere zur Organisation der Medizin hat sich Lüth umfassende Gedanken gemacht, die im Folgenden nur auszugsweise behandelt werden können. Lüth zeigt unter anderem die medizingeschichtlichen Hintergründe auf, die den Status quo der ärztlichen Lehre und Praxis bedingt haben und vergleicht ihre Gegebenheiten in Deutschland mit denen anderer Staaten. Schließlich liefert er profunde Vorschläge zur Verbesserung der Ausbildung in der Medizin, der Behandlung von Patienten und der Arbeitsorganisation in Klinik und Praxis, bis hin zu konstruktiven Anregungen das übergreifende Gesundheitssystem betreffend.

Wie es in Lüths Werk *Kritische Medizin* von 1972 am deutlichsten wird, bedingen sich die im Folgenden behandelten Themen gegenseitig. Zwecks einer besseren Übersichtlichkeit wird an dieser Stelle eine künstliche Trennung in drei große Hauptthemen vorgenommen, nämlich in Lüths Beschäftigung mit der medizinischen Ausbildung, in seine Forderungen einer „kritischen Medizin" und schließlich in die „soziale Dimension" der Medizin.

4.2. Lehren und Lernen in der Medizin

4.2.1. Geschichtlicher Überblick und Motivation Lüths zum Thema

> *Den Anstoß, über Hochschuldidaktik nachzudenken, gab die großartige Reaktion Adornos im Jahre 1963 auf meine Bemerkung, seine Vorlesungen seien glänzend, jedoch zum Mitschreiben nicht geeignet, in Gestalt einer exemplarischen Analyse des Wertes und Unwertes des Mitschreibens in Vorlesungen überhaupt. Seine Objektivierung des Einwandes veranlasste mich, der Frage systematisch auf dem Felde der ärztlichen Ausbildung nachzugehen [LL, S. VIII].*

Auch nach Abschluss seines eigenen Studiums erinnert sich Lüth immer wieder an die Problematik der Ausbildung in der Medizin. So konstatiert er während seiner Arbeit an der Monographie *Niederlassung und Praxis*, welche 1969 erscheint, rückblickend:

> *Mein Blick dafür war vielleicht besonders geschärft durch den Umstand, dass ich zu denen gehöre, die sowohl vor als auch nach 1945 Medizin studierten. Auf diese Weise erlebte ich, was sich unterschied und – mehr noch – nicht unterschied. Hinzu kamen meine Vergleichsmöglichkeiten aus dem Studium der Philosophie vor 1945 und später, nach dem ärztlichen Staatsexamen, aus dem Studium der Naturwissenschaften [LL, S.VIII].*

Lüth entschließt sich in diesem Jahr zu einer grundlegenden Bearbeitung des Themas. Das entscheidende Werk legt er 1971 unter dem Titel *Lehren und Lernen in der Medizin* vor. Auch in seinen *Briefen aus einer Landpraxis* [vgl. Kapitel 5.2.] äußert sich Lüth regelmäßig zu Fragen der medizinischen Ausbildung, hier insbesondere in den Jahren 1967 und 1968. Insbesondere 1967 sei das „Jahr der Studenten“ [2] gewesen, bemerkt er im *XIII. Brief*. Lüth erweist sich als Befürworter der studentischen Unruhen und ihrer konstruktiven Kritik, die er als „produktive Respektlosigkeit“ [1] bezeichnet. Hierin sei möglicherweise der Ursprung der erfolgreichen Reformen zu sehen, wie Lüth im *XIII. Brief* verdeutlicht:

> *[...] die besorgten Väter müssen zugeben, dass am bisherigen Ausbildungswesen manches dringend reformbedürftig war. So darf man ihnen die Frage stellen, ob die wenigen bisher vorgenommenen Verbesserungen wohl zustande gekommen wären ohne die Unruhe der Studenten? [2]*

Im *XV. Brief* empfiehlt Lüth, mit der Studienreform in der Realität des praktischen Arztes anzusetzen. Es stehe nämlich zu befürchten, dass frisch approbierte Ärzte zwar seltene Syndrome kennen und komplizierte biochemische Zusammenhänge durchschauen, aber nicht mit alltäglichen ärztlichen Problemen wie chronischem Kopfschmerz, Husten und Schnupfen, Rheuma und Verstopfung umgehen können [3].

Auch in Lüths *Tagebuch eines Landarztes* finden sich Gedanken zur medizinischen Lehre. An einer Stelle wirft Lüth die Frage einer Qualitätskontrolle der ärztlichen Ausbildung durch die Patienten selbst auf:

> *Könnte es nicht sein, dass einmal Patienten herkämen, um ganz klar und unzweideutig festzustellen, dass wir seit Jahrzehnten die falschen Ärzte ausbilden? [...] Wir bilden Techniker aus, Gesundheits- und Krankheitsingenieure, aber keine Ärzte [TeL, S. 282-283].*

Lüth intendiert an dieser Stelle indirekt eine Wendung der medizinischen Ausbildung hin zu einer Stärkung der Sozialwissenschaften, einer Thematik, die später in diesem Kapitel ausführlich behandelt sein will.
Auch in der Monographie *Stud. med.*, welche als ein praktischer Leitfaden für Medizinstudenten konzipiert ist und 1983 erscheint, widmet sich Lüth eingehend der ärztlichen Ausbildungsfrage.

In *Lehren und Lernen in der Medizin* liefert Lüth eine historisch-soziologische Analyse der medizinischen Lehre. So verdeutlichen sich Misstände im System, die im Folgenden besprochen werden sollen. Schwerpunkt und Eigenleistung des Werkes liegen auf dem Entwurf eines modernen Curriculums, welches den kritischen Studenten und Arzt im Mittelpunkt der Ambitionen sieht.

Zum Verständnis der Entwicklung hin zur aktuellen Approbationsordnung geht Lüth weit in die Geschichte zurück, so erläutert er die Verhältnisse der medizinischen Lehre vom 17. Jahrhundert an bis in das 20. Jahrhundert hinein. Über die Jahrhunderte habe in der Lehre der systematische Vortrag vorgeherrscht, die so genannte „Vorlesung", und damit eine enzyklopädische Vermittlung von Wissen. Andere Formen der Wissensvermittlung, wie der didaktische oder demonstrierende Vortrag, hätten eine untergeordnete Rolle gespielt.

Besonders während der Zeit des Nationalsozialismus sei kritisches Lernen negiert worden, ein Umstand, den Lüth am eigenen Leibe erfahren habe. Die Wissenschaften seien zum einen für die nationalsozialistische Ideologie missbraucht worden, zum anderen sei es zu einer Absage an die exakten Naturwissenschaften gekommen. Als Vertreter der nationalsozialistischen Pädagogik nennt Lüth beispielsweise auch den Frankfurter Ordinarius und NS-Vorzeigepädagogen Ernst Krieck. Für die Medizin habe sich der Wandel hin zu einer nationalsozialistischen Gesinnung allerdings – abgesehen von der im staatlichen Interesse geförderten Eugenik – langsam vollzogen, da sich die Einführung des Ideologischen in die Naturwissenschaften als schwierig erwiesen habe. Schließlich sei es zu einer rückschrittlichen, quasi schulischen Vermittlung fertiger Lerninhalte gekommen. Lüth berichtet von „Schulungslagern" und den „Zehn Gesetzen des deutschen Studententums" [LL, S. 60], letztere verurteilt er als „Phraseologie der Manipulation" [LL, S.61]. Insgesamt sei die Negierung von Diskussion und Kritik gelehrt worden, ein Umstand, der den systematischen Vortrag wieder in Mode gebracht habe: „Es war wieder zeitgemäß, unreflektiert mitzuschreiben" [LL, S. 61].

1945 sei zwar die – 1935 erlassene – „Reichsärzteordnung" außer Kraft gesetzt worden, die Bestallungsordnung sei aber erhalten geblieben, was Lüth als eine verpasste Gelegenheit zur Reform wertet.

In der dann 1953 reformierten Bestallung sei die Studiendauer von 6,5 auf 7,5 Jahre verlängert und das Praktische Jahr (zuvor: Internatsjahr) auf zwei Jahre verdoppelt worden. Im Staatsexamen wurden nun zwölf Fächer geprüft. Erst 1970 seien neue Bestimmungen gültig geworden, nun als Approbationsordnung gefasst. Lüth bespricht in *Lehren und Lernen in der Medizin* diesbezüglich zunächst den Entwurf der so genannten „Kleinen Kommission" von 1969, bei der er selbst mitgewirkt hat [4]. Zu dieser Kommission, welche beim Gesundheitsministerium eingerichtet wurde, gehörten unter anderem Vertreter des Westdeutschen Medizinischen Fakultätentages und des Wissenschaftsrates, später auch studentische Vertreter der medizinischen Fachschaften [LL, S. 203]. Einige wichtige Punkte des Entwurfes sollen als Voraussetzung für die folgende Ausbildungskritik Lüths an dieser Stelle stichpunktartig genannt werden:

- Straffung des Studiums auf sechs Jahre einschließlich Internatsjahr
- Dauer der Vorklinik: fünf Semester
- Dauer des klinischen Abschnittes: sieben Semester
- Vorphysikum und Physikum bleiben bestehen

- Konservierung der Trennung von Vorklinik und Klinik
- Wegfall des Faches Botanik, Umfangsbeschneidung der Anatomie
- Stärkung der Fächer Physiologie und physiologische Chemie
- Neueinführung des Faches Medizinische Psychologie
- Fächer Soziologie für Mediziner, Biomathematik und Statistik werden vorklinische Fächer
- Erhöhung der Zahl der klinischen Fächer von zwölf auf 37, entsprechend Vermehrung der medizinischen Prüfungen
- Dreiteilung des klinischen Abschnittes mit Examina am jeweiligen Ende
- Internatsjahr ohne Wahlmöglichkeiten

Die endgültige Approbationsordnung von 1970 legt im Unterschied zum Entwurf im Wesentlichen Folgendes fest:

- Dauer der Vorklinik: vier Semester
- Wegfall des Vorphysikums
- Dauer des klinischen Abschnittes: acht Semester einschließlich Internatsjahr
- Wahlfachmöglichkeit während des praktischen Jahres
- Am Ende neben der schriftlichen zusätzlich eine mündliche Prüfung

4.2.2. Ausbildungskritik Lüths nebst praktischer Überwindung derselben

Lüth kritisiert schon das Zulassungsverfahren zum Medizinstudium. Der geforderte, so genannte „Numerus clausus" begünstige gerade diejenigen Abiturienten, welche sich durch ihre schulischen Benotungen als „wesentlich konformistisch" ausgewiesen hätten. Gute Schulnoten sagen Lüth gemäß aber weniger über wirkliche Leistungen als vielmehr über die Fähigkeit aus, sich einem System anzupassen [vgl. KM, S. 307].

Im *XI. Brief* aus dem Jahr 1967 ärgert sich Lüth grundsätzlich über die Misstände der medizinischen Ausbildung:

> *Was und wie denn wird Medizin gelehrt? Noch immer tritt der Dozent vor Bänke, heißt es „Vorlesung", obgleich nur der Anfänger noch abliest. Begegnung mit Patienten-Realität wird hinausgeschoben; lieber stellt man ausgewählte Fälle vor – eine Peinlichkeit, die sich der Kassenpatient bald verbitten dürfte – und lässt mit Station und Bettenpatienten erst zusammenkommen, wenn der Studiengang im wesentlichen abgeschlossen ist. Famulatur besteht darin, Arbeit abzuwälzen: Die in der Theorie von jedermann als hochbedeutsam erkannte Anamnese wird dem Nichtwissenden auferlegt. Dann darf er noch etwas Pflegedienst leisten, gelegentlich einmal in den OP spähen – wenig geeignet, die Vorlesungen zu ergänzen. Und die Fächer: Es dominiert, was belastet [5].*

Ist das Studium schließlich beendet, zeige sich zudem, dass es auf die wahren Gegebenheiten der Praxis nicht vorbereitet habe, ein Umstand, an dem sich Lüth gerade als praktischer Arzt stößt. An keiner Stelle im Studium lerne der künftige Arzt, wie die Patientenbetreuung in der Praxis eigentlich funktioniere, dabei handele es sich hier um zentrale Fragen der ärztlichen Tätigkeit. Neu überdacht werden müsse der Aufbau und die Auswahl der Fächer des Studiums, das medizinische Prüfungssystem und die ärztliche Weiterbildung nach Verlassen der Universität.

4.2.2.1. Studiendauer und Fächerspektrum

Nach dem von Lüth in *Lehren und Lernen in der Medizin* vorgeschlagenen Entwurf eines modernen Curriculums sei das Studium auf fünf Jahre zu verkürzen, worin das Internatsjahr eingeschlossen sei. Die Zweiteilung in Vorklinik und Klinik hält Lüth für künstlich und fordert ihre Aufhebung, denn zueinander gehörende Fächer wie Allgemeine Biologie und Biochemie fänden auf diese Weise eine didaktische Verbindung. Verwandte Fächer wie Pharmakologie, Biologie, Physiologie und Biochemie sollten zweckmäßig zusammen gelehrt werden. Zudem sei eine frühe Konfrontation des Studenten mit Patienten geboten, nämlich bereits im vorklinischen Studienabschnitt. Nach amerikanischem Vorbild könne diese Begegnung am besten im jeweiligen gesellschaftlichen Umfeld des Patienten stattfinden und nicht nur unter den künstlichen Bedingungen der Klinik:

> *Medizin hat es mit Patienten zu tun, deshalb muss die Begegnung mit Patienten am Anfang stehen, und da Patienten nicht als isolierte Einzelne leben, sondern in der Gesellschaft, müssen die soziologischen und die psychologischen Aspekte von Beginn an als die Dimension der Anwendung, der Praxis, gegenwärtig sein [LL S. 280].*

Bleibe die Trennung in vorklinischen und klinischen Abschnitt des Studiums bestehen, so sollen nach Lüths Entwurf die Prüfungen „Vorphysikum" und „Physikum" entfallen, da sie lediglich zur Dezimierung der Studentenzahl dienten. Die Allgemeine Biologie, die Lüth als Grundlagenwissenschaft mit enger Beziehung zur Medizin wertet, solle eingeführt werden und dafür bisher selbständig gelehrte Fächer wie Zoologie und Botanik enthalten. Auch Physik und Chemie sollen Lüth zufolge fortfallen, zumindest in der Version „für Mediziner". Alternativ könnten diese Fächer von Medizinern unterrichtet werden, damit auf medizinrelevante Fragestellungen fokussiert werde. Prinzipiell favorisiert Lüth allerdings den Fortfall beider Disziplinen, da er hier die Möglichkeit einer ersten zweckmäßigen Straffung des Studiums sieht.
In der ärztlichen Vorprüfung („Physikum") sei der Schwerpunkt zu stark auf die Anatomie gelegt worden:

> *Der Sachkatalog [...] ist so umfassend, dass der Student, der diese Prüfung absolviert, Anspruch auf die Fachbezeichnung Anatom haben müsste [LL, S. 165].*

Schon 1967 hat Lüth in einem *Brief aus einer Landpraxis* konstatiert, dass sowohl die normale als auch die pathologische Anatomie zugunsten eines zu fordernden „Gesamtärztlichen" [6] zuviel Raum im Studium einnähmen. Die dadurch hervorgerufene Reaktion des Homburger Pathologen Prof. Georg Dhom [vgl. auch Kapitel 5.2.] weist derlei „Beschneidung" seines Faches entschieden zurück:

> *Ja – was bringe ich denn für die „Allgemeinmedizin"? Ich würde so gerne von Ihnen hören, was das ist: „Allgemeinmedizin"? Die Kunst des praktischen Arztes vermögen wir nicht zu lehren, das ist wahr, sie muss erlebt, erfahren werden. Aber „Allgemeinmedizin" – lehre ich das ganze Jahr: neun Wochenstunden im Semester. Da ist auch rein Theoretisches dabei, funktionelle Morphologie des Zellwachstums etwa, die Regeneration unter physiologischen und pathologischen Bedingungen [...] [7].*

In der Medizingeschichte solle in die medizinische Terminologie eingeführt werden. Außerdem seien im Rahmen dieses Faches „die Grundlagen und Methoden des ärztlichen Denkens, Wissens und Handelns" [LL, S. 171] zu lehren, da die Medizingeschichte neben der Allgemeinpraxis das „freieste Fach" sei und alles bearbeiten könne, was nur irgendeinen Bezug zur Medizin habe [8]. So könne hier unter anderem die Effizienz der Handlungen der „alten Ärzte" überprüft werden, beispielsweise mittels fallorientierter Bearbeitung historischer Krankengeschichten.

Insgesamt sei insbesondere das erste Studienjahr so umzugestalten, dass es als Grundlage für alle Heilberufe dienen könne. Lüth antizipiert in diesem Zusammenhang die Grundlagenausbildung aller medizinverwandten Berufe an den Universitäten. Dadurch seien auch Übergänge in andere gesundheitliche Berufswege institutionell ermöglicht. Das erste Studienjahr müsse allerdings der Forderung gerecht werden, die grundlegende Problematik der Gesundheitssysteme und der Heilberufe umfassend darzustellen. Dazu sei es nicht ausreichend, die althergebrachte Vorklinik einfach zu übernehmen, vielmehr müssten klinische Aspekte in diese frühe Lehre eingeflochten werden.
Nach dem gemeinsamen ersten Jahr mit anderen medizinischen Berufsrichtungen solle dann die Ausbildung der Mediziner berufsspezifisch erfolgen.

Wichtig seien Wahlmöglichkeiten innerhalb des Studiums, damit der Medizinstudent sich selbständig-kritisch hinsichtlich der späteren Berufswahl orientieren könne. Lüths Entwurf sieht ein Wahlfach bereits für das erste Studienhalbjahr vor.

Ein wichtiges Fach, insbesondere für den späteren praktischen Arzt, sei die Pharmakologie. Gerade hier bestehe aber eine starke Theorie-Praxis-Problematik, da der kritische Umgang mit Medikamenten nicht gelehrt werde. Lüth schlägt daher in *Lehren und Lernen in der Medizin* vor, pharmakologisch versierte Praktiker in die Lehre zu integrieren. Auch an anderer Stelle hat Lüth eine kritische Ausbildung auf dem Feld der Pharmakologie gefordert und auf mögliche Gefahren aufmerksam gemacht:

> *Pharmakologie wird erweitert werden müssen. Nicht nur klinische Pharmakologie ist endlich zu institutionalisieren, auch die Ergänzung zur Patientenrealität hin: die Pharmakologie des praktischen Arztes [...]. Weiß er dabei immer, dass er nur verordnen soll, was er vorher selbst geprüft hat (Verpflichtung zum Experiment), andererseits aber nichts verordnen darf, was noch nicht geprüft wurde (Verbot des Experiments)? Diese Widersprüchlichkeit bietet die strafgesetzliche Seite der Arzneiverordnung, von der er auf der Universität nichts hört [5].*

Auch die Chirurgie wertet Lüth als wichtiges Fach. Bestimmte chirurgische Grundkenntnisse und –fähigkeiten konstituierten den ärztlichen Beruf und würden auch vom Patienten mit Recht vorausgesetzt [vgl. LL, S. 177].
Die Innere Medizin hingegen bezeichnet Lüth als die „eigentliche Hauptsache" des Medizinstudiums [LL, S. 178]. Mit ihrer Lehre scheint Lüth im Wesentlichen einverstanden zu sein, zumindest macht er an keiner Stelle inhaltliche Änderungsvorschläge.

Im Rahmen seiner Besprechung der Bestallungsordnung von 1953 in *Lehren und Lernen in der Medizin* sowie in zahlreichen Publikationen wird deutlich, dass Lüth insbesondere den Fächern Medizinische Soziologie und Sozialmedizin einen hohen Stellenwert für die Ausbildung zum Arzt beimisst. Beide Fächer sollen Lüth zufolge möglichst zusammen gelehrt werden, denn sie erfassten „die Dimension von Gesundheit und Krankheit, die gesellschaftlichen Charakter hat" [LL, S. 147].

Die Allgemeinmedizin soll nach Lüths Entwurf als eigenes Lehrfach eingeführt werden, denn aus der Vermittlung von Einzeldisziplinen sei das „Allgemeinärztliche" nicht hervorzubringen. Der Allgemeinarzt sei als Universalspezialist und lebenslanger Begleiter mehrerer Generationen ein unverzichtbares Element des Gesundheitswesens. Daher kritisiert Lüth die mangelnde Förderung der Allgemeinmedizin in Deutschlands Hochschulen und fordert die Einführung von Lehrpraxen sowie die Verknüpfungen von praktischer Medizin und Universitätslehre. Inhaltlich hält er den Begriff „Allgemeinmedizin" für ungünstig – „ein Terminus, der zu vermeiden wäre" [6], denn dieser beschwöre unabwendbar den Heilkünstler und Naturapostel [9]. Zudem sei zu fragen, ob es denn in der Medizin etwas Allgemeines geben könne, das sich aus den einzelnen Fächern herausdrücken lasse, presste man sie nur stark genug [10]. Im fünften *Brief* konstatiert Lüth zum Begriff „Allgemeinmedizin":

> *[...] ein unglücklicher Ausdruck, der aber immerhin deutlich macht, dass die Medizin des praktischen Arztes dem Gesamtärztlichen der Approbationsurkunde näher ist als die Fächermedizin der Kliniken und Institute [11].*

Lüth spricht deshalb lieber von einem „Gesamtärztlichen" [6] beziehungsweise von der „Wissenschaft der Allgemeinpraxis" [12] und definiert diese an einer Stelle als das „Fach der Behandlung ambulanter Patienten außerhalb der Klinik" [13].

4.2.2.2. Vorschläge Lüths zu neuen Fächern und zur Methodologie der Lehre

Die Approbationsordnung von 1970 legt 37 klinische Fächer fest [vgl. Kapitel 4.2.1.]. Lüths Kritik versteht sich im Zusammenhang mit der Art der Darstellung und der Prüfung dieser Disziplinen, worauf später noch einzugehen sein wird. An dieser Stelle sollen zunächst die neuen, „bisher vergessenen Fächer" [vgl. LL; S. 276ff.], wie Lüth sie genannt und gefordert hat, diskutiert werden. Zunächst ist die Medizindidaktik zu nennen. Die Erarbeitung konkreter Lernziele und Grundlagen der Lernpsychologie sowie der wichtigsten Lerntechniken sei Aufgabe der medizindidaktischen Propädeutik, die im ersten Jahr einführend unterrichtet werden solle. Als weiteres „vergessenes" Fach sei die Sexualwissenschaft zu nennen. Es werde von Patienten als selbstverständlich erachtet, den Arzt um sexuelle Fragen anzugehen, doch „wie erstaunt wären sie, würden sie erfahren, dass der Arzt auf diesem Gebiet gar keine spezielle Ausbildung erhalten hat!" [14]. Als weiteres „fehlendes" Fach nennt Lüth die Praxiswissenschaft, denn auch in der neuen Approbationsordnung bleibe die anders geartete Problematik der ärztlichen Tätigkeit im niedergelassenen Bereich unberücksichtigt:

> *Die Verhältnisse und Kriterien der Behandlung ambulanter Patienten, die Begegnung mit den Anfangsstadien der Krankheiten, die man in Lehrbuch und Klinik durchgängig im voll ausgebildeten Zustand kennen lernt, sind legitime Ausbildungsthemen, die nicht ignoriert werden dürfen [LL, S. 278].*

Lüth fordert die Einrichtung entsprechender wissenschaftlicher Institute durch die Fakultäten. Insgesamt sollte die Ausbildung der intensiven Spezialisierung der Kliniken Rechnung tragen und zeitgemäß fächerübergreifend sein:

> *Auf die Anthropologie müssten die Humangenetik und die klinische Genetik folgen [...] von der Dermatologie her zweigt sich an vielen Fakultäten die Einführung in die Andrologie ab. Wie die Innere sich aufgliedert in die verschiedenen Einzelrichtungen, von der Kardiologie und Pulmologie zur Endokrinologie, verselbständigt sich das große Gebiet der Geriatrie [...] und selbstverständlich kann auf die gründliche Einführung in das Wesen der Allgemeinpraxis nicht verzichtet werden. Je nach der Lage dieser Praxis können Verbindungen zu anderen Fakultäten von Bedeutung sein: zur Veterinärmedizin etwa, um die Probleme der Zoonosen in den Blick zu bekommen, durchaus aber auch zur Theologie, die noch immer mit dem Arzt zusammengeht, wenn das Problem der „Wahrheit am Krankenbett" sich stellt [LL, S. 281].*

Als geradezu revolutionär klingt Lüths Vorschlag einer Neuordnung der Fächer in bestimmte „Problembereiche" an. Dieses Lehrkonzept sieht die Darstellung der Pluralität der Probleme und ihre Vertretung durch „Problemspezialisten" vor, die die bisherigen „Fachspezialisten" ersetzen. Da Grenzen zwischen einzelnen Fachdisziplinen ohnehin nur künstlich und zudem unscharf zu ziehen seien, stelle die Definition von Problemkreisen nun vielmehr Leitmotive dar, die für bestimmte Wissens- und Besorgungsbereiche stünden, in die der Studierende eingeführt werden soll [vgl. LL, S. 282].

Ein aktuell drängendes Problem sei aber zunächst die Anpassung der Lehre an die Vermehrung der Zahl der Lernenden und der Fächer. Didaktische Lernoptimierung verlange die Einführung des Unterrichtes in kleinen Gruppen und Abschaffung der „großen enzyklopädischen“ Vorlesung, die den Studenten zur Passivität verurteile. Die komplette Darstellung eines Faches als Ziel der Ausbildung sei geradezu unzeitgemäß:

> *Der Unterricht ist blind, weil er willkürlich erfolgt. Er ist allenfalls am Lehrstoff orientiert, allenfalls noch an Unterrichtserlebnissen, an die sich der Dozent aus seiner eigenen Studien- oder Assistentenzeit als vorbildlich erinnert. Er ist in keinem Fall an den Kriterien der Unterrichtswissenschaft, der Didaktik, geprüft worden und demgemäß unwissenschaftlich, so viel Wissenschaft er hinsichtlich der behandelten Sache auch vermitteln mag [LL, S. 252].*

Aus diesem Grund fordert Lüth lerntheoretisch orientierte Fachdidaktik mit den Voraussetzungen der Lernpsychologie und Lerntechnik sowie die empirische Sozialforschung bei Lehrenden wie Lernenden. Darüber hinaus sei zur Etablierung von Lernzielen eine – so von ihm bezeichnete – Curriculumforschung und zur Lernkontrolle die Einführung der Prüfungsforschung von Nöten.

Besonders die Lehrplanerstellung sei eine immer neue Herausforderung, die nicht vom Didaktiker allein zu vollbringen sei, sondern der ständigen Zusammenarbeit mit Fachvertretern bedürfe.

Die Medizindidaktik habe also die Aufgabe, den Stoff lerngerecht darzubieten und das aktiv forschende Lernen durchzusetzen. Da nach Lüth die Fähigkeit zur kritischen Überschau Ziel der Ausbildung sein soll, müssten neue didaktische Methoden genutzt werden, die der von Lüth aufgestellten Handlungskette *„Lernen → Erfahrung → Veränderung durch Aktivität → kritische Praxis“* [LL, S. 265] gerecht werden. Hilfreiche neuartige Methoden seien beispielsweise die Delegierung von Lehr- und Forschungsaufträgen an Studenten sowie der Einsatz von Computern in den Unterricht zur Vermittlung von reinem Daten- und Faktenwissen. hinzuzuziehen.

Viele der Vorschläge Lüths orientieren sich am amerikanischen Vorbild, so hält er Unterricht in kleinen Gruppen, die so genannte „Tutorenmethode“ [vgl. LL, S. 113] und den „integrierten Unterricht“, das so genannte „Interdepartmental teaching“ [vgl. LL, S. 114] für sinnvolle Lehrmethoden. Die Möglichkeit, schon zu Beginn des Studiums fächerübergreifende klinische und soziologische Kenntnisse zu erwerben, sieht Lüth im „community-health-visitor“-Programm, ebenfalls nach amerikanischem Vorbild. Hierbei handele es sich um ein Modellprojekt des Medical College der Yale-Universität von 1965 [vgl. Stud. Med., S.144], bei dem Studenten im ersten Semester auf freiwilliger Basis eine unterprivilegierte, möglichst kinderreiche Familie in allen medizinischen Belangen betreuen. Der Student lerne hierbei unter anderem, „dass es bereits Krankheit und Behandlung gibt, bevor die Ebene der wissenschaftlichen Medizin betreten wird“, und dass „die Universitätskliniken in den gesundheitlichen Verhältnissen einer durchschnittlichen Familie im allgemeinen eine nur untergeordnete Rolle spielen“ [Stud. Med., S. 145].

Die in Deutschland bereits etablierten Famulaturen sollen Lüth zufolge „Sozialpraktika“ sein und könnten auf freiwilliger Basis als Ergänzung des „community-health-visitor“-Programm durchgeführt werden. So könne sich der Student gleichzeitig selbst hinsichtlich der ärztlichen Eignung prüfen:

Es ist nicht notwendig, zu überlegen, wie man diejenigen, die als Ärzte nicht geeignet erscheinen, erkennen und herausprüfen kann: Sie würden sich auf diesem Wege gleichsam von selbst eliminieren [LL, S. 242].

Wichtig sei die Famulatur beim ärztlichen Allgemeinpraktiker, wobei Lüth gemäß Landpraxen in der Auswahl bevorzugt werden sollen. Eine monitäre Entlohnung für Student und Arzt sei hierbei angemessen.
Insgesamt sei für den modernen Medizinstudenten Lüth zufolge nicht die Kenntnis von Details, sondern von Methoden wichtig. Neben den bereits genannten favorisiert er das Selbststudium und die Gruppenarbeit, aber auch – erneut nach amerikanischem Vorbild – Disputationen, Hearings, Tribunalen und Dokumentationen als Lernformen des modernen Unterrichts.

Für eine optimale Lehre müssen sich nach Lüth die Lehrenden einer gezielten hochschulpädagogischen und hochschuldidaktischen Ausbildung unterziehen. Die Lehrpersonen sollen lernen, sich selbst – mit professioneller Unterstützung – kritisch zu hinterfragen, so „dass die künftigen Lehrer in Gruppen unter Leitung eines Psychotherapeuten zu jener Klarheit über sich selbst kommen, die es ihnen später gestattet, die Studenten besser zu verstehen, als diese sich selbst verstehen" [LL, S. 227].

4.2.2.3. Zum medizinischen Prüfungssystem

Obwohl Lüth sich nicht grundsätzlich gegen eine Vermehrung der Fächer in der medizinischen Ausbildung gestellt hat [vgl. 4.2.2.2.], kritisiert er doch stark die Vermehrung der von der neuen Approbationsordnung 1970 festgelegten Prüfungen:

[...] durch diese Erhöhung der Zahl der Examensfächer wird das Studium in eine Hetzjagd nach Terminen und Scheinen verwandelt. [...] Es erscheint schon zweifelhaft, ob der Student überhaupt noch etwas anderes als das bloße Examenswissen aufnehmen kann [...] Durch solche intensive Verengung resultiert keinesfalls [...] Erziehung zur Mündigkeit [LL, S. 216].

Bei Unterricht in kleinen Gruppen hält Lüth Prüfungen prinzipiell für überflüssig, da die Lehrperson die Leistungen der betreffenden Studenten kenne. Ziel einer modernen Prüfung indes sei es, die Effizienz des Unterrichts zu überprüfen und den Studenten eine Lernhilfe zu bieten.

Zur Objektivierung des Lernvorgangs und der anstehenden Prüfungen sei eine tiefenpsychologische Schulung und Therapie der Lehrenden zu fordern, um die Möglichkeit emotioneller und affektiver Entgleisungen bei den Lehrenden so weit wie angängig auszuschalten. Regelmäßige Prüfungen werden von Lüth in *schriftlicher* Form gefordert, am Ende des Studiums aber solle ein Gespräch zwischen dem Studenten und einem Beauftragten der Universität geführt werden, welches auf das „Allgemeinärztliche" abstelle [LL, S. 280]. Auch in seinem späteren Werk *Stud. med.* favorisiert Lüth diese mündliche Prüfung:

[...] möchte ich eine seminaristische Prüfung in Gruppen vorschlagen. Nur im Gespräch [...] mit mehreren Kandidaten ist es möglich, die medizinische Allgemeinbildung und ihre fachlichen Grundlagen zu erkunden [...] nur mündlich kann man wirklich ausloten, wie weit jemand fähig ist, als Arzt tätig zu werden" [Stud. med., S. 143].

Einen weiteren Vorschlag hat Lüth schon 1967 unterbreitet:

> *Man könnte vielmehr die Erteilung der Approbation von einer – halbjährigen? – Tätigkeit in einer Praxis, speziell in einer Landpraxis, abhängig machen und für die Kassenzulassung ein weiteres halbes Jahr solcher Tätigkeit verlangen. Das würde durchaus zwei Notständen abhelfen: dem Praktiker das Leben – vielleicht – etwas erleichtern, zum anderen aber mit der Praxis bekannt machen: Wie kann ein Student sich entschließen, Praktiker zu werden, der nur die Klinik kennt? [6].*

Schriftliche Prüfungen nach dem Multiple-choice-System hält Lüth für verfehlt, denn eine Disziplin lasse sich nicht auf serielle Frage-sets reduzieren. Das Multiple-choice-System ermögliche nicht das Abprüfen von differentialdiagnostischen oder therapeutischen Entscheidungen, ebenso wenig von praktischen Fähigkeiten und einem kritischen Berufsverständnis. Nicht nur an dieser Stelle zeigt sich eindrucksvoll, wie aktuell Lüths Vorschläge noch immer sind. Selbst 35 Jahre nach seiner Beschäftigung mit dieser Thematik steht die Frage der Multiple-choice-Prüfungen noch immer im Fokus der aktuellen medizinischen Ausbildungskritik [vgl. Abschnitt 4.2.5.].

4.2.2.4. Forderung der „extrauniversitären" Weiterbildung an der Universität

Der frisch approbiert Arzt solle Lüth gemäß ein allgemeiner, „basaler" Arzt sein, der hinsichtlich einer späteren Spezialisierung die notwendige Berufsvorbereitung erlangt habe. Der fertige Arzt sei damit nicht als Allgemeinmediziner zu missdeuten, den Lüth als Fachspezialisten neben anderen Fachrichtungen sieht. Schon die Bestallungsordnung von 1953 sei in diesem Punkt eine Ideologie:

> *Der Begriff des Arztes, der als ihr Telos erscheint, ist nicht präzis [...] der Praktiker wird von den Autoren der Bestallungsordnung als die Grundlage verstanden, auf der aufzubauen ist. Er ist keinesfalls eine eigene Spezialität, die selbst einen gewissen Aufbau voraussetzt, um für die besonderen Aufgaben der Praxis vorzubereiten, sondern die Basis schlechthin [LL, S. 143].*

Kam ein Arzt früher mit dem Wissen seines Staatsexamen ein Leben lang aus, ändere sich heute der Wissenstand ungleich schneller. Lüth spricht von einer Wissensexplosion, mit der ein ausgebildeter Mediziner kaum Schritt halten könne.

Besonders für den Allgemeinmediziner sei der Überblick über große Teile der Medizin und ihre ständige Neuerungen für die Praxis essentiell. Spezialisierung könne deshalb nicht Ziel der Ausbildung sein, vielmehr müsse die Befähigung zur kritischen Überschau über das Fachgebiet intendiert werden:

> *[...] ein Arzt also, der eine wissenschaftliche Haltung einnimmt und dadurch in der Lage ist, an der weiteren Entwicklung der Medizin im Laufe seiner späteren Tätigkeit als Arzt teilzunehmen, ohne dem „Neuen" hilflos und ohne Möglichkeit kritischer Wertung gegenüberzustehen [LL, S. 143].*

Zum Zweck eines gegenseitigen Informationsaustausches müsse der Kontakt zwischen Universität und ehemaligen Absolventen bestehen bleiben. In *Lehren und Lernen in der Medizin* befürwortet Lüth die institutionelle Verankerung des berufsbegleitenden Lernens. Zwar sei die ärztliche Weiterbildung gesetzlich geregelt, Fortbildung dagegen sei inzwischen hauptsächlich in der Hand der Pharmaindustrie. Ziel aber müsse es sein, die Universitäten in die Verantwortung zu ziehen und in der praktischen Tätigkeit erfahrene Ärzte dafür zu gewinnen. Da ärztliche Fortbildung Teil der Medizindidaktik sei, seien Fortbildungsinstitute einzurichten, welche die „hot spots" der medizinischen Wissenschaft aufzuspüren haben [vgl. LL, S. 196]. Diese empirische Fortbildungsforschung sollte in Zusammenarbeit von Universitäten und Ärztekammern erfolgen.

4.2.3. Fazit Lüths

Es war zuviel und ist zuwenig [Stud. med., S. 133].

Die neue Approbationsordnung von 1970 berechtige Lüth zufolge durchaus, von einem „neuen Studium der Medizin" zu sprechen, da sie eindeutig mit dem bisherigen Studiengang breche [15]. Als positive Neuerung sei insbesondere die Freiheit der Gestaltung der Studienpläne durch die Fakultäten und Fachbereiche zu nennen. Einige der Vorschläge, die Lüth zu einem modernen Curriculumsentwurf erarbeitet hat, seien in der neuen Approbationsordnung zur Anwendung gekommen, beispielsweise der Fortfall des Vorphysikums. Trotzdem bleiben Lüth zufolge viele Kritikpunkte bestehen, wie er in *Lehren und Lernen in der Medizin* darlegt. Zum einen verhafte der Student weiterhin in einer passiven Rolle, denn die Studienordnung sehe keine eigenverantwortlichen Projekte vor. Des Weiteren bleibe die unglückliche Trennung von Vorklinik und Klinik bestehen. Zudem seien die von Lüth genannten „fehlenden" Fächer wie Sexualwissenschaft und Praxiswissenschaft nicht berücksichtigt worden [vgl. LL, S. 223-224].

Insbesondere im Versäumnis der Einführung eigenverantwortlicher Projekte für Medizinstudenten, welche das autodidaktische Lernen fördern, liege ein „schwerwiegender Einwand gegen die neue Approbationsordnung" [16].

Auch die scharfe Trennung von Vorklinik und Klinik kritisiert Lüth scharf, da sie an den Realitäten von Praxis und Klinik vorbei gehe: „Die Trennung verleiht dem vorklinischen Teil einen nichtärztlichen Aspekt, der didaktisch verhängnisvoll sich auswirken muss" [15].

Neben den „fehlenden Fächern", wie Lüth sie in *Lehren und Lernen in der Medizin* bespricht, hat er an anderer Stelle auch Entitäten wie Verwaltungsrecht, Versicherungsrecht, Nationalökonomie und Sozialpolitik gefasst, ferner Betriebswirtschaftslehre und Politologie, Präventivmedizin, die Pharmakologie des praktischen Arztes und die medizinische Fachdidaktik [13].

Weitere bisher nicht berücksichtigte Gebiete der medizinischen Ausbildung nennt Lüth auch in seinem späteren Werk *Stud. med.* Hierzu zählt er den Fächerkomplex Sozialwesen, das Feld der medizinischen Ethik und die Medizinökonomik [vgl. Stud. med., S. 135-139].

Die neu eingeführten Fächer Medizinische Soziologie und Medizinische Psychologie, Lüth zufolge „Grundlagenfächer der Medizin [...] gleichwertig neben Anatomie und Physiologie" [VdeS, S. 15], würden im Rahmen der Ausbildung zu früh unterrichtet und hätten besser einen Platz in Studienmitte. Lüths Stellungnahme zu inhaltlichen Fragen dieser Fächer werden an anderer Stelle ausführlich zur Sprache kommen [vgl. Kapitel 4.4.3.].

Auch noch mehr als ein Jahrzehnt nach Inkrafttreten der neuen Approbationsordnung bemängelt Lüth inhaltliche Aspekte. Beispielsweise komme der Speziellen Pharmakologie nur der Stellenwert eines Nebenfaches zu, obwohl diese eigentlich Hauptfach sei. Zudem würden einige wichtige Aspekte der Pharmakologie überhaupt nicht gelehrt, zu nennen sei die „Kunst des Verordnens" als Art und Weise der erfolgreichen Medikamentenverordnung [vgl. Stud. med., S. 93].

An gleicher Stelle kritisiert Lüth auch den Umgang mit dem Fach Allgemeinmedizin. Zwar sei dieses endlich in der Approbationsordnung von 1970 verankert worden, behandele aber keineswegs die durchaus eigenständigen Probleme des niedergelassenen Arztes. Und in den Prüfungen zeige sich, dass Fragen zur Inneren Medizin oder Chirurgie überwögen.

Zur Etablierung einer optimalen Lehre müssen Lüth zufolge verschiedene Fachvertreter zusammen arbeiten. Unter anderem klang das Problem bei Lüths Korrespondenz mit Prof. Georg Dhom im Jahre 1967 an [vgl. 4.2.2.1. und Kapitel 5.2.]. Über die auch von Georg Dhom vorgeschlagene Konferenz aus Pathologen und Klinikern hinaus schlägt Lüth das Hinzuziehen von Fachvertretern der Allgemeinpraxis, der Psychologie, der Soziologie, der Politikwissenschaft sowie der Betriebswirtschaft und der Volkswirtschaft vor. Zur Frage der Integration auch eines studentischen Vertreters bemerkt Lüth:

> *Mancherorts wird an unseren Hochschulen [...] über derart respektlose Forderung forsch der Stab gebrochen [...] mindestens [der] Typus des aktiven, sich selbst bildenden Auslesestudenten [...] wäre also ein Spezialist der ärztlichen Ausbildung und dürfte aus diesem Grunde in einem solchen Team nicht fehlen [12].*

All diese Überlegungen und Forderungen Lüths dienen dem Ziel, die medizinischen Aspiranten zu kritischen Ärzten auszubilden, deren Berufsethos frei von Ideologie sein möge:

> *Der Arzt, der am Ende dieser Ausbildung steht, wird kein Spezialist verschiedener Spezialitäten sein, kein Gesundheitsingenieur, kein strammer Reihenuntersucher, sondern ein kritischer Arzt, für den die Medizin nicht nur Handwerk ist, sondern auch Handlungslehre [LL, S. 282].*

Was die praktische Umsetzung dieser Vorschläge und Wünsche Lüths betrifft, so seien derartige Modelle auch tatsächlich im Zuge der Bewegungen zur so genannten „Kritischen Universität" diskutiert worden. Zwar sei, bis auf einen kurzfristigen Erfolg 1967 an der Freien Universität in Berlin, die Einführung von Unterrichtsveranstaltungen nach amerikanischem Vorbild an deutschen Universitäten bisher wenig erfolgreich gewesen, dennoch sei die Studentenbewegung lebendig, denn die wachsende Zahl so genannter „Basisgruppen Medizin" sei „kein sicheres Zeichen für Absterben" [17].

4.2.4. „Praxisbezug" Lüths

Lüth hat sich nicht nur umfassend theoretisch, sondern auch praktisch – durch fachlich engen Kontakt mit „kritischen" Studenten – mit den Fragen der medizinischen Ausbildung beschäftigt.

So berichtet er beispielsweise 1969 im *XIX. Brief aus einer Landpraxis* über seine Teilnahme an einem Studentenkongress in Österreich. Die dort gemachten Beobachtungen tituliert er als die „experimentelle Transplantation der bundesdeutschen Studentenunruhen in einen österreichischen Wallfahrtsort". Wesentliches Resultat der Kritik der Studenten sei Lüth zufolge „die Erkenntnis der Unzeitgemäßheit der großen Vorlesung" [18]. Obwohl von ihnen richtig erkannt, sei doch das grundlegende Problem der studentischen Revolutionäre ihr fehlender Praxisbezug, von Lüth als „Schattenboxen der Abstraktionen" [18] bezeichnet. Die Studenten stünden noch vor der „großen Adaption" [18], welche mit der Sozialisierung im Berufsalltag von Klinik oder Praxis zur Abschwächung revolutionärer Gesinnung führe:

> *Schon sehe ich im Geist an manchem aktionistischen Haupt die Haare kürzer, die Gedanken kanalisierter [...] was wird dann aus der Revolution? [18]*

Vom 16.-18. Mai 1969 nimmt Lüth an einer Arbeitstagung der „Basisgruppen Kritische Medizin" an der Universität Mainz teil [vgl. Stud. med., S.10]. Es handelt sich um eine studentische Veranstaltung, in der unter anderem die medizinische Ausbildung und ein zu forderndes Gesundheitsbewusstsein diskutiert wird, wie Lüth auch im *Tagebuch eines Landarztes* berichtet [TeL, S. 100-101].

Nach Aufforderung von Prof. Dr. Poppe aus Göttingen arbeitet Lüth 1971 in der Lernzielkonferenz des Westdeutschen Medizinischen Fakultätentages mit. Hierzu findet sich am 12. Februar 1972 ein Eintrag im *Tagebuch eines Landarztes*, in dem deutlich wird, dass Lüth einem zentralisierten Prüfungssystem ablehnend gegenübersteht:

> *Mir ist übrigens die brave Haltung der Ordinarien, die hier für ihre Disziplinen sprechen, unbegreiflich. Sie tun nicht mehr und nicht weniger, als sich selbst zu entmachten, wenigstens auf dem Gebiet der Prüfungen. Danach wird die Fakultät kastriert sein: Was geprüft wird, entscheidet eine Stelle außerhalb der Fakultät, ja außerhalb der Universität. Der sie leitet, ist übrigens schon anwesend, ein Jurist [...] [TeL, S. 136].*

1971 erhält Lüth einen Lehrauftrag für Sozialmedizin an der Gesamthochschule Kassel im Fachbereich Sozialwesen [vgl. Kapitel 2.5.]. Auf diese Weise hat Lüth immer wieder mit Studenten zu tun, wie im *Tagebuch eines Landarztes* an einigen Stellen berichtet wird. Beispielsweise findet sich 1977 ein Tagebucheintrag, in dem Lüth über die nun seit sieben Jahren bestehende Approbationsordnung resümiert. Er konstatiert, dass das „starre Curriculum" eine einseitige Verschulung der Studenten hervorgerufen habe, eine Entwicklung, die sich auch praktisch an den eigenen Studenten feststellen lasse:

> *Ich empfahl, sich mit einem gerade erschienenen Buch über die soziologische Dimension der Persönlichkeit auseinanderzusetzen, aber alle winkten ab. Sie haben einfach keine Zeit dafür. Sie sind eingespannt und hasten von Testprüfung zu Testatprüfung und dann zu den schriftlichen Staatsexamensprüfungen, die unter dem Motto multiple choice nach Art von Kreuzworträtseln strukturiert sind [TeL, S.218-219].*

1981 wird Lüth von der Mainzer Fachschaft Medizin gebeten, mit Studenten die Probleme ihrer Ausbildung zu diskutieren. Anlass seien die „fatalen Ergebnisse" der Ärztlichen Vorprüfung im Frühjahr 1981 gewesen [vgl. Stud. med., S. 9]. Die Diskussion findet am 4. Mai 1981 statt, wobei Lüth bestürzt feststellt, dass es kaum zu relevanten Änderungen der Probleme der medizinischen Ausbildung gekommen sei [vgl. Stud. med., S. 10].

Als Reaktion auf Erlebnisse solcher Art erscheint 1983 Lüths Werk *Stud. med. – Wie man das heutige Medizinstudium erfolgreich hinter sich bringt und dennoch ein guter Arzt wird.* Wie der Titel nahe legt, handelt es sich um einen praktischen Leitfaden für Medizinstudenten, in dem geklärt werden solle, „wie man Medizin studiert" [Stud. med., S. 14]. Ziel des Studiums müsse der „handlungsfähige" Arzt [Stud. med., S. 15] sein. Das höhere Ziel des kritischen Arztes sei Lüth zufolge mit dem Studium allein nicht erreichbar, „denn beim kritischen Arzt würde man ja voraussetzen, dass er die Medizin bereits souverän beherrscht und infolgedessen in der Lage ist, sie kritisch, dass heißt mit eigener Erfahrung und eigenem Nachdenken, zu durchdringen" [Stud. med., S. 23-24].

Im ersten Teil dieses sehr praktisch angelegten Buches werden allgemeine Fragen zum Studium erörtert. Diskutiert wird unter anderem, wie am besten zu lernen sei, warum Lernstörungen auftreten und wie sie überwunden werden können. Lüth gibt nützliche Tipps, beispielsweise zur günstigen Fächerbelegung und wo sich der Student bei Anpassungsschwierigkeiten Hilfe holen könne. Wie gut Lüth sich in die Situation der Erstsemester hineinzuversetzen vermag, welche plötzlich mit dem universitären Massenbetrieb konfrontiert sind, wird auch an dieser Stelle deutlich:

Die Welt, in die das Erstsemester eintritt, ist gekennzeichnet durch den Gestus des Anbietens einer großen Chance, zugleich aber auch durch ein Gefühl der Trauer [Stud. med., S. 26].

Lüth weist eindrücklich darauf hin, dass es sich bei der Tätigkeit des Studierens um die Ausübung eines Berufes handele, der einen sozialen Prozess darstelle. Demzufolge sei eine professionelle Herangehensweise gefordert:

Der Student, der sich dies klargemacht hat, ändert damit seine Einstellung zum Studium: er sieht sich veranlasst, professionell vorzugehen, denn nur der Profi hat die Chance, die Berufsaufgaben zu meistern [Stud. med., S. 33].

Eine wichtige Voraussetzung des erfolgreichen Studiums und der ärztlichen Tätigkeit sei die Einsicht, dass die Medizin nur zum Teil aus reinem „Paukwissen" bestehe, dafür aber „zu einem großen Anteil ‚attitudinal' sei, also eine Sache der Einstellung, der Haltung" [Stud. med., S. 35]. Es müsse der Wille zum Helfen vorhanden sein und eine Befriedigung empfunden werden, helfen zu können, ansonsten nütze das gesamte medizinische Wissen nichts [vgl. Stud. med., S. 43]. Auf diesen Umstand bereite der gesetzlich definierte Gegenstandskatalog – wenn überhaupt! – nur defizitär vor.

Zwei der drei großen Teile des Buches beschäftigen sich unmittelbar mit den Inhalten einzelner Fächer – immer allerdings aus dem Blickwinkel der kritischen Betrachtung der bestehenden Approbationsordnung heraus. Die zentralen Aspekte wurden bereits besprochen [vgl. Kapitel 4.2.2.].

4.2.5. Schlusswort

Im Gegensatz zu Lüths streng wissenschaftlicher Beschäftigung mit klinischen Fragestelllungen [vgl. Kapitel 3.1. und 3.2.], haben seine Gedanken und Anregungen auf dem Feld der medizinischen Ausbildung auch heute kaum etwas von ihrer Aktualität verloren. Wenn er vom Nachwuchsmangel an praktischen Ärzten auf dem Land spricht, wird ein Feld berührt, das auch heute wieder hochaktuell ist. Auch Lüths Vorschläge zur Überwindung der diskutierten Misstände in der medizinischen Lehre sind mit der Situation heute – 35 Jahre später! – zwanglos in Einklang zu bringen, genannt wurde bereits die Diskussion um Multiple-choice-Prüfungen. Es ist daher durchaus auch heute noch angezeigt, Lüths Vorschläge zur Verbesserung der medizinischen Lehre als inhaltliche Anregungen zu lesen und sie keineswegs nur als „historische" Stellungnahmen einer mehr als ein Vierteljahrhundert alten Diskussion zu sehen. Immerhin hat Lüth über den Tellerrand des eigenen Landes hinausgeblickt und Nachahmenswertes in anderen Ländern gefunden. Dazu gehört das vorgeschlagene „community-health-visitor"-Programm aus dem amerikanischen Raum, welches nach Kenntnis der Autorin in keiner deutschen Universität bislang Anwendung findet. Durch institutionalisierte Programme, wie Lüth sie vorschlägt, könnte auch heute die Landarzttätigkeit den Studenten näher gebracht werden und somit eine der besprochenen Theorie-Praxis-Problematiken abgebaut werden. Ein weiterer bisher unberücksichtigter Vorschlag ist die Verkürzung des Medizinstudiums auf fünf Jahre einschließlich Internatsjahr (heute als *Praktisches Jahr* bezeichnet). Diese mögliche und darüber hinaus zweckmäßige Straffung des Studiums würde zu einem früheren Kontakt des approbierten Arztes mit der Berufsrealität führen und wäre durchaus gleichzeitig eine Maßnahme zur Behebung des Ärztemangels. Zudem könnten auf diese Weise Kosten gesenkt werden, sowohl auf öffentlicher Seite (beispielsweise BaföG, gesetzliche Förderung der Universitäten) als auch auf Privatseite durch gesenkte Studienkosten.

In geradezu vorausschauender Weise hat Lüth solcherart konstruktive Vorschläge zur medizinischen Ausbildung unterbreitet und teilweise haben diese auch Umsetzung gefunden. Beispielsweise hat inzwischen das „Problem-orientierte-Lernen" (POL) Einzug in die medizinische Lehre gehalten, hierbei steht ein medizinisches Problem im Vordergrund, welches fächerübergreifend von den Studierenden selbst erarbeitet wird. Diese Lernform wurde von Lüth zwar nicht konkret benannt, ihr Prinzip ist aber kongruent mit Lüths Forderung der Abschaffung starrer Fächereingrenzungen und der Darstellung von Wissensbereichen beziehungsweise eines integrierten Unterrichts nach amerikanischen Vorbild [vgl. Kapitel 4.2.2.2.]. Außerdem wurde das Fach Allgemeinmedizin an den deutschen Universitäten etabliert und der Praktiker in Lüths Sinne mehr in die Lehre integriert. Offenbar reichen diese Entwicklungen aber nicht aus, den Ärztemangel auf dem Lande zu korrigieren, so dass an dieser Stelle angeregt wird, sich auch mit weiteren Vorschlägen Lüths zur Lehrorganisation erneut und eingehender zu befassen.

Sigelverzeichnis, Anmerkungen und Literatur zu Kapitel 4.2.:

Folgende Sigel und Abkürzungen wurden benutzt:

KM:	Kritische Medizin, Zur Theorie-Praxis-Problematik der Medizin und der Gesundheitssysteme, Rowohlt Taschenbuch Verlag, Reinbek bei Hamburg, 1972
LL:	Lehren und Lernen in der Medizin, Georg Thieme Verlag, Stuttgart, 1971
Stud. med.:	Stud. med., Wie man das heutige Medizinstudium erfolgreich hinter sich bringt und trotzdem ein guter Arzt wird, Verlag Medical Tribune GmbH, Wiesbaden, 1983
TeL:	Tagebuch eines Landarztes, Droemersche Verlagsanstalt Th. Knaur Nachf., München, 1983
VdeS:	Vor der ersten Sprechstunde, Daten, Erfahrungen und Empfehlungen zur Niederlassung in freier Praxis, Verlag Medical Tribune, Wiesbaden, 1981

Weitere Literatur:

[1]: [128], S. 593
[2]: [128], S. 595
[3]: vgl. [130], S. 1972
[4]: [156], S. 571
[5]: [123], S. 1996
[6]: [123], S. 1997
[7]: [127], S. 876
[8]: [118], S. 2520-2521
[9]: vgl. [122], S. 1777
[10]: [127], S. 877
[11]: [116], S. 1164
[12]: [127], S. 878
[13]: [157], S. 86
[14]: [145], S. 2540
[15]: [157], S. 83
[16]: [157], S. 84
[17]: [139], S. 1646
[18]: [139], S. 1651

4.3. Kritische Medizin

Tatsächlich ist der Beruf des Arztes ein – hochspezialisierter – Beruf, der als solcher erlernt werden muss. Ob die Autorität charismatisch oder sachlich verstanden wird, hängt von der Sozialisation zu diesem Beruf ab. Wem in zehn- und mehrjähriger Assistenten-Tätigkeit bei einem charismatischen Chef das Rückgrat gebrochen wird, den erleben wir später selbst als charismatischen Chef, zutiefst vom elitären Charakter des Berufes durchdrungen, von der etablierten Ärztegesellschaft prompt mit Medaillen und obligaten Ehrungen bedacht. Die Realität ist damit ausgesperrt. Da es sich aber um einen für die Gesellschaft notwendigen Beruf handelt, kann eine solche Isolierung auf die Dauer nicht gleichgültig lassen. Vielmehr ist Kritik gefordert, die, wie man sich denken kann, wenig Freunde findet, da die etablierte Gesellschaft, auch die etablierte Ärztegesellschaft, Veränderung fürchtet [AkM, S. 57].

4.3.1. Einleitung

Die alte Dame Medizin bedarf einer integralen Kur [TeL, S. 184].

In den 1970er und 1980er Jahren fordert Lüth immer wieder den „kritischen Arzt" und eine „kritische Medizin". Zunächst soll an dieser Stelle geklärt werden, in welchen Schriften Lüth sich medizinkritisch geäußert hat und welche Aspekte der medizinischen Tätigkeit er kritisch hinterfragt hat.

In seinen beiden wohl wichtigsten Werken zu diesem Thema, der gleichnamigen, 350 Seiten starken Monographie *Kritische Medizin* von 1972 und in den 134 Seiten umfassenden *Ansichten einer künftigen Medizin* aus dem Jahr zuvor, sind die wesentlichen Aspekte zusammen gestellt. Weitere Beiträge zum Thema finden sich in den Monographien *Medizin als Politik* (1975), *Medizin in unserer Gesellschaft* von 1985 und in *Von der stummen zur sprechenden Medizin* aus dem Jahre 1986 (die ursprüngliche Ausgabe erschien 1974 unter dem Titel *Sprechende und stumme Medizin*). Aber auch in den *Briefen aus einer Landpraxis* hat Lüth immer wieder „kritisch" zwischen gerufen, ebenso im *Tagebuch eines Landarztes*.

Grundlegendes Prinzip der Schriften ist die kritische Hinterfragung von Althergebrachtem und damit durchaus Etabliertem in der Medizin, oft wird – typisch für Lüths Herangehensweise – zum besseren Verständnis des Status quo der medizingeschichtliche Hintergrund erläutert. Die kritische Betrachtung der Medizin gilt dabei sowohl den äußeren Strukturen, also der gesundheits- und standespolitischen Organisation der Medizin, als auch inhaltlichen Aspekten wie Diagnostik, Therapie und ärztlichem Selbstbild. In allen diesen Bereichen bestehen Lüth zufolge Problematiken zwischen Theorie und angewandter Praxis, welche er aufzuzeigen weiß. Teilweise diskutiert Lüth Lösungsvorschläge zur Überwindung der Diskrepanzen, an vielen Stellen sind seine Erörterungen aber eher als Anregungen zur weiteren wissenschaftlichen Bearbeitung einer Problematik zu verstehen.

Das wichtige Thema der Ausbildungskritik ist ein wesentlicher Aspekt des Themenkomplexes der *Kritischen Medizin* und wurde aus Gründen der Übersichtlichkeit bereits im Abschnitt 4.2. eingehend behandelt. Weitere medizinkritische Punkte werden im Folgenden sowie im Kapitel 4.4. erörtert.

4.3.2. Kritik am Berufsethos der Ärzte

Tausende und aber Tausende von Ärzten: sie waren alle auf die gleiche Art und Weise gekleidet. Weißer Helanca-Pullover mit Rollkragen [...] Schon machte ich mir Gedanken, was der Trend zum weißen Rollkragen tiefenpsychologisch bedeuten könnte, und irgendwie schien mir darin der verlängerte weiße Kittel aufzuschimmern, mit anderen Worten: das verlängerte Ethos [1].

4.3.2.1. Zum elitären Selbstverständnis der Ärzte und zur Frage der Humanität in der Medizin

In *Kritische Medizin* beschreibt Lüth anschaulich das ihm zufolge verzerrte Selbstbild der Ärzte. Demnach unterlägen diese einem Mythos von der Heilkunde, welcher – bereits Jahrhunderte im kollektiven Gedächtnis – das elitäre Selbstverständnis des Arztes als helfende Instanz beinhalte. Lüth weist diese Sichtweise als Ideologie zurück: seit Beginn der Professionalisierung sei die Medizin niemals human gewesen, immer habe es privilegierte und benachteiligte Patienten gegeben. Die Ärzte ihrerseits hätten finanzielle Interessen vor ein soziales Engagement gestellt. In diesen – teilweise wirtschaftlich bedingten – Zwängen, die ein Konkurrenzdenken zwischen Ärzten gefördert haben, sei der Ursprung des ärztlichen Elitegedankens zu sehen. So habe es niemals eine Zeit gegeben, in der „der innere Drang, dem Kranken und Leidenden zu helfen [...] Urgrund allen Arzttums und aller Medizin" [KM, S.35] gewesen sei. Vielmehr habe es selbst im 18. und 19. Jahrhundert zu wenige Ärzte gegeben und durch das Fehlen eines Gesundheitssystems sei die Arztkonsultation teuer gewesen. Auf der anderen Seite habe der Arzt hohe Honorare verlangen müssen, weil er nur selten in Anspruch genommen wurde. So habe sich die hohe gesellschaftliche Stellung der Ärzte gefestigt.

Zur Inhumanität der Medizin hat Lüth an mehreren Stellen seines Werkes Beispiele angeführt. Bereits die vorzeitlichen Schädeltrepanationen seien hier einzuordnen, ebenso die ohne Narkose durchgeführten Operationen im deutsch-französischen Krieg von 1870-1871. Während der NS-Zeit hätten Ärzte als einfache „Helfershelfer" in Konzentrationslagern gedient. Lüth führt weitere Beispiele aus jüngerer Zeit an [vgl. Wids, S. 21-26], unter anderem den Umgang mit dem Schmerz in der Medizin [vgl. Wids, S. 89]. Insgesamt gebe es in der Medizin viele unter ethischen Gesichtspunkten schwierig zu treffende Entscheidungen, wobei Lüth insbesondere auf die Problematik der Reproduktionsmedizin hinweist:

[...] was ist zu tun, wenn das Helfen schlimmer wird als die Krankheit? Immer schon gab es kinderlose Ehen, muss man Befruchtung unter allen Umständen erzwingen? Und wenn man sie erzwingt, wer berechtigt uns, auszuwählen, welche Zygote am besten ist und welche weniger gut? Nichts beleuchtet die tiefe Unsicherheit mehr als die Einrichtung von Ethik-Kommissionen [Wids, S. 25].

Insgesamt sei der Fortschritt in der Medizin, welcher durch einen nicht lösbaren Widerspruch zwischen Humanität und Inhumanität verzögert werde, eine entscheidende Theorie-Praxis-Problematik. Die Ärzte stünden in dem Konflikt, Patienten einerseits human behandeln zu wollen, also Methoden anzuwenden, deren Erfolge bewiesen seien, auf der anderen Seite aber auch Neues auszuprobieren, ohne dass ein positiver Effekt bisher belegt sei.

4.3.2.2. Zum hippokratischen Eid

> *Kein Berufseid hat so viel Bedeutung erlangt wie dieser. Noch heute wird er zitiert, als handelte es sich um einen verbindlichen Kodex, und insbesondere Laien scheinen zu glauben, er habe Gesetzescharakter [MiG, S. 157].*

Der Eid gehöre nach Lüth nicht zu jenen Schriften, die in engeren Zusammenhang mit Hippokrates gebracht werden können. Vielmehr sei er, obschon den Namen des Hippokrates tragend, einer kleinen Ärztegruppe um Pythagoras zuzuordnen. Es habe sich also nicht um einen für die griechischen Ärzte verbindlichen Kodex gehandelt, dennoch sei er von den Medizinern in diesem falschen Bewusstsein über die Zeit weiter getragen worden. Auch heute sei „ein solches Bekenntnis zum eigenen Elitecharakter" in jeder beliebigen Ärztezeitschrift zu lesen, wobei es sich Lüth zufolge um eine „selbsternannte Elite" [MiG, S. 158] handele. In seinem Werk *Medizin als Politik* macht Lüth auf einen weiteren Aspekt aufmerksam, der ein falsches ärztliches Selbstverständnis induziert habe. Hierbei handele es sich um das „völlige Fehlen eines Hinweises auf die Mitarbeiter und Helfer der Ärzte" [MP, S. 26], womit Lüth auch die Gruppe der Patienten einschließt, und er folgert, der Eid artikuliere ein falsches Geschichts- und Berufsselbstverständnis. Es sei deshalb auch nicht mehr möglich, ihn symbolisch zu nehmen – weder für die Paraphe Hippokrates, die möglicherweise Imhotep symbolisiert habe, noch für den unbekannten großen Arzt der Frühe. Es habe nämlich niemanden gegeben, der die Medizin ganz allein begründet und praktiziert habe und damit einer solchen Begrifflichkeit entspreche. Medizin sei auch in der Vergangenheit gemeinsam erbrachte Leistung gewesen, „Teamwork", der Eid aber stelle auf Heldenverehrung Einzelner ab [vgl. MP, S. 26].

An anderer Stelle lädt Lüth zu einer veränderten Auslegung des hippokratischen Eides ein:

> *Hippokrates als Symbol, nicht als geschichtliche Gestalt, der Eid als die Verbalisierung einer alten Sehnsucht –, der Sehnsucht, etwas in Reinheit und Heiligkeit bewahren zu können – beladen mit den Schlacken einer solchen Vorgeschichte –, in dieser Interpretation noch immer lesenswert [2].*

4.3.3. Die „stumme" Medizin

4.3.3.1. … in der Diagnostik

Während die Entwicklung moderner diagnostischer und therapeutischer medizinischer Instrumente bei vordergründiger Betrachtung zu einer Verbesserung der Medizin geführt habe, ergeben sich Lüth zufolge gerade durch diese technischen Neuerungen erhebliche Nachteile für das Verhältnis zwischen Patient und Arzt. So habe die Erhebung der Krankengeschichte, die für Patienten schon Therapie bedeuten könne, erheblich an Stellenwert verloren. Die apparative Medizin, in ihrer Genauigkeit der Anamnese scheinbar überlegen, ersetze die Feinheiten der Sprache, so dass Lüth für die Krankenhausmedizin folgert:

> *Das heißt, dass die Stelle, die die moderne Medizin in ihrer Reinheit vertritt, die Klinik, wesentlich stumm ist [KM, S. 38].*

Da quantifizierende Messungen im diagnostischen Prozess im Vordergrund stünden, scheine der Mensch hinter der Krankheit im Zeitalter der Apparatemedizin überflüssig geworden zu sein. In *Ansichten einer künftigen Medizin,* einer Veröffentlichung, die Lüth selbst als „Wagnis" [AkM, S. 7] tituliert hat, zeichnet er diese Entwicklung anhand moderner medizinischer Disziplinen wie der Labormedizin und der Röntgendiagnostik auf. Die Labormedizin habe die Richtung auf eine Medizin erkennen lassen, die der Gegenwart des Patienten nicht eigentlich bedürfe. Und beim Prozess der radiologischen Durchleuchtung sei der Patient zwar unersetzlich, die Auswertung erfolge aber im Allgemeinen zu einem Zeitpunkt, an welchem der Patient die Strahlenklinik längst wieder verlassen habe. Insgesamt komme es zur Reduktion des kranken Menschen auf seine jeweilige Pathologie, keinesfalls aber komme es zu einer Würdigung des Patienten als ganzen Menschen:

> *Der Mensch selbst ist dabei nur noch als Lieferant von Flüssigkeiten und Proben, als Material für die Strahlenabtastung notwendig: als Person in jedem Fall überflüssig und aus dem Gesamtvorgang denn auch konsequent eliminiert [AkM, S. 38-39].*

Es bestehe so zunehmend die Gefahr, dass sich die Persönlichkeit in einen punktuellen Datenfluss zum Zweck automatisierter, perfektionierter und damit utopischer Diagnostik auflöse [vgl. AkM, S. 42].

Diese Entwicklung finde vordringlich Ausdruck in der Sprache, denn die Kommunikation mit den Patienten sei größtenteils abhanden gekommen. So blieben krankheitsauslösende Konfliktsituationen und die persönliche Biographie des Patienten im diagnostischen Prozess völlig unberücksichtigt:

> *Hier wird die unablässig verfemte Organpathologie gewissermaßen auf die Spitze getrieben, in der Röhre wird nach der Persönlichkeit und ihren biographischen Konflikten nicht gefragt, auch bei der Ergometrie kann ein Patient das Bewusstsein verlieren, ohne über den Arbeitsplatz reflektiert zu haben [Wids, S. 18].*

Die als Folge der technischen Entwicklung vorherrschende Sprache sei eine von allem Emotionalen gereinigte Metasprache, die zu der Entfremdung zwischen Arzt und Patient noch beitrage. Sie beinhalte ein starres System von Diagnosen als Entitäten, die als etwas Eigenes, unabhängig von Person und Gesellschaft, bestünden. Solche Diagnosen als reine Ergebnisse umschriebener Symptome seien Lüth zufolge aber realitätsfern:

> *Krankheitsbegriffe sind weitgehend Resultat von Sprachgebrauch und Übereinkunft, nicht durch Sachverhalte voll ausgewiesen [KM, S. 179].*

Lüth geht mit seiner Kritik so weit, dass er im *Tagebuch eines* Landarztes das Ende der Befundgläubigkeit [vgl. TeL, S. 226 ff.] fordert. Damit macht er auf die soziale Dimension der Krankheiten aufmerksam, ein Umstand, der in den Entitäten – für Lüth Kunstprodukte [vgl. KM, S. 57 ff.] – keine Berücksichtigung finde. Die Bewegung der „Kritischen Medizin" habe hier die Aufgabe, eine neue sprachliche Systematisierung zu finden, dabei müssten Krankheiten als Sozialkrankheiten verstanden werden, in denen das Personale integriert sei.

Ursachen der dargelegten Entwicklung hin zu einer unpersönlichen „Apparatemedizin" seien neben der schon genannten technischen Evolution ein durch Rationalisierung bedingter Zeitmangel und der im Studium erlernte organpathologische Schwerpunkt der approbierten Ärzte. Lüth spricht in diesem Zusammenhang von einem institutionellen Versagen [vgl. KM, S. 96]. Auf der anderen Seite seien die Patienten an die apparative Medizin bereits erstaunlich gut angepasst, von einem Widerstand gegen die naturwissenschaftlich-klinische Medizin sei nichts zu spüren. Dieser Trend gehe Lüth zufolge auf die Etablierung einer öffentlichen Wissenschaft zurück, an der jeder Patient teilweise partizipiere. Da außerdem bei der Beurteilung von Gesundheit und Krankheit die Emotionen eine große Rolle spielten, könne die Angst vor Erkrankung bei aller sonstigen Abneigung gegen die Medizin dazu führen, dass Patienten die technische Diagnostik in Anspruch nähmen [vgl. Wids, S. 19].

4.3.3.2. ... in der Therapie

> *Das Behandeln wurde technisches Handeln, nicht mehr die Mohnkapsel und ihr Saft, sondern das Alkaloid, nicht mehr der kranke Mensch, sondern ein Konstrukt aus Befunden, woraus sich die Entität „Krankheit" ergibt. Aber die Menschen sind altmodisch, sie verstehen unbelehrbar be-handeln als „an die Hand nehmen". Das ist es: Die Heilpraktiker nehmen vielleicht eher an die Hand, was natürlich damit zu tun hat, dass ihre Hand freier ist, sie haben nicht so viele Apparate zu bedienen [Wids, S. 13-14].*

Auch in der Behandlung von Krankheiten fordert Lüth ein kritisches Umdenken. Am Beispiel der Appendizitis, welches er sowohl im *Tagebuch eines Landarztes* als auch in *Kritische Medizin* anführt, stellt er eine konservative Behandlungsmöglichkeit der Erkrankung als Alternative zum operativen Verfahren heraus. Die Appendizitis sei somit nicht unmittelbarer „Pförtner für die Chirurgie" [TeL, S. 41], wie den Ärzten während des Studiums indoktriniert worden sei [vgl. KM, S. 47 u. 51].

Im *Tagebuch eines Landarztes* verdeutlicht Lüth, dass eine unbewusste, fast zufällige Therapie, wie sie manchmal von Angehörigen geleistet werde, effizienter sein könne als das ärztliche Handeln. Diese „Therapie durch Nichtbehandeln" [TeL, S. 64] könne einfach darin bestehen, mit dem kranken Menschen zwanglos umzugehen und die „medizinische Theorie zu ignorieren" [Tel, S. 16]. Lüth bezweifelt durchaus auch grundsätzlich den Nutzen mancher Behandlung:

> *Behandlung durch Nicht-Behandeln bedeutet mehr als einfach nichts tun. Hinter manchen Symptomen verbergen sich Anfänge späterer gefährlicher Verläufe. Würde man etwas tun, könnte man diese vermeiden. Oder bilden wir uns das nur ein? [TeL, S.64].*

An anderer Stelle macht Lüth darauf aufmerksam, dass Behandlung auch durch die Erwartungen der Patienten und Gesellschaft motiviert werde, auch wenn es in manchem Fall durchaus medizinisch angezeigt sei, einfach nichts zu tun. Lüth verdeutlicht dies am Beispiel der therapieresistenten Diskushernie und am Magengeschwür:

> *‚Wir wollen das Gewebe jetzt einmal eine Zeitlang ruhen lassen, vierzehn Tage, dann sprechen wir uns wieder'. Aber wer bringt das schon fertig? Denn wir sind die Sklaven der Erwartungen der anderen, und die anderen, die Gesellschaft, erwartet von uns Handlung [Wids, S. 65].*

Werden Krankheiten dagegen lediglich als Defekte angesehen, die mit den modernen Geräten quasi repariert werden können, führe dies zu einer Entfremdung der Patienten von der Heilkunde. In *Ansichten einer künftigen Medizin* stellt Lüth futurologische Aspekte einer medizintechnischen Entwicklung vor, bei der sich Behandlung nach den Empfehlungen eines Computers richten könnte. Ein entsprechend programmierter Computer könne die Therapie zudem subtil dirigieren, beispielsweise bei der Behandlung von Infektionskrankheiten durch Anpassung der Medikation in Abhängigkeit vom immunologischen Status des Patienten [vgl. AkM, S. 45]. Trotz all dieser scheinbaren Perfektionierungen sei der Arzt der „Maschinen-Medizin" [AkM, S. 44] durch die Integration des Persönlichen, also durch „Aufhebung der Entfremdung" [AkM, S. 46] überlegen:

> *Die Elektronik wird jedoch den Arzt nicht verdrängen können, weil der Computer, auch wenn er programmiert wurde, das Personale mit zu erfassen, doch auf Aberrationen im Datenbereich – also punktuell – abstellt und somit den Sachverhalt ignorieren muss, dass es keine – oder doch nur sehr wenige – Krankheitsentitäten gibt, sondern nur kranke Menschen [AkM, S. 47].*

Dennoch sei nicht jede technische Neuerung als Negativfaktor für die Kommunikation zwischen Arzt und Patient zu verstehen. Technik, als Werkzeug eingesetzt, laufe dem Ziel der Medizin nicht zuwider, störe auch die Funktionen innerhalb der Medizin nicht, betont Lüth. Vielmehr entlasse sie aus zeitraubenden, ermüdenden, demgemäß Unsicherheiten verursachenden Untersuchungsgängen und stelle den Arzt frei für Beobachten, wofür ihm vorher Lust und Zeit fehlten [vgl. VssM, S. 23-25]. Lüth führt als Beispiel die Blutdruckmessung am Patienten mittels Quecksilberbarometer an, während der der Arzt ein beratendes Gespräch führen könne.

Prinzipiell werde aber – vordringlich im Krankenhaus – wenig gesprochen, von Belanglosem abgesehen. Dabei kündige die Situation in der Klinik Handlung an, indem unablässig etwas um den Patienten herum oder auch mit ihm geschehe, der Betroffene aber im Ungewissen gelassen werde [vgl. VssM, S. 11].

> *Das Wort ist Schnörkel, Beigabe [...]. Die Therapie ist averbal. Das erzeugt das Unbehagen an der modernen, erfolgreichen Medizin. [TeL, S. 274].*

Die Folge sei, dass Patienten oftmals weder vor noch nach der bei ihnen angewandten Therapie über Art und Konsequenz, beispielsweise einer Operation, aufgeklärt seien. Lüth fragt in diesem Zusammenhang auch, ob stattdessen in der niedergelassenen Praxis gesprochen werde und stellt fest, dass nicht nur die Institution an sich verantwortlich für erfolgreiche Kommunikation zeichne:

> *[...] durch die unvermittelte – oder beinah unvermittelte – Nähe zum Patienten [...], könnte der Praktiker in der Tat der Arzt sein, der spricht, aber ob er es ist, hängt von so vielen Voraussetzungen ab, dass sein Sprechen Zufall, nicht Merkmal der Institution ist [VssM, S. 16].*

Die Medizin habe sich grundlegend verändert, indem sie als angewandte Wissenschaft den Anforderungen der Realität nachgegeben habe. Nach dem zweiten Weltkrieg habe die sich ausbreitende globale Riesengesellschaft mit ihren weit verzweigten, neuartigen Problemen Anforderungen gestellt, denen die alte Medizin – orientiert an ihren klassischen Leitbildern – nicht mehr gewachsen sei. Die Veränderungen seien vor allem durch die Therapie in die Praxis hereingebrochen, und insbesondere die Pharmakologie habe weite Gebiete der klinischen Medizin vollkommen verändert:

> *Keine Rede mehr von den alten Krankheitsentitäten, über die man wie Pflastersteine hüpfen konnte, um zur richtigen Diagnose zu kommen. Der Breitband-Charakter vieler moderner Pharmaka hat zusammenschnurren lassen, was sich früher scholastisch unwirklich ausbreitete [...]. Die alte „geschlossene" Terminologie verfällt, Ausdruck des Verfalls der alten Medizin [3].*

Es habe sich eine neue medizinische Terminologie etabliert, die bereits ein eigenes, hochdogmatisches Glossar produziert habe, legt Lüth in einem *Brief aus einer Landpraxis* dar. In der Praxis erlebe man, wie beispielsweise ein Patient mit Halsschmerzen einem Katalog vordringlich zu erwägender Krankheitsursachen unterworfen werde, der sich wiederum in verschiedene Rubriken einteilen lasse. Diese Klassifizierungen seien letztlich für die Therapie aber geradezu irrelevant:

> *Wie dem auch sei, das griffbereite Breitbandantibiotikum, das der Arzt in der Tasche mit sich führt, fegt sämtliche 25 ausgetüftelten Möglichkeiten beiseite [3].*

Die aufgezeigte Entwicklung im Bereich der Arzneimitteltherapie wird von Lüth durchaus kritisch gesehen. Im Mittelpunkt des ärztlichen Interesses müsse der Patient als Gesamtperson stehen, die moderne Pharmakotherapie greife aber nur spezifisch an der organbezogenen Krankheit an. Entsprechend ist Lüths Forderung nach einer ganzheitlichen Pharmakotherapie zu sehen:

> *Nach meiner Erfahrung gibt es keine Krankheiten, sondern nur kranke Menschen. Wenn man das ernst nimmt, muss man jede Monotherapie als falsch ansehen. Die moderne Medizin will aber nur Monotherapie [...]. Die Behandlung mit Pflanzen geht immer von der ganzen Pflanze aus, deshalb hat sie eine größere Chance, nicht ein einziges Merkmal, eine Krankheit, sondern den ganzen Menschen zu treffen [TeL, S.239-240].*

4.3.4. Kritik an der Organisation der Kliniken

Besprochen wurde bereits, dass Therapie und Diagnostik Lüth zufolge bedingt durch den schwerpunktmäßigen Einsatz apparativer Medizin in den Kliniken weitgehend „stumm" erfolgen [vgl. Kapitel 4.3.3.]. Stumme Medizin aber sei entfremdend und gefährde den Heilerfolg. Darüber hinaus sei auch die Kommunikation der Krankenhausärzte mit anderen Ärzten, beispielsweise mit dem Einweisenden, unzureichend:

> *Wie läuft es denn ab? Der niedergelassene Arzt weist in die Klinik ein, ohne Aufwand, die Kliniktüren sind heute weit offen. Aber sobald der Patient sie passiert hat, schließen sie sich – wenigstens für den einweisenden Arzt – und hermetisch. Fortan hört und sieht er nichts mehr von seinem Patienten! [Wids, S. 36]*

Auf der anderen Seite sei den niedergelassenen Ärzten vorzuwerfen, dass sie sich bei Einweisungen auf die allernotwendigsten Informationen beschränkten. So erführen die Kliniker nichts über die differentialdiagnostischen Erwägungen des einweisenden Arztes und ebenso wenig über die vorangegangene Medikation, so dass Lüth folgert:

> *Auch der einweisende Arzt [...] ist stumm, und zwar da, wo er Schalt- und Umschaltstelle ist: von der ambulanten Behandlung zur stationären [Wids, S. 39].*

Weitere, mehr organisatorisch bedingte Faktoren in den Krankenhäusern tragen Lüth gemäß zur Entfremdung des Patienten bei. Hierzu gehöre zum einen die Spezialisierung der Krankenhäuser in die verschiedensten – für den Patienten kaum mehr greifbaren – Fachabteilungen:

> *Das alte Kreiskrankenhaus ist tot, wo der Chefarzt Brüche richtete, den Bauch revidierte, Mandeln herausnahm und zugleich auch Herzinsuffizienzen und Grippen behandelte. Kein Krankenhaus, das sich nicht spezialisierte, und nach Möglichkeit nicht für jede Spezialabteilung einen apl. Professor hätte [...]. Immerhin gibt es noch den Allgemeinpraktiker [...] [4].*

Hinzu kämen die „Abstraktion" und eine „unbewältigte Organisation" [5] in der Klinik. Im Grunde sei im Krankenhaus die Bürokratie vorherrschend, was sich dadurch manifestiere, dass man in den Kliniken Räumlichkeiten für die Verwaltung, die Chefärzte und der Schwestern finde, nicht aber Sprechzimmer für die Stationsärzte, die die Arbeit leisten, derethalben sich die Kranken in der Klinik befinden. So herrschten systemverschuldet unärztliche Arbeitsbedingungen für Ärzte und Studenten in den Krankenhäusern vor, es fehle buchstäblich an Raum, beispielsweise für das Diktat der Arztbriefe, vor allem aber für die zentrale ärztliche Aufgabe, das ungestörte Gespräch mit den Patienten [5] [6]:

Menschlicher Kontakt ist nicht vorgesehen, als befürchte die Administration, dadurch käme es zu Hemmungen und Verzögerungen im Ablauf, der reibungslos wie eine Maschine gedacht ist [6].

Der Patient in der Klinik befinde sich dem gemäß ausschließlich in der Rolle des Objektes. Das Krankenhaus sei insgesamt im Sinne von Obrigkeit angelegt, an dessen Spitze ein „großer, genialer Chef" stehe. Doch Lüth prophezeit ein Ende der hierarchischen Organisationsform: „Die Zeit dieser Patriarchen ist dahin" [5].

4.3.5. Theorie-Praxis-Problematik des Gesundheitssystems in Deutschland

Die Widersprüche einer Gesellschaft spiegeln sich kaum irgendwo klarer als in ihrem Gesundheitssystem [Wids, S. 112].

4.3.5.1. Sozialpolitischer Stellenwert des niedergelassenen Arztes

Erst mit Einführung der Krankenkassen 1883 sei der Arzt verpflichtet worden, sich neben der wohlhabenden Klientel aller Patientengruppen anzunehmen. Die Entlohnung des Arztes sei nunmehr nicht mehr direkt von Patient zu Arzt, sondern indirekt über die kassenärztliche Vereinigung erfolgt. Der vormals freie Arzt sei durch Etablierung der Krankenkassen zum Kassenarzt und damit zum Dienstleister im System der sozialen Sicherheit geworden. In diesem Zusammenhang „produzierten" Ärzte in der modernen „Leistungsgesellschaft" die „Wiederherstellung der Arbeitsfähigkeit" und dienten damit der Wirtschaft als Kontrollinstanzen für einen reibungslosen Produktionsablauf [vgl. AkM, S. 28].

Das gegenwärtige Gesundheitssystem in Deutschlang sei aufgrund kostspieliger Diagnostik und Therapie, gestiegener Krankenhaus- und Pflegekosten sowie durch Steigerung der Lebenshaltungskosten immer teurer geworden. Gleichzeitig sei es zu einer Abwertung des Stellenwertes des niedergelassenen Praktikers gekommen, was sich unter anderem in der Honorierung dieser Ärztegruppe manifestiere. Bei einer Praxisgründung und -aufrechterhaltung versorge und inventarisiere dieser sich selbst und trage das gesamte wirtschaftliche Risiko. Die hauptsächliche ärztliche Tätigkeit im niedergelassenen Bereich sei die beratende Tätigkeit, die zudem nicht ihrem Stellenwert entsprechend honoriert werde, gleichzeitig seien lukrative Spezialuntersuchungen dem Praktiker nicht zugänglich. Für den Allgemeinmediziner ergebe sich daraus das Problem einer starken Abhängigkeit von einem hohen Durchsatz an Patienten. Hinzu komme, dass der Arzt Zwangsmitglied der kassenärztlichen Vereinigung sei und somit nicht als freier Unternehmer im eigentlichen Sinn gelte. Wenn es hingegen um Haftungsfragen gehe, werde er allerdings als freier Unternehmer angesehen und hafte wirtschaftlich für alle von ihm einzugehenden Verpflichtungen, sowohl für den Praxisbetrieb wie für die private Lebenshaltung. Zudem hafte er beruflich ohne Einschränkung für alle Folgen aus Fehlern oder Unterlassungen der ärztlichen Behandlung. Darüber hinaus gelte für den Mediziner neben den allgemein gültigen Gesetzen zusätzlich eine besondere Berufsgerichtsbarkeit. So könne der Arzt – und das im Widerspruch zum Grundgesetz, wie Lüth betont – für ein und dieselbe Sache zweimal bestraft werden [vgl. AkM, S. 67]. Zusammengefasst konstatiert Lüth, dass der Arzt Freiberufler sei, ihm aber einige der selbstverständlichen Rechte des Unternehmers genommen wurden, während er alle Risiken der freien (Konkurrenz-) Wirtschaft voll zu tragen habe. Das Gesundheitssystem, in dem er als Funktionär stehe, für das er sämtliche Leistungsansprüche des Patienten einzuleiten habe, nehme ihm keines dieser Risiken ab, weder eine Altersversorgung noch einen Krankheitsschutz und gewähre ihm nicht einmal Hilfe bei der Fortbildung [vgl. AkM, S. 68]. Insgesamt untragbare Zustände, wie sich zwischen Lüths Zeilen ablesen lässt!

4.3.5.2. Mehrwertproduktion in der Medizin

Das moderne Gesundheitssystem mit steigenden Kosten für Diagnostik und Therapie fordere vor allem Wirtschaftlichkeit. In seinem Werk *Kritische Medizin* legt Lüth dar, wie verschiedene Interessengemeinschaften versuchten, Mehrwert für sich selbst zu produzieren und damit jedes Streben nach einer wirtschaftlichen Gesundheitsorganisation ad absurdum geführt werde. Lüth offenbart diese Mehrwertproduktion sowohl im Bereich der niedergelassenen Ärzte als auch im Krankenhaus, in den Apotheken und in der Pharmaindustrie.
Der niedergelassene Arzt könne mittels eines hohen Patientendurchsatzes in der Praxis und durch rationalisierte Arbeitsteilung, beispielsweise mittels Beschäftigung von Arzthelferinnen und durch Zusammenschluss mehrerer Ärzte in einer Praxis, Profit erzielen. Dadurch seien die Steigerungen von ärztlichen Honoraren und Kosten im Gesundheitssystem bedingt. Auf der anderen Seite rechtfertige die Anhäufung von Patienten und Kapital gleichsam die Existenz einer Praxis im Gesundheitssystem und mache dieses gerade dadurch erst effizient.

Auch die Mehrwertproduktion im Krankenhaus sei leicht darzulegen. Krankenhäuser arbeiten Lüth zufolge im ständigen Bemühen der Kostenersparnis. Die von den Krankenkassen erbrachten Pflegepauschalbeträge würden so das dafür erbrachte Äquivalent am Patienten übersteigen. Lüth sieht das Ziel der rationalisierten Arbeitsweise beispielsweise darin, hohe Honorare für Chefärzte zu ermöglichen.

Der hauptsächliche Anteil des erwirtschafteten Mehrwertes im Gesundheitssystem sei der pharmazeutischen Industrie zuzuschreiben. Medikamente seien in der Produktion billig, die Kosten würden aber durch das etablierte Verteilungssystem über Großhandel und Apotheke künstlich auf ein überhöhtes Niveau getrieben. Auch das Anbieten vieler Präparate mit gleichem Wirkstoff zu unterschiedlichen Preisen sei Profittreiberei. Ein Preiswettbewerb finde nicht statt, da der Patient die Medikamente nicht selbst bezahlen müsse. Der verschreibende Arzt habe aber – wie der Patient – wenig Markttransparenz und orientiere sich an den Marken, nicht zwangsläufig am preiswertesten Angebot. So habe letztlich die Pharmaindustrie die entscheidende Monopolstellung auf dem Markt, wie Lüth unter anderem an folgendem Beispiel in *Ansichten einer künftigen Medizin* deutlich macht:

> *Streng gehütet wird dagegen das Geheimnis des Herstellungspreises im Pharmawerk. Kürzlich wurde es in einem Fall gelüftet: das Resultat überrascht noch mehr, als Zyniker erwartet hätten. Eine der meist verordneten Antibabypillen der Bundesrepublik kostet danach dem Werk pro 6er Packung (Halbjahrespackung) 0,90 DM, dem Käufer aber 28,95 DM [AkM, S. 78].*

Seitens der Pharmaindustrie werde versucht, die hohen Preise durch einen großen Forschungsaufwand zu rechtfertigen. Diese Sichtweise weist Lüth als Ideologie aus, da es an wirklichen Neuentwicklungen fehle, jedenfalls erlaube die Diskrepanz zwischen dem erheblichen Aufwand und dem „lächerlichen Resultat" Skepsis [vgl. KM, S. 259]. Hinzu komme, dass die Realität der hausärztlichen Praxis von der Pharmaindustrie verkannt bliebe. Dabei werde statistisch nur knapp einer von 100 Patienten, die zum Hausarzt kommen, in eine stationäre Behandlung weitergeleitet [vgl. 7] [vgl. Stud. med., S. 123] und so fragt Lüth:

> *Eine bemerkenswerte Zahl, die Sprengstoff enthält, wenn man es richtig bedenkt. Denn ist es nicht so, dass ausschließlich für diese 0,9 Prozent die Milliarden der Forschung investiert werden? Was steht für die Erforschung der ambulanten Kranken zur Verfügung? [7].*

Die Arzneimittelkosten seien zu senken, legt Lüth auch in einem *Brief aus einer Landpraxis* dar. Hierbei sei vor allem die produzierende und verdienende Industrie anzusprechen, da sich gezeigt habe, dass die mit Forschungs- und Lizenzgebühren belasteten hochwertigen Präparate im Laufe der Jahre billiger, die inhaltlich anspruchslosen Spezialitäten hingegen teurer geworden seien. Lüth folgert daraus:

> *Dieses Gesetz vom reziproken Preis-Nutzen-Verhältnis sollte es verbieten, primär die Ärzte anzusprechen, wenn es um die Ermittlung von Möglichkeiten geht, die Arzneikosten zu senken [8].*

Der Stellenwert der Apotheker sei – folgt man Lüth – abgesunken zu Verteilern von Arzneimitteln, ebenfalls mit dem Ziel, Mehrwert zu generieren. Der Studiengang der Pharmazie habe dem gemäß keine Berechtigung mehr und die Hochschulvoraussetzung für diesen Beruf bezeichnet Lüth als „Statuspolitik" [KM, S. 261]. Auch die Einrichtung der Apotheke scheint Lüth für überflüssig zu halten, denn ihm zufolge könnten Großhändler – zwecks Kostenersparnis – direkt an Drugstores liefern.

4.3.5.3. Vergleichende Betrachtung von Gesundheitssystemen

Lüth hat das deutsche Gesundheitssystem mit denen anderer Staaten verglichen, unter anderem mit Russland und den USA. In *Kritische Medizin* führt er mit Russland das Beispiel eines zentralistisch organisierten, voll sozialisierten Gesundheitswesens an. Hierin fungierten die Ärzte als staatliche Beamte, die hinsichtlich Einkommen und Altersversorgung voll abgesichert seien. Es handele sich auf der anderen Seite allerdings um ein hierarchisch aufgebautes System, in dem der Arzt für Allgemeinmedizin fehle. Mit den USA wählt Lüth ein Beispiel für ein privatwirtschaftliches System, welches die Gefahr der Unterversorgung einiger Bevölkerungsteile beinhalte. Das deutsche Gesundheitssystem stuft Lüth als ein annähernd „halb sozialisiertes System" [KM, S. 225] ein.

Das eigentliche Problem im deutschen System sieht Lüth in der Honorierung der Ärzte. Aufgrund der langen und kostenträchtigen Ausbildung könne der Mediziner nicht einfach zum „staatlichen Lohnarbeiter" [KM, S. 225] degradiert werden. Die Frage, ob ärztliche Behandlung besser mit oder ohne wirtschaftliche Abhängigkeit von einem übergeordneten System funktionieren könne, lässt Lüth an dieser Stelle allerdings unbeantwortet.

In einem Beitrag, der 1985 in der *Medical Tribune* erscheint, konstatiert Lüth, es gebe grundsätzlich drei Möglichkeiten, die angewandte Medizin zu organisieren, nämlich „die private, *modo* USA, die sozialisierte, *modo* Kuba und die ‚gemischte', *modo* Bundesrepublik" [Wids, S. 136]. Die Bundesrepublik stehe in der Tat zwischen den Extremen, da der Kassenarzt freiberuflich auftrete, aber an eine öffentliche Bezahlung gebunden sei. Dabei werde nur scheinbar nach Einzelleistungen abgerechnet, da die Verteilung immer von der Gesamtvergütung des entsprechenden Bundeslandes quotiert werde. Um diesen Widerspruch zu umgehen, könnten Ärzte verbeamtet beziehungsweise staatlich angestellt werden, als weitere Möglichkeiten nennt Lüth die teilweise oder vollständige Reprivatisierung der Ärzte. Die vollständige Reprivatisierung müsse zur Privatversicherung aller Patienten führen. Diese würden vom Arzt Rechnungen erhalten, die bei den Kassen einzureichen wären. Folgen einer Sozialisierung im Sinne einer Verbeamtung aller Ärzte wäre eine Kostenexpansion des Gesundheitssystems, denn es müssten mehr Ärzte und mehr Verwaltungspersonal eingestellt werden. Die hohen bürokratischen Kosten aber müssten durch Einsparungen bei den medizinischen Leistungen kompensiert werden. Durch dieses System würden reine Privatpraxen gestärkt, denn der Bürger als Patient nehme Lüths Einschätzung zufolge höhere Kosten für eine bessere Behandlung in Kauf [vgl. Wids, S. 138].

4.3.6. Kritik am berufspolitischen Engagement der Ärzteschaft

Ungeachtet ihrer politischen Anschauungen seien alle Ärzte Zwangsmitglieder in verschiedenen Ständeorganisationen, die als Körperschaften des öffentlichen Rechtes fungierten: mit Erteilung der Approbation werde jeder Arzt Mitglied einer Ärztekammer, mit der Niederlassung Mitglied der kassenärztlichen Vereinigung. Insbesondere die Institution der Ärztekammer aber diene Lüth zufolge der reinen Aufrechterhaltung einer verstaubten Ideologie:

> *Das Management versteht sich – durchaus in Missachtung des klaren Gesetzesauftrags – als Gralshüter eines dumpfen Konservativismus [...] eine Antihaltung, gerichtet gegen die Entfaltung der modernen Wirtschaftsgesellschaft und an zivilisationspessimistischen, romantischen Ständestaatstheorien orientiert. Arztsein ist danach kein Beruf nach Art gemeiner Leute, das materielle Interesse gilt als verpönt und wird pathetisch kaschiert durch eine Ideologie der Verwaltung zentraler Werte. Dahinter verbirgt sich ein elitäres Bewusstsein, das umso schroffer reagiert, je stärker es einen privilegierten sozialen Status bedroht sieht [Wids, S. 115].*

Die Ärzteschaft verhalte sich im Allgemeinen politisch passiv und damit finde eine Abwehr der Bevormundung durch die Standesorganisationen nicht statt. Dies sei – folgt man Lüth – Folge des unkritischen Studiums und einer unkritischen Berufsausübung. Zum „beschwörerisch wiederholten Dauerrepertoire“ der Standesvertreter gehöre zudem die Formel von der „Einheit des Ärztestandes“. Damit werde alle Kritik und alle Abweichung zum Schweigen gebracht: „Kaum eine soziale Gruppe kennt Formen der Unduldsamkeit wie die Ärzte, nirgendwo sonst kann ein offenes Wort so existenzbedrohend wirken [Wids, S. 116].

Meldeten sich Ärzte zu Wort, sprächen im Allgemeinen nicht sie selbst, sondern ihre Standesvertreter, allen voran die Kammern [vgl. Wids, S. 112]. So sei beispielsweise im niedergelassenen Bereich die Ärzteschaft im Grunde selbst schuld an ihrer gegenwärtigen Situation, habe man doch sämtliche Verhandlungen den Funktionären überlassen. Die derzeitige Situation sei das Resultat zahlreicher Auseinadersetzungen zwischen Kassenvertretungen und Arztvertretungen, bei welchen es die Ärzte versäumt hätten, ihre Interessen durchzusetzen. Erzogen auf den Universitäten und später in den Kliniken im „unbedingten Gehorsam“, hätten die Ärzte ihre Funktionäre niemals kritisiert oder zur Rechenschaft gezogen, sondern verharrten vor ihnen in Demutshaltung [vgl. AkM, S. 69]. Die Funktionäre aber seien in ihrer „Verblendung“ gescheitert, da sie der Ideologie anhingen, sich über das Wirtschaftsleben mittels Ethos erheben zu können.
Angewandte Medizin sei Lüth zufolge auch eine politische Angelegenheit. Die Abkehr der Ärzte von Politik müsse deshalb Verzicht auf Einfluss bedeuten. Dies sei – jedenfalls für die Ärzte – tragische Geschichte der letzten Jahrzehnte, wie Lüth zum Beispiel an dieser Stelle zu belegen weiß:

> *1883 haben sie bekanntlich keinen Finger gerührt, als das erste Gesetz der Sozialversicherung diskutiert wurde, umso kritischer (berechtigt übrigens, aber es kam zu spät) waren sie hinterher. Heute ist ihr Einfluss auf die Politik gleich Null. Selbst in der Gesundheitspolitik, als einem Teil der Sozialpolitik, sind sie nicht gefragt, und was sie post festum stets dazu sagen, ist eigentlich überflüssig [Wids. S. 132].*

4.3.7. Fazit Lüths

Einige von Lüths Vorschlägen und Forderungen für eine verbesserte, nun „kritische“ Medizin und den Abbau der aufgezeigten Theorie-Praxis-Problematiken sind im Voranstehenden bereits genannt worden, so beispielsweise die Erhöhung des Stellenwertes des ärztlichen Gespräches, die Forderung einer ganzheitlichen Pharmakotherapie und einer neuen sprachlichen Systematisierung von Krankheiten als Sozialkrankheiten.

Bei den Möglichkeiten zur Senkung der Kosten im Gesundheitssystem hat Lüth vordringlich die vermeidbare Mehrwertproduktion im Bereich der Pharmaindustrie gesehen. Prinzipiell könne aber in allen diskutierten Bereichen zwecks Kostenersparnis angesetzt werden. Für den Bereich des Krankenhauses beispielsweise hat Lüth von einer „zwanghaften Ausschlussdiagnostik" und von einer Diagnostik als „Selbstzweck" [Wids, S. 164-165] gesprochen, die zu hohen Kosten im System führten. Dieses kostspielige Verhalten der Kliniker begründe sich in dem „fatalen Umstand", dass die Ärzte während ihrer Studienzeit nichts über die Kosten der Medizin gelernt hätten:

> *Das „um jeden Preis" setzt sich fest im Gedächtnis und in der Einstellung der Ärzte. Jetzt lernen sie, dass das Helfen sehr wohl einen Preis hat, und es wird darauf ankommen, zu unterscheiden, was man dafür bekommen kann: was wirklich notwendig ist und lohnt oder was nur Kosten verursacht, die unserem Perfektions- oder Schutztrieb dienen [Wids, S. 166].*

Auch im *Tagebuch eines Landarztes* fordert Lüth die „Entkommerzialisierung" [TeL, S. 66] der Medizin, nämlich die Abkehr von immer teurer werdenden Apparaten und die Hinwendung zu einer „kritischen Medizin" und befindet: „Der Arzt müsste also aufwachen" [TeL, S. 66].

In *Ansichten einer künftigen Medizin* hält Lüth fest, es gebe für den Status quo der Gesundheitsorganisation nur eine Alternative: eine Evolution des bestehenden Systems oder den Bruch mit diesem [vgl. AkM, S. 70]. Vordringlich sei es, die Pharmaindustrie in die volkswirtschaftliche Verantwortung mit einzubeziehen [AkM, S. 71], daneben sei es erforderlich, dass die Ärzteschaft selbst sozialpolitisch aktiv werde. In der Praxis erfahren, könnten die Ärzte konstruktive Ideen liefern, beispielsweise, wie gegen den Ärztemangel auf dem Land anzugehen sei. Lüth selbst unterbreitet in *Ansichten einer künftigen Medizin* konkrete Vorschläge, beispielsweise die Bereitstellung von Bauland durch die Gemeinden oder steuerliche Vergünstigungen für den Landarzt [vgl. AkM, S. 71].

Zudem hat Lüth die Abschaffung der Instanzen der ärztlichen Selbstverwaltung propagiert. Es sei überflüssig, beide Institutionen als Körperschaften des öffentlichen Rechts aufrecht zu erhalten. Während das Ende der kassenärztlichen Vereinigungen schon vorgeschlagen worden sei [vgl. AkM, S. 91], wird eine Forderung nach Abschaffung der Ärztekammern erstmals durch Lüth selbst formuliert, wenn man seinen Ausführungen in *Ansichten einer künftigen Medizin folgt*:

> *Spielen wir diesen bisher von niemandem vorgetragenen Gedanken durch! Der Autor würde sich darauf berufen, radikale Modernisierung zu intendieren [AkM, S. 92].*

Lüth zufolge gebe es kaum irgendeine Aufgabe im ärztlichen Bereich, die sich nicht ebenso ohne die Institution der Ärztekammern lösen ließe. Dies betreffe im besonderen Maße die von den Kammern wie vom Gesetzgeber als primär angesehene Funktion der Berufsaufsicht [vgl. auch AkM, S. 92-99]:

> *Es ist erstaunlich, dass die Ärzte ihre Aufgabe für so wichtig halten, dass für sie die normalen gesetzlichen Bestimmungen, die für alle Staatsbürger gelten, nicht ausreichen würden. Ich kann darin nur ein besonderes Misstrauen sehen, das ausgerechnet bei dem, der für die Volksgesundheit zuständig sein und dem Volke [...] dienen will, zugleich eine spezielle Labilität unterstellt. Die Disziplinar- und Berufsgerichtsbarkeit ist mindestens Ausdruck einer tiefen Unsicherheit. (Der Analytiker würde wohl nicht ohne Grund (sado-)masochistische Züge diagnostizieren.) [AkM, S. 92].*

Insgesamt schlägt Lüth vor, eine neue Medizin zu begründen, die er an vielen Stellen als „Kritische Medizin" bezeichnet hat. Diese solle – anstatt eine völlig neue Richtung zu begründen – alles, was sich im Laufe der Medizingeschichte als wertvoll erwiesen habe, zusammenbringen und nutzen. Eine neue Medizin könnte die Entwicklung zu sich selbst aber nur fördern, indem sie auf den Gestus des Festhaltens verzichte, legt Lüth im *VIII. Brief aus einer Landpraxis* dar. Für ihn selbst als praktischen Arzt stehe die Medizin der Allgemeinpraxis im Vordergrund. Diese werde zu Klarheit über sich selbst nur kommen, indem sie ihre Widersprüchlichkeit auflöse, einerseits der Strenge der Verfachlichung genügen zu müssen, zugleich aber das Ganze mit aufzunehmen, das ihr auch aufgegeben sei. Dabei handele es sich um dasjenige, das zu großem Teile arbeitsteilig nicht vorgegeben sei, zu anderem Teil innerhalb der einzelnen Disziplinen, einschließlich der Psychosomatik, verstreut liege und erst noch aufzuspüren und zu sammeln sei [9].

„Kritische Medizin" fordere zudem die Aufhebung der Entfremdung. Diese sieht Lüth – wie oben eingehend beschrieben – in der Klinik, wo Patienten nicht ganzheitlich behandelt werden und auch in der Praxis, wo der Arzt zu einer wirtschaftlichen Praxisführung gezwungen sei. Der „kritische Arzt" solle die ärztliche Tätigkeit ihrem Ideal näher bringen. Basis hierfür sei eine Neuordnung des Studiums mit Einführung der Sozialmedizin als Grundlagenfach [vgl. Kapitel 4.2. und 4.4.]. Hierdurch sollen die Interaktionen zwischen Krankheit und Gesellschaft in beiden Richtungen offen gelegt werden, was zu einer neuen Betrachtungsweise der Medizin führen werde. Insgesamt soll kritisches Denken an den Universitäten gelehrt werden, dazu sei unter anderem die Abschaffung von starren Lernsystemen wie dem Multiple-choice-Verfahren nötig. Neben einer Neuordnung des gesamten Studiums, wie Lüth sie unter anderem in *Kritische Medizin* gefordert hat [vgl. Kapitel 4.2.], solle der kritische Umgang mit der Medizin auch nach Verlassen der Universität nicht aufhören. Das aktive, kritische Denken müsse in der Medizin wieder gesellschaftsfähig gemacht werden.

> *Das eigentliche Studium beginnt erst nach Verlassen der Universität, um dann allerdings [...] nie mehr aufzuhören [KM, S. 329].*

Es sei darüber hinaus notwendig, das eindimensionale System der Krankenversicherung im Gesundheitssystem aufzugeben. Viele scheinbar ärztliche Tätigkeiten seien delegierbar, so könnten beispielsweise das Vorsorge- und Nachsorgesystem als Subsysteme des Gesundheitssystems an medizinisch ausgebildete Sozialpädagogen abgegeben werden. Ein so gearteter Ausbau der Gesundheitsvorsorge führe gleichzeitig zur Kostenreduktion im System. Für diese Entwicklung sei es notwendig, dass die gesetzlichen Krankenversicherungen Leistungen anderer Gesundheitsberufe anerkennen. Lehrer, Pfarrer oder die Gemeindeschwester, im Idealfall auch der Sozialtherapeut, könnten in die Gesundheitsarbeit mit einbezogen werden und beispielsweise mit Patienten sprechen, wo es dem Krankenhausarzt aus Zeitgründen nicht möglich sei [vgl. Kapitel 4.4.].

Für die hausärztliche Praxis schlägt Lüth vor, Sozialsprechstunden einzuführen, „ohne weißen Kittel" [KM, S. 290]. Hier könnten Probleme der Patienten unter Betrachtung des entsprechenden sozialen Umfeldes gewürdigt werden und berufliche und soziale Auswirkungen von Krankheiten zur Sprache kommen. Bei dieser ganzheitlichen, jetzt humanisierten Behandlungsweise werde der Arzt wieder das sein, was der Patient sich wünsche: ein Helfer, der sich über das im engeren Sinn Medizinische für ihn engagiere. Das Sozialmedizinische werde damit zum Kriterium ärztlicher Kompetenz. Erst jetzt „wird der Arzt [...] endgültig das sein, was er bisher zwar beansprucht, niemals jedoch wirklich sein konnte: das dramaturgische Zentrum der Medizin" [KM, S. 305].

Aufgrund seiner breit gefächerten medizinischen Kenntnis bleibe der Arzt ein zentrales Moment im Gesundheitssystem. Er habe daher auch die Aufgabe, dieses dem Patienten transparent zu machen. Hierfür sei wiederum bei der Ausbildung der Ärzte anzusetzen, Lüth fordert die Erweiterung um Kenntnisse der Wissenschaftstheorie, Wissenschaftskritik, Methodologie und Logistik [vgl. KM, S. 306].

Der „kritische Arzt" sei damit kein Spezialist, sondern ein „allseitiger Mensch", der Vorbildfunktion habe. Durch den Trend der Medizin hin zu einer öffentlichen Wissenschaft könne auch der Patient für die Ziele der „Kritischen Medizin" sensibilisiert werden.

Insgesamt könne Medizin ein „Mittel der Emanzipation" [KM, S. 329] werden, wobei diese im Sinne einer Befreiung zu verstehen sei:

> *Sosehr es die alte Dame schrecken mag, sich neue Kleider zuzulegen: hat sie sich erst überwunden, wird sie schnell merken, dass es sich nicht um äußerliche Verjüngung handelte. Mit den Institutionen ändern sich die Menschen, mit den Formen die Inhalte. Die ärztliche Arbeit wird wieder, was sie sein sollte, freie Tätigkeit und Selbstverwirklichung des Menschen [KM, S. 329].*

4.3.8. Schlusswort

Wie die im Abschnitt 4.2. thematisierte Studentenbewegung und mit dieser einhergehend, sei die Bewegung der „Kritischen Medizin" Lüth gemäß von Nordamerika nach Deutschland gekommen. In seinem *Wörterbuch zur medizinischen Soziologie,* welches 1980 erscheint, definiert Lüth die „Kritische Medizin" wie folgt:

> *Eine Einstellung zur Medizin, die vorwiegend die Organisation und Praxis der Medizin und die Ärzte in Zusammenhang mit den gesellschaftlichen Bedingungen und Erwartungen bringt. Programmatisch das Eintreten für größere Berücksichtigung der sozialwissenschaftlichen Bedingungen und Verhältnisse (psycho-soziale Dimension der Medizin). Kritische Medizin müsste sich einsetzen für die Ausgewogenheit von naturwissenschaftlich-klinischer und psychologischer sowie soziologischer Betrachtungsweise und Methode [WmS, S. 226].*

An anderer Stelle bezeichnet Lüth „Kritische Medizin" als „Naturwissenschaft mit Reflexion und mit politischer Aktion" [AkM, S. 58].

In den letzten 25 Jahren nach Lüths „kritischen Anstößen" hat sich die Medizin neuen Disziplinen geöffnet, im psychologischen Bereich ist insbesondere der Zweig der Psychosomatik zu nennen. Trotzdem ist auch ein Vierteljahrhundert nach Lüths Vorschlägen das so von ihm bezeichnete „Unbehagen" in der Medizin deutlich zu spüren, denn der Stellenwert der apparativen Medizin hat sich eher gefestigt, die Medizin ist – gemäß Lüths Definition – immer noch weitgehend „stumm". Auch die Diskussion um die Arbeitsbedingungen von Krankenhausärzten hat sich noch verschärft. Somit scheint das Ideal des ärztlichen Berufes jenseits aller Ideologie als „freie Tätigkeit und Selbstverwirklichung des Menschen" [vgl. Kapitel 4.3.7.] noch längst nicht erreicht.

In manchen Punkten seiner kritischen Medizinbetrachtung hat Lüth durchaus Weitblick bewiesen, beispielsweise als er 1981 die Unbezahlbarkeit des derzeitigen Gesundheitssystems, den Statusverlust der Ärzte und die gesundheitspolitische Diskussion der frühen 2000er Jahre voraussagte:

> *Die Kostenexpansion des gesamten Gesundheitssystems wird Ausmaße annehmen, die das System in der derzeitigen Form – Finanzierung aus Beiträgen – aufheben [AkM, S. 80]. Die Einzelleistungshonorierung wird wieder verschwinden, denn niemand kann sie bezahlen. Es wird also die so genannte Kopfpauschale der guten alten Zeit wiederkommen. Was sollen dann die vielen Apparate? So etwa skizziere ich mir die Entwicklung auf dem Gesundheitssektor, die vor uns liegt und langsam auf uns zukommt. Das bedeutet nichts anderes als den Umschlag: fort von der indirekten, unbezahlbaren Medizin zurück zur direkten humanen Medizin. Die gesellschaftliche Entwicklung wird etwas herbeiführen, was im Grunde alle wollen und fordern, für die Ärzte aber einen Abschied bedeutet: vielleicht nicht vom Establishment – sie sind nun einmal Golfer und Rotarier und upper ten -, aber von ihren finanziellen Möglichkeiten [TeL, S. 283-284].*

Unter anderem mit seiner Forderung einer Stärkung des Stellenwertes der ärztlichen Beratung – auch unter finanziellen Aspekten – ist Lüth auch heute noch aktuell, wo sich doch der Ärztemangel – insbesondere im niedergelassenen Sektor der Medizin – noch verstärkt hat. Insgesamt erscheint es nicht nur auf dem Feld der medizinischen Ausbildung und Lehre [vgl. Kapitel 4.2.5.], sondern auch auf dem übergreifenden Gebiet der formalen und inhaltlichen Organisation der Medizin durchaus angezeigt, Lüths Forderungen einer „Kritischen Medizin“ erneut zu lesen, kritisch zu diskutieren und zur Anwendung zu bringen.

Sigelverzeichnis und Literatur zu Kapitel 4.3.:

Folgende Sigel wurden benutzt:

AkM: Ansichten einer künftigen Medizin, Reihe Hanser, München, 1971
KM: Kritische Medizin, Zur Theorie-Praxis-Problematik der Medizin und der Gesundheitssysteme, Rowohlt Taschenbuch Verlag, Reinbek bei Hamburg, 1972
MiG: Medizin in unserer Gesellschaft, Voraussetzungen, Änderungen, Ziele, Edition Weinheim VCH, Weinheim, 1985
MP: Medizin als Politik, Hermann Luchterhand Verlag, Darmstadt Neuwied, 1976
TeL: Tagebuch eines Landarztes, Droemersche Verlagsanstalt Th. Knaur Nachf., München, 1983
VssM: Von der stummen zur sprechenden Medizin, Über das Verhältnis von Patient und Arzt, Campus Verlag, Frankfurt am Main, 1986
WmS: Wörterbuch zur medizinischen Soziologie, Hippokrates Verlag, Stuttgart, 1980
Wids: Wie ich das sehe, Auf der Straße, in der Praxis und darüber hinaus, Verlag Medical Tribune, Wiesbaden, 1986

Weitere Literatur:

[1]: Lüth über einen Traum [154], S. 350
[2]: [150], S. 423
[3]: [120], S. 46
[4]: [116], S. 1164
[5]: vgl. [130], S. 1972
[6]: vgl. [128], S. 594
[7]: [130], S. 1971
[8]: [131], S. 2086
[9]: [120], S. 46-47

4.4. *Integration einer sozialen Dimension in die Medizin*

Eine Theorie der Medizin wird sich erst auf der Grundlage der Sozialwissenschaften, insbesondere der Soziologie der Medizin erarbeiten lassen [BS, S. 38].

4.4.1. Einleitung

Medizin ist Lüth gemäß Natur- und Sozialwissenschaft gleichermaßen. Das Soziale – als das typische Reagieren zwischen Menschen und von ihnen gebildeten überindividuellen Strukturen – sei im Bereich der Medizin bisher zu wenig berücksichtigt worden. Einmal fragte man Lüth in einer Diskussion provokativ, ob es denn eine Soziologie des Nierensteines gebe? Lüth bejahte, beweisend sei schon der Umstand, dass sich die meisten Nierensteine erst autoptisch – als Zufallsbefund – zeigten. Denn um zu erklären, warum der eine Koliken entwickele, ein anderer aber nicht, sei es unumgänglich, in soziologische Dimensionen vorzustoßen [vgl. M, S. 274].

Schriftliche Zeugnisse der Beschäftigung Lüths mit Soziologie im Zusammenhang mit der Medizin finden sich in Form von Monographien, Sammelbänden und Zeitschriftenaufsätzen schwerpunktmäßig in den Jahren 1972 bis 1984.

Mit *Kommunikation in der Medizin* liegt eine Sammlung von themenbezogenen Beiträgen verschiedener Autoren, unter anderem von Lüth selbst, vor. Hierin fordert er 1975 dazu auf, die administrative und apparative Perfektion in der Medizin zugunsten der Kommunikation mit den Patienten zu unterlaufen. Im gleichen Jahr erscheint das Werk *Beiträge zur Sozialmedizin*, wobei es sich ebenfalls um eine Sammlung von Aufsätzen zu Theorie und Praxis der Sozialmedizin handelt. Lüth selbst ist mit acht Fachbeiträgen in diesem Werk repräsentiert. Ebenfalls 1975 gibt Lüth *Die soziale Dimension in der Medizin* heraus, wobei es sich ausschließlich um Arbeiten von Manfred Pflanz handelt. Die Herausgabe dieser sozialwissenschaftlich orientierten Beiträge erscheint nur folgerichtig, wenn man bedenkt, dass Lüth im Rahmen seiner eigenen Beschäftigung mit dieser Thematik immer wieder Anknüpfungspunkte bei Pflanz gefunden hat.

1980 erscheint Lüths *Wörterbuch zur Medizinischen Soziologie*. Absicht Lüths ist es, ein Nachschlagewerk zu liefern, welches nicht eine bloße Aneinanderreihung von Fakten liefert, sondern sich wie eine eigenständige Monographie mit Interesse lesen lässt. Der Lexikonteil zu soziologischen Begrifflichkeiten ist deshalb nur ein Teil des Buches. Auf eine Expertensprache wird zudem weitgehend verzichtet und soziologische Begriffe erhalten einfache Definitionen. Der intendierte „Anti-Jargon-Effekt" des Wörterbuches sei dabei als ein Fortschritt der Kommunikation zu verstehen. Da es Lüth zufolge keine strenge Abgrenzung des Faches Soziologie geben könne, sind neben rein medizinsoziologischen Begriffen auch solche benachbarter Disziplinen berücksichtigt. So finden sich im Lexikonteil zahlreiche Literaturangaben sowie Querverweise im Sinne einer Vernetzung der Begriffe.

1985 erscheint *Medizin in unserer Gesellschaft*, ein Werk, welches unter verschiedenen Blickwinkeln soziologische Aspekte des ärztlichen Berufes, der Medizin und der Gesellschaft zusammenfassend darlegt. Es ist als ein wichtiger Beitrag Lüths zu werten, da es gewissermaßen den Abschluss einer 16 Jahre dauernden Beschäftigung darstellt. Für den an einer Lektüre von Lüths Originaltexten zu dieser Thematik interessierten Leser ist dieses Buch als Einstieg deshalb besonders zu empfehlen.

Nur ein Jahr später – 1986 – erscheint *Von der stummen zur sprechenden Medizin*, wobei es sich um die überarbeitete Neuausgabe des 1974 von Lüth vorgelegten Werkes *Sprechende und stumme*

Medizin handelt. Hierin postuliert Lüth eine suffiziente Kommunikation zwischen Arzt und Patient als wesentlichen Faktor der ärztlichen Hilfe. Neben der Darlegung von Kommunikationsdefiziten gilt sein Hauptaugenmerk der Erörterung der Möglichkeiten kommunikativer Therapie. Weitere themenbezogene Werke liegen in zahlreichen Artikeln vor, die im Folgenden größtenteils zitiert werden.

4.4.2. Über das Patienten-Arzt-Verhältnis

4.4.2.1. Der Status quo der Kommunikation

> *Mit der Kommunikation in der Medizin steht es schlecht [2].*

Die von Lüth so bezeichnete und als unzureichend kritisierte „stumme" Medizin im diagnostischen und therapeutischen Prozess wurde bereits eingehend diskutiert [vgl. Kapitel 4.3.3]. Kommunikation ist Lüth gemäß also ein essentieller Bestandteil angewandter Medizin. An verschiedenen Stellen hat Lüth nun darauf hingewiesen, dass das Gespräch zwischen Arzt und Patient durch Kommunikationsbarrieren belastet sei. In *Von der stummen zur sprechenden Medizin* nennt Lüth beispielsweise den oftmals unterschiedlichen Sozialdialekt von Patient und Arzt: die Kommunikation erfolge zwischen Angehörigen von Unter-, Mittel- und Oberschicht und darüber hinaus auf verschiedenen Ebenen grundsätzlicher Wert- und Sinnorientiertheit [2]. Die Sprache der Unterschicht zeichne sich dadurch aus, dass ihr die Fähigkeit zur Abstraktion und damit eine Distanz zum Erlebnis fehlen. Der Angehörige der Mittelschicht hingegen könne Ereignisse, die zu seinen Erlebnissen gehören, auch aus der Distanz heraus versachlichend schildern:

> *Sie (sc. die beobachteten Ereignisse) haben auch in ihrer Formalisierung und Versachlichung Nachrichtencharakter, sind nicht Eruptionen der Affekte, die von ihnen ausgelöst wurden [VssM, S. 47].*

Diese Sprachbarrieren bestehen Lüth zufolge wechselseitig und werden vom Arzt oftmals „beharrlich" nicht zur Kenntnis genommen [vgl. VssM, S. 36]. Der Arzt, der zur Mittelschicht gehöre, benachteilige zwangsläufig Mitglieder anderer Schichten. Konflikte der Psyche fänden sich in allen Schichten, die Unterschicht weise aber eine größere Somatisierungstendenz auf als andere Schichten, die diese seelische Komponente verschleiern könne [VssM, S. 64].

Die von diesen Patienten präsentierten Krankheiten seien also oftmals in ihrer Manifestation somatischer Natur, in ihrer Wurzel indes psychosozialer Art. Aufgabe des Arztes sei es nun, diesen komplexen Sachverhalt zu erkennen und zu überwinden. Dazu müsse der Arzt „Psychologe, Soziolinguist, Soziologe, eigentlich auch Ökonom und Jurist" [VssM, S. 41] sein.

Das Aufdecken von inneren Konflikten sei Lüth zufolge auch für Patienten von weit reichender Bedeutung, korreliere doch die kommunikative Bereitschaft mit dem Bewusstwerden der seelischen Dimension von Erkrankungen. Dies sei anhand der oft fehlenden Bereitschaft zum Aufsuchen von Beratungsstellen ablesbar:

> *Die Fähigkeit, Beratungsstellen zu benutzen, bestimmt die Motivation, sie aufzusuchen, unabhängig von der Notwendigkeit, Beratung in Anspruch zu nehmen. Es kommt also darauf an, diese Fähigkeit zu wecken und zu entwickeln. Ist sie vorhanden, könnten wir von einem Kommunikationsbewusstsein sprechen. Aufgabe der Pädagogik wäre es, dieses Kommunikationsbewusstsein zu schaffen [VssM, S. 54].*

Nicht erkannte Kommunikationswünsche beziehungsweise unüberwundene Kommunikationsbarrieren haben Lüth zufolge Rückwirkungen auf das ärztliche Verhalten mit spürbaren Folgen für das Gesundheitssystem, wie am Beispiel des teils „unreflektierten Rezeptierens“ offensichtlich werde:

> *Die Kommunikationswünsche der Patienten werden in vielen Fällen – nicht grundsätzlich, nicht immer, aber zu einem erheblichen Teil – in Rezeptwünsche abgebogen [3].*

4.4.2.2. Zur Rollenkonzeption

> *Rolle meint im gesellschaftlichen Zusammenhang Hineingestelltsein in Erwartungszusammenhänge [MP, S. 76].*

In Anlehnung an Talcott Parsons bekannte Rollenkonzeption hat Lüth speziell auch die soziologische Rolle des Arztes beschrieben. Diese umfasse zunächst affektive Neutralität und erst nachrangig die technische Kompetenz. Ein weiteres Merkmal sei der Rollenzwang zum Handeln um jeden Preis. Eine Therapie zu beginnen, sei sie auch noch so allgemein, bedeute die Initiierung einer Beziehung zwischen Arzt und Patient mit allen möglicherweise daraus erwachsenden Folgen [vgl. KiM, S. 310-311].

Sowohl in der Klink als auch in der Praxis gebe es bestimmte Rituale als Bestandteil der Kommunikation. Schon das Eröffnungszeremoniell lege Rollen fest, indem dem Patienten die Aufgabe desjenigen zukomme, der Fragen zu beantworten und den ärztlichen Anweisungen Folge zu leisten habe. Der Arzt hingegen befinde sich in der Rolle des Fachkompetenten, was ihm gleichsam Überlegenheit zuschreibe. Die ärztliche Frage: „Was kann ich für Sie tun“ sei *auch* als ein Instrument zur Distanzierung des Arztes gegenüber dem Patienten zu verstehen [vgl. VssM, S. 45]. Nicht nur im Krankenhaus mit den traditionellen ärztlichen Visiten sei eine solche asymmetrische Kommunikation bekannt, das Phänomen des „rituellen Distanzierens“ und des „rituellen Präsentierens“ [VssM, S. 48] zeige sich genauso – wenn auch weniger offensichtlich – in der Praxis niedergelassener Ärzte, wo mitunter eine strenge Trennung zwischen medizinischem und öffentlichem Bereich erfolge. Der Arzt stehe damit einer „freien Kommunikation“ [VssM, S. 49] nicht zur Verfügung.
Lüth weist nun darauf hin, dass der so umrissene Rollenbegriff heute nicht mehr haltbar sei, wichtige Ergänzungen seien vorzunehmen: Zum einen verhielten sich die Rollen dynamisierend, ausgelöst durch das Rollenverhalten anderer, beispielsweise durch die Erwartungen von Patienten. Zweitens sei eine Rolle von ihrem Träger niemals voll auszufüllen, sondern lediglich teilweise und sektorenspezifisch. Dies gelte auch für den Arzt. Lüth befürwortet eine solche dynamische Rollenkonzeption, bedeute sie doch, dass dem Arzt Raum für „reflektierte Intelligenz“ und „Selbststeuerung“ gelassen werde [KiM, S. 313]. An anderer Stelle hat Lüth darauf hingewiesen, dass die individuelle Persönlichkeit in kein Rollenschema eingehe, immer sei ein Rest vorhanden, der sich nicht hundertprozentig mit der übergestülpten Rolle identifizieren wolle. Den berühmten „Nur-Arzt“ könne es also nicht geben und sei auch nicht wünschenswert, gleiche dieser doch einem „Bioroboter“ [MiG, S. 89]. Dem derzeitigen Rollenbegriff sei außerdem das „eigentlich Ärztliche“ [Kim, S. 314] anzufügen, welches jede Fächermedizin transzendiere und dennoch alle Spezialisierungen umfasse:

> *Gemeint ist das allgemeine soziale Handeln als helfendes Handeln, das sich sowohl in Maßnahmen realisiert wie im Medium der sozialen Interaktion, in der Kommunikation [KiM, S. 314].*

Mit diesen Überlegungen scheint Lüths Argumentation folgend die genuin ärztliche Rolle in Auflösung begriffen: das allgemein Ärztliche, als eine Wissenschaft vom Helfen verstanden, bedürfe der ärztlichen Ausbildung im Grunde nicht. Ein Helfer in diesem Sinne müsse nämlich nicht zwingend Arzt sein:

Dabei erscheint als der Pfahl im Fleisch des Arztes die fatale Überlegung, dass der interessierte und womöglich noch propädeutisch vorgebildete Laie sinnvoller eingesetzt werden könnte als mancher Nur-Arzt [...] [KiM, S. 316].

Der Arzt müsse also, wenn er das spezifisch Ärztliche nicht aus dem Auge verlieren wolle, die Kommunikation ebenso ernst nehmen wie Laborchemie oder physikalische Diagnostik. Indem Lüth auf die medizinische Ausbildung zu sprechen kommt, schließt sich der Kreis seiner Argumentation:

Medizinsoziologie und Medizinpsychologie sind demgemäß Grundlagenfächer für das Verständnis des Ärztlichen überhaupt, - auf sie verzichten, hieße die Ausbildung zum Arzt in Frage stellen [KiM, S. 319].

4.4.2.3. Allgemeines zur Überwindung von Kommunikationsbarrieren

Das Verstummen der Medizin, das sich in dem Rückgang der Kommunikation in all ihren Strukturen – Kliniken wie Praxen – ankündigt, erscheint dabei als Preis, der für [...] Fortschritt zu zahlen ist. Fortschritt sollte aber nicht an Ausdehnung der apparativen Möglichkeiten gemessen werden, sondern mindestens in den interpretierenden Humanwissenschaften primär am Kriterium des Besserverstehens [4].

Lüth fordert sowohl äußerliche als auch innere Veränderung der „Inhaber der Rollendominanz" [VssM, S. 50], also der Ärzte. Nur so könne sich auch der Patient emanzipieren und endlich als gleichrangiger Partner im Behandlungsprozess fungieren. Angestrebt sei die „herrschaftsfreie Redesituation, die herrschaftsfreie Situation überhaupt" [VssM, S. 59]. Der Inhaber der Rollendominanz müsse lernen zu differenzieren:

[...] zwischen dem, was in dieser Aktion als Herrschaft nur deshalb erscheint, weil es infolge der Zwänge unvermeidlich ist oder aber durch die Institutionalisierung einfach der Autorität und Subordination wegen des reibungslosen Funktionsablaufs fixiert wird – und dem, was Instrument sein kann, die herrschaftsfreie Situation zu gewährleisten und zu verfestigen [VssM, S. 50-51].

In der Praxis müsse ein unaufdringliches Setting geschaffen werden, in dem das „Moment des Privaten" [VssM, S. 56] enthalten sei. Nach Lüths eigener Erfahrung habe der niedergelassene Arzt zudem das organisatorische Potential, Zeit für ausführlichere Gespräche mit einzelnen Patienten bereitzustellen. Hierzu müsse vorab eine „Selektion" stattfinden [vgl. VssM, S. 59].

Im Gespräch sei es ratsam, die „biographische Konstellation" des Patienten anzusprechen, beispielsweise vermittelt durch die Frage: „Was war in ihrem Leben, als diese Beschwerden eintraten?" [VssM, S. 66]. Hierzu benötige der Arzt Kenntnisse in der Gesprächsführung, gleichwohl müsse er in der Lage sein, die Grenzen zwischen somatischen, psychosomatischen und rein psychischen Störungen zu erkennen. Um keine narzisstischen Kränkungen zu erleiden, müsse der Arzt zudem wissen, dass der in der Psychoanalyse bekannte Mechanismus der Übertragung auch in der normalen Patienten-Arzt-Beziehung vorkomme. Dem Arzt oder der Therapie gegenüber ablehnendes Patientenverhalten könne Instrument von Widerstand sein, als Ausdruck einer negativen Übertragung [vgl. VssM, S. 67-69].

4.4.2.4. Spezielle Therapieformen

In seinem Werk *Von der stummen zur sprechenden Medizin* stellt Lüth die *Psychoanalyse* mit ihren vier Schritten *Konfrontation, Klärung, Deutung* und *Durcharbeiten* als eine sinnvolle Therapieform auch für das allgemeine ärztliche Gespräch vor. Lüth zufolge handele es sich hierbei sowohl um einen Erziehungsvorgang als auch um Erkenntnistherapie. Ziel der Analyse sei die Ich-Stärkung durch Umstrukturierung der Persönlichkeit, hierzu sei es notwendig, dass sich der Therapeut durchgehend an übergreifenden Gesetzmäßigkeiten orientiere. Dazu gehöre die Vorbereitung auf die – für den Patienten kränkende – Konfrontation sowie die Befähigung, die Kränkung zu ertragen. Die Analyse sei ein zeitaufwendiger Prozess, motiviert durch den Leidensdruck des Patienten, welcher sich im Laufe der Therapie durch gewonnene Einsichten wieder abbaue [vgl. VssM, S. 125].

Die ärztliche *Gesprächstherapie* sei – richtig angewandt – eine ähnlich erfolgreiche Methode, allerdings mit einigen grundlegenden Unterschieden zur Psychoanalyse:

> *Für den Arzt geht es darum, im Bereich des Bewussten zu einer Neuorientierung zu kommen und mit der notwendigen Schärferstellung der Begriffe und Gegenstände sowie der Aufweisung der verborgenen Zusammenhänge und Wechselwirkungen zum Abbau der bestehenden Konflikte zu kommen [VssM, S. 71].*

Im Gegensatz zur Analyse müsse der Therapeut bei der Gesprächstherapie versuchen, möglichst schnell Einsicht zu erzeugen und zu diesem Zweck auch Ratschläge erteilen, ein Unterlassen sei geradezu als Kunstfehler zu werten. Allerdings solle ein stellvertretendes Handeln für den Patienten vermieden werden. Der gewichtigste Unterschied zur Analyse bestehe Lüth zufolge darin, dass das ärztliche Gespräch auf aktuelle Probleme des Patienten und auf Überwindung derselben im Hier und Jetzt abziele, eine vollständige Offenlegung der Psyche bleibe aber aus.

In *Von der stummen zur sprechenden Medizin* gibt Lüth einen umfassenden Überblick über die Möglichkeiten kommunikativer Therapie [vgl. VssM, S.80]. Diese werden nicht alle in extenso dargestellt, näher geht er lediglich auf einige ihm besonders wichtig erscheinende Therapieformen ein. Dies sind – ohne hier Lüths Darstellungen näher aufzuzeigen – inzwischen durchaus allgemein gängige und zum Teil heute von Krankenkassen anerkannte Verfahren wie beispielsweise autogenes Training, Hypnose, Verhaltenstherapie und verschiedene Formen der Sozialtherapie [vgl. VssM, S. 79 ff.].

Die Indikation für eine Therapieform hänge unter anderem von der Ausbildung des Therapeuten sowie von dessen Interessen ab. Eine Wertung hinsichtlich des Nutzens der vorgestellten Therapieformen unternimmt Lüth nicht. Bezogen auf alle angesprochenen Formen kommunikativer Therapie wird allerdings Lüths Grundüberzeugung deutlich, den strukturellen Differenzierungen der Psyche sei im Grunde nur mit der Psychoanalyse beizukommen:

> *Verglichen damit (sc. klassische Psychoanalyse) erscheinen mir die Theorien, die andere Psychotherapien anbieten, unzureichend, wenn nicht gar vorwissenschaftlich [VssM, S. 127].*

Lüths Überzeugung nach seien auch schwer therapierbare Erkrankungen wie der kindliche Autismus, die Schizophrenie und die Depression mittels Kommunikation therapierbar [vgl. VssM, S. 138 ff.]. Selbst bisher als rein somatisch angesehene Erkrankungen wie beispielsweise die Arteriosklerose können als „Sozialkrankheiten" verstanden werden und einer Kommunikationstherapie zugeführt werden [vgl. hierzu auch Kapitel 3.3.2.]:

Die arteriosklerotischen Narben und Herde wären demnach die Marken und Male einer gesellschaftsproduzierten Krankheit" [VssM, S. 170].

Ganz im Sinne des psychoanalytischen Ansatzes sei therapeutisches Ziel eine Umverteilung der Libido und damit eine Ichstärkung.

4.4.2.5. Interdisziplinärer Ansatz

Der wesentliche Ansatz zur Verbesserung der Kommunikation mit Kranken ist Lüth zufolge in einem pluralistisch-interdisziplinären Modell medizinischer Versorgung zu sehen. Für den niedergelassenen Arzt bedeute dies die Integration von Psychologen oder Sozialarbeitern und Sozialpädagogen in den therapeutischen Prozess, Lüth spricht von einem „längst überfälligem Modell" [VssM, S. 131]. In Krankenhäusern schlägt Lüth den Einsatz von „klinischen Psychologen" vor, um die somatische Fixierung psychisch Kranker zu verhindern [vgl. VssM, S. 133]. Diese wichtigen Maßnahmen seien bisher vor allem durch ideologisch verankerte Ängste der Ärzte verhindert worden:

Der Gedanke, es könnte in ihrem Bereich jemand dadurch, dass er den Patienten zeigt, wie man Konflikten auch ohne Drogen oder Pharmaka entgeht, ihnen diese Patienten entfremden, bildet den Mutterboden der Abneigung und Abwehr nichtärztlicher Professionalisierung im medizinischen Bereich. In Wahrheit sagt diese Furcht etwas über die Ineffizienz sowohl des ärztlichen Selbstverständnisses als auch der medizinischen Interaktion aus [VssM, S. 134-135].

An anderer Stelle hat Lüth das von ihm antizipierte Gesundheitssystem im Gegensatz zum derzeitigen als „integriert" bezeichnet. Es werde Mitbestimmung aller realisieren, die es tragen. Damit erweise sich die Kommunikationstherapie als ein ebenso schlichtes wie politisches Anliegen künftiger Medizin, die als umfassende Sozialtherapie des Namens Medizin eigentlich nicht mehr bedürfe [vgl. VssM, 201-202].

Mit dem Konzept einer interdisziplinären Zusammenarbeit hat sich Lüth eingehend beschäftigt. Seine tiefe Überzeugung der Richtigkeit dieses therapeutischen Ansatzes spiegelt sich im Modell so genannter integrierter Sozialstationen wider [vgl. Kap. 4.4.4.].

4.4.3. Medizinsoziologische Lehre

4.4.3.1. Zur Notwendigkeit der Medizinischen Soziologie

Die Ärzte damals waren, was Ärzte, die sich tatsächlich mit Patienten beschäftigen, immer sind: Medizinsoziologen. Sie wussten nämlich, dass man niemals Krankheiten behandelt, sondern kranke Menschen, und dass der Mensch nur in seiner sozialen Umwelt existiert, ohne diese er eigentlich ein Abstraktum ist [5].

Die Medizinsoziologie ist nach Lüth als ein geradezu ursprüngliches Element des Arztberufes zu verstehen, auch wenn sie nicht immer schon explizit so benannt wurde, sondern als naturgemäße Facette der ärztlichen Kunst verstanden worden sei. In seinem oben erwähnten *Wörterbuch* definiert Lüth die Medizinische Soziologie als die Anwendung soziologischer Begriffe und Methoden auf die Medizin. Damit verbunden sei auch die Übernahme der soziologischen Denkweise, die in ihrem Kern an Gruppen orientiert sei, anders als der primär auf einzelne Menschen ausgerichtete Blickwinkel der Medizin [vgl. WmS, S. 226].

Begründer der Medizinischen Soziologie sei Henry E. Sigerist gewesen; die inhaltliche Ausgestaltung des Faches im heutigen Sinne sei durch Talcott Parson erfolgt. Trotz dieser inzwischen akademisch etablierten Disziplin werde jedoch im ärztlichen Alltag die soziologische Komponente des Handelns eher unreflektiert angewandt. Wenn der Arzt eine Diagnose stelle, spielten unbewusst stets auch Statussymbole und Rollenhaftigkeiten mit hinein [6].

Lüth unterscheidet die „sociology of medicine" von einer „sociology in medicine". Beim ersteren handele es sich um das soziologische Verständnis der Medizin als eine Organisation, also die Soziologie von Klinik und Praxis. Hier sei „der Platz, die soziale Distanz zwischen Patient und Arzt, Patient und medizinischer Institution zu untersuchen" [7]. Medizinische Soziologie bedeute in diesem Zusammenhang die Anwendung soziologischer Kategorien, Begriffe und Methoden auf die Medizin. Da die Soziologie mit der Gruppe arbeite, stelle die organisatorische Seite der Medizin einen zweckdienlichen Ansatzpunkt dar [7] [8].

Unter „sociology in medicine" falle Lüth zufolge die Anwendung soziologischer Größen wie Gesprächsführung, Schichtenspezifität sowie Rollenzwänge und –erwartungen auf die Medizin. Darüber hinaus sei es Aufgabe der Wissenschaft, „soziologische Kategorien und Strukturen in den Gesundheiten und Krankheiten selber aufzuweisen" [8]. Es sei also essentiell, Krankheiten unter naturwissenschaftlich-klinischen und soziologisch-psychologischen Aspekten zu erarbeiten, so wie Lüth es in seinem Werk *Medizin als Natur- und Sozialwissenschaft* getan hat [vgl. Kap. 3.3.]. Auf diese Weise könne eine Soziosomatik beziehungsweise eine Sozio-Psychosomatik der Medizin erarbeitet werden, der Praxisbezug sei in Rehabilitation und Prophylaxe von Krankheiten gegeben. Die Medizinische Soziologie habe zudem die Aufgabe, sich mit Tiefenpsychologie zu beschäftigen, dem „Nichtbewussten" [8]:

> *Die soziologische Basis der Identität, ohne die es zu keiner Persönlichkeitsentwicklung kommt, sind auch Faktoren von Gesundheiten und Krankheiten [7] [8].*

Die Frage nach dem Sinn von Krankheiten sei eine „zutiefst medizinsoziologische Frage" [9], die nicht nur ein jeweiliges Einzelschicksal betreffe, sondern immer die Gesellschaft an sich. Für den Einzelnen bedeute Krankheit die Erkenntnis, dass er „nie allein gelebt hat und dass er gegenüber den anderen, die mit ihm – und durchaus auch gegen ihn – leben, Verpflichtungen hat" [9]. Lüth folgert daraus eine Schlüsselerkenntnis:

> *Ich meine, dass Krankheiten – und darin eben liegt ihr Sinn – Motivationen ändern können [9].*

Auch an anderer Stelle hält Lüth fest, Medizinsoziologie bedeute insgesamt Sensibilisierung für soziale Bezüge sowie Selbstreflexion der Medizin und sei damit ausdrücklich Motivierungsfach [10].

> *Die soziologisch – medizinsoziologisch – komplettierte Medizin kann wieder zur menschlichen Handlungslehre werden [...]. Die Einführung der Medizinsoziologie in das medizinische Curriculum bedeutet also weder Gefährdung anderer Fächer noch Verdrängung der naturwissenschaftlichen Grundlagenfächer, sondern die Forschung und Lehre der Grundlagen jener Dimension unseres Daseins, die wir tagtäglich leben und ohne die wir nicht wären, was wir sind, der psychosozialen Dimension [9].*

4.4.3.2. Status quo der medizinsoziologischen Lehre sowie von Lüth formulierte Forderungen

1970 wurde die Medizinische Soziologie in die neue Approbationsordnung integriert.
In den folgenden Jahren reflektiert Lüth an verschiedenen Stellen den Status quo der Lehre des neuen Faches. Bereits 1972 weist Lüth in einem Aufsatz darauf hin, dass medizinsoziologische Forschung gerade in dem Bereich, in dem die meisten Gesundheitsstörungen behandelt werden – nämlich auf dem Gebiet der Praxis des niedergelassenen Arztes – vernachlässigt werde [11].
Mit einigem zeitlichen Abstand fragt Lüth 1984, ob das Fach in die medizinische Lehre Integration gefunden habe und konstatiert: „ein ganz klein wenig, wirklich sehr wenig" [6]. Erstens gehöre das Fach in den klinischen Abschnitt des Studiums, sei aber in der Vorklinik angesiedelt, in der keine Patientenbegegnung stattfinde. Zudem sei die Medizinsoziologie zwar Pflichtfach, aber nicht scheinpflichtig und entbehre somit einer ihrem Stellenwert entsprechenden Würdigung. Zweitens sei die Kopplung des Faches an die Medizinische Psychologie unglücklich, da die beiden Fächer Lüth gemäß nicht viel gemeinsam haben. Die Medizinische Soziologie gehöre vielmehr zum Themenbereich der Sozialmedizin, denn Medizinische Soziologie sei die „Erkenntnistheorie der Sozialmedizin" [10]. Alternativ könne das Fach im Rahmen der allgemeinmedizinischen Lehre Berücksichtigung finden, zu deren Aufgaben auch die Unterrichtung über die Strukturen des Gesundheitssystems gehöre [12].

Ein weiteres Manko in der Einführung des neuen Faches sei die mangelhafte Ausstattung mit Assistenten, eigenen Räumen und Bibliotheken. Dieser Umstand, von Lüth als „mangelndes Vertrauen" gewertet, sei vor allem darauf zurück zu führen, dass sich die Medizinsoziologie mit Fragen beschäftige, die „seit alters für den Arzt hochtabuiert (sic!), quasi geheiligt sind und voll im gepflegten Vorurteil stehen" [10]. Beispielhaft nennt er an dieser Stelle unter anderem folgende Punkte: Ist die ärztliche Tätigkeit ein Auftrag oder eine bloße Dienstleistung? Handelt es sich um ein Arzt-Patientenverhältnis oder vielmehr um eine Patienten-Arzt-Interaktion und ist diese noch dazu asymmetrisch?

In einem Aufsatz aus dem Jahre 1972 weist Lüth auf inhaltliche Defizite des neuen Faches hin. Es fehle die Auseinandersetzung mit dem Bruttosozialprodukt, also mit dem Bereich der Sozialpolitik beziehungsweise mit dem wirtschaftswissenschaftlichen Aspekt und – vor dem Hintergrund der zunehmenden „govermentalization" der Medizin – fehle die Politologie im medizinischen Studium [13]. Nicht in Vergessenheit geraten dürfe, dass die Medizinsoziologie zwar als Spezialisierung Berechtigung habe, vor allem aber Basisfach sein solle, da sie für alle Ärzte als Grundlagenwissenschaft relevant sei.
Auch aus der Sicht des praktizierenden Arztes hat Lüth Erwartungen an den medizinsoziologischen Unterricht formuliert. Demnach sei zunächst grundsätzlich zu lehren, wie die Medizin im Ganzen institutionalisiert sei. Hierbei sollen Lüth gemäß sowohl ärztliche Ständevertretungen transparent gemacht werden als auch über das Phänomen der „institutionalisierten Ideologien" aufgeklärt werden [14].

Auch sei es Aufgabe der Medizinsoziologie, eine Einrichtung zur Erforschung der optimalen Organisation der medizinischen Versorgung zu etablieren. Nur so könne verhindert werden, dass es sich bei politischen Entscheidungen zu medizinischen Fragen nicht um bloße ideologische Handlungen, sondern um wissenschaftlich fundierte Entscheidungen handele.

Da die ärztliche Praxis ein wirtschaftlicher Betrieb sei, müsse der Arzt von der Betriebssoziologie wissen, im Krankenhaus sei die Arbeitsteilung, von Lüth als „unbewältigte Organisation" [15] bezeichnet, ein medizinsoziologisches Forschungsfeld.

Auch fehlten den praktisch tätigen Ärzten wissenschaftlich fundierte Kenntnisse über gesellschaftliche Stressoren und ihre Auswirkung auf die verschiedensten Organsysteme. Darüber hinaus erforderten sozialmedizinische Diagnosen arbeitsmedizinische und damit sozialpolitische Konsequenzen, hier müsse die Medizinsoziologie Zielvorstellungen formulieren.

Seit Beginn seiner selbständigen Tätigkeit zeigt sich ein schriftlich geäußertes Reflektieren Lüths über die besondere Situation des niedergelassenen Allgemeinmediziners, wobei sich Lüth stark an Gedankengängen Robert N. Brauns orientiert hat, den er als den Begründer der Allgemeinmedizin wertet. In Anlehnung an Braun fordert Lüth 1984 die empirische Sozialforschung für die Allgemeinpraxis, beispielsweise die Überprüfung des „Fälleverteilungsgesetzes". Die Fälleverteilung einer Praxis sei Indikator für die gesellschaftliche Zusammensetzung beziehungsweise die Möglichkeit, eine Klassifikation des Arztes vorzunehmen:

> *Zeige mir Deine Fälleverteilung und ich werde Dir sagen – ja, welche Gesellschaft Du bist, welcher Arzt Du bist [16].*

Eine weitere medizinsoziologisch relevante Frage sei in der fachlichen Abgrenzung zwischen verschiedenen Disziplinen zu sehen, beispielsweise zwischen Allgemeinmedizin und Innerer Medizin:

> *Viele Aufgaben des Allgemeinarztes hat der Internist an sich gerissen, sogar die Hausbesuche, während andererseits Allgemeinärzte mit properen poliklinischen Einrichtungen aufwarten und den Allgemeinarzt als ,Kliniker ohne Klinik' zeigen […] [17].*

Jede Wissenschaft werde durch ihre Anwendung zur sozialen Wissenschaft, argumentiert Lüth weiter. Die Besonderheit der Medizin als Sozialmedizin bestehe aber in ihrem pädagogischen Auftrag:

> *Medizin muss, soweit sie soziales Handeln in der Praxis ist, Einfluss auf das Handeln und Verhalten der Menschen nehmen und insoweit Sozialpädagogik sein [18].*

Sozialmedizin könne Lüth gemäß sowohl von Ärzten als auch von Soziologen gelehrt werden. Der das Fach lehrende Medizinsoziologe müsse allerdings über „ein inneres Archiv berufstypischer Situationen verfügen", um das Fach optimal unterrichten zu können [KiM, S. 310]. Der Mediziner sei ebenso einsetzbar, denn dieser unterliege „dem Sachzwang der sozialmedizinischen Relevanz der Medizinsoziologie" [19].

4.4.4. Entwicklung einer Gemeinwesenmedizin

4.4.4.1. Weiterentwicklung der Gemeindekrankenpflege

> *Die Gesellschaft muss allmählich einsehen, dass es Notwendigkeiten der Pflege gibt, auch wenn keine Indikation für stationäre Behandlung vorliegt, und dass diese nicht unbedingt eine ärztliche – oder solche durch so genanntes ärztliches Hilfspersonal – sein muss [20].*

Lüth hat an verschiedenen Stellen auf die Bürgerferne von öffentlichem Gesundheitsdienst, ambulanter und stationärer Versorgung hingewiesen. Insbesondere sei der vormedizinische Raum, der dem Bürger, der noch kein Patient sei, Beratung in gesundheitlichen Fragen bieten könne, unzureichend strukturiert. Von der WHO sei der Gesundheitsbegriff als „das körperliche, psychische und soziale Wohlbefinden" definiert worden [BS, S. 126]. Das bestehende System klammere aber das psychische und vor allem das soziale Wohlbefinden weitgehend aus, denn Formen von Lebenshilfe seien nicht vorgesehen. Lüth nennt für diesen defizitären Zustand verschiedene Ursachen. Zum einen gebe es zu wenig ausgebildete Berater und es fehle an einem geeigneten Ort für Beratung. Auch Ärzte seien für eine lebensberatende Tätigkeit durch das Studium nicht qualifiziert [BS, S. 126]. Der bestehende Ärztemangel sei als zusätzliche Facette des Problems zu verstehen [KiM, S. 226].

Lüth zufolge müsse ein System von Beratungsmöglichkeiten geschaffen werden, welches nicht nur bei Krankheit, sondern gerade für Hilfestellungen zur Erhaltung der Gesundheit zuständig sei. So könnten Hilfsangebote zu Fragen gesundheitlicher Aufklärung, bei der Lösung individueller sozialer Probleme und biographischer Krisen etabliert werden [21].

Im Rahmen seines Lehrauftrages für Sozialmedizin seit 1971 an der Gesamthochschule Kassel entwirft Lüths Arbeitsgruppe ein Modell so genannter „integrierter Sozialstationen" [22], welches drei Jahre später den Grundstein legt für den Modellversuch „Zentren für Gemeinschaftshilfe" des Hessischen Sozialministers [vgl. Kapitel 4.4.4.2.]. Der von Lüth benutzte Begriff der „Gemeinwesenmedizin" orientiert sich dabei am angloamerikanischen „community medicine", bleibt im Gegensatz hierzu jedoch nicht nur auf die medizinische Versorgung einer Gemeinde beschränkt. Sozialstationen sollen Lüth zufolge vielmehr zu den „Institutionalisierungskonzepten der neuen Gemeinwesenmedizin" gehören [23], wie es – in klarer Abgrenzung zur technischen Hochleistungsmedizin – inzwischen ein „weltweiter Trend" [23] geworden sei.

Bestehende Struktur im vormedizinischen Bereich sei die Institution der Gemeindeschwesterstation, eine Einrichtung, die sich Lüth gemäß in ständiger Regression befinde. Dessen ungeachtet gebe es aber einen „eindeutigen Bedarf" an ambulanter Krankenpflege [24], wobei Lüth unter anderem die Gruppen der älteren Menschen, der Pflege- und der psychisch Hilfsbedürftigen nennt.

Orientiert an Ländern des angloamerikanischen Sprachbereichs schlägt Lüth eine medizinische Dezentralisierung statt zentralisierender Bemühungen vor. Die Medizin müsse „patientennäher rücken", urteilt Lüth in einem Artikel [25]. Basierend auf der Grundstruktur der Gemeindeschwesterstation seien zwei Konzeptionen denkbar, die Lüth vergleichend als „Mainzer Modell" und „Hessisches Modell" [vgl. Kapitel 4.4.4.2.] gegenüber stellt [26].

Das so genannte „Mainzer Modell" bestehe aus dem Zusammenschluss mehrerer Gemeindeschwestern zu einer zentralen Station, wofür sich bereits die Bezeichnung „Sozialstation" etabliert habe. Die Organisation werde durch zentrale Vereinigung von Haus- und Familienpflege, Altenpflege und Gemeindekrankenpflege verbessert. Ein Manko dieser Konzeption sei Lüth gemäß die Betrachtung des Klienten als ein schwerpunktmäßig von physischer Seite zu versorgendes Lebewesen, sozialpflegerische Ansätze und eine Beratungsarbeit im psychosozialen Bereich blieben ausgeklammert. Hauptsächlich sei an diesem Modells jedoch seine Ausrichtung auf die Bedürfnisse der Trägerschaften zu kritisieren, wobei es an Untersuchungen über die gesellschaftliche und familiäre Situation kranker Menschen, die von Sozialstationen betreut werden oder betreut werden sollten, fehle [27].

4.4.4.2. Modellprojekt integrierter Sozialstationen: Zentren für Gemeinschaftshilfe

Lüth favorisiert eine Konzeption, die neben den skizzierten Aufgaben der Gemeindeschwestern auch eine Beratung im psychosozialen Bereich und im Sozialisationsbereich übernimmt. Integriert werden sollen die Bereiche Sozialanamnese, Sozialtherapie, Rehabilitation, Resozialisierung und gesundheitliche Aufklärung. In seinem Vortrag *Entwicklung und Funktion der Gemeindekrankenpflege* nennt Lüth unter anderem noch die Bereiche frühkindliche Erziehung, Beratung bei Pflege- und Erziehungsproblemen sowie Familien- und Partnerberatung [21]. Insgesamt solle es also in den Sozialstationen neben dem „gesundheitlichen Bereich" zur Etablierung eines „sozialpädagogischen

Bereiches“ kommen [vgl. BS, S. 128]. Das von Lüth so bezeichnete „Hessische Modell“ [27] geht insgesamt von einer „klientenorientierten Konzeption“ [28] aus und meint damit die Schaffung von verschiedenen Einzelinstitutionen, die in Absprache untereinander effektive Hilfen auf kurzem Wege für ihre Klienten anbieten können.

Die Entwicklung dieses Modells ist Aufgabenstellung der Arbeitsgruppe Sozialmedizin im Wintersemester 1973/74 an der Gesamthochschule Kassel. Im Februar 1974 legt die von Lüth geleitete Gruppe dem Hessischen Sozialminister verschiedene Vorschläge und Anregungen vor, die zum Modellprogramm „Zentren für Gemeinschaftshilfe“ seitens des Ministers gereichen. Acht Modellstationen mit unterschiedlichen Trägerschaften werden eingerichtet. Es handelt sich hierbei um das oben bereits angesprochene „integrierte Modell“. Eingebunden werden Sozialarbeiter, Sozialpädagogen, Psychologen und Pädagogen [22], welche „die Sozialstationen aus der Unattraktivität bloßer Hilfsbasen zu Transformatoren der Kommunikation“ etablieren sollen [KiM, S. 228]. Die Gemeindekrankenpfleger allerdings sollen „unzweideutig eine Initiatorenrolle“ [22] innehaben, denn diese übernähmen die Zuweisung zu den verschiedenen Hilfsangeboten. Damit bleibe die Gemeindekrankenpflege „nach wie vor Kernstück“ [29] der integrierten Sozialstationen. Die Zusammenarbeit der Stationen mit Ärzten sei unerlässlich, wobei diese nicht als übergeordnete Leiter, sondern vielmehr als Berater den Einrichtungen beistehen sollen [vgl. BS, S. 129-130].

Zur Finanzierung der Sozialstationen, die nach dem Vorschlag des Hessischen Sozialministers auch „Zentren für Gemeinschaftshilfe“ heißen könnten, schlägt Lüth die Belastungsteilung durch RVO, Rentenversicherung und Unfallversicherung vor. Alternativ könne die Finanzierung selbständig aus öffentlicher Hand erfolgen [vgl. BS, S. 131-132]. Für Patienten dürften in keinem Fall Kosten entstehen, denn dies gefährde die Patientennähe der Einrichtung.
Auf einer Fachtagung im November 1975 hat Lüth mittels eines Vortrages direkt an die Politik appelliert und den Ausbau der bestehenden Sozialstationen sowie die Schaffung von Einrichtungen im skizzierten Sinne gefordert [30]. – Zumindest vor dem Hintergrund gegenwärtiger, vor allem von der Kostenfrage diktierten Situation eines sich umstrukturierenden Gesundheitswesens erscheint Lüths damaliger Appell reichlich illusorisch.

Sigelverzeichnis und Literatur zu Kapitel 4.4.:

Folgende Sigel wurden benutzt:

M: Medizin, Medizin als Natur- und Sozialwissenschaft, Carl Habel Verlag, Darmstadt, 1974
MiG: Medizin in unserer Gesellschaft, Voraussetzungen, Änderungen, Ziele. Edition Medizin VCH, Weinheim, 1985
MP: Medizin als Politik, Hermann Luchterhand Verlag, Darmstadt Neuwied, 1976
VssM: Von der stummen zur sprechenden Medizin, Über das Verhältnis von Patient und Arzt, Campus Verlag, Frankfurt am Main, 1986
WmS: Wörterbuch zur medizinischen Soziologie, Hippokrates Verlag, Stuttgart, 1980
BS: Beiträge zur Sozialmedizin, Aufsätze zu ihrer Theorie und Praxis, Hippokrates Verlag, Stuttgart, 1975
KiM: Kommunikation in der Medizin, Aufsätze zu ihrer Theorie und Praxis, Hippokrates Verlag, Stuttgart, 1975

Anmerkungen und weitere Literatur:

[1]: [365], S. 153
[2]: vgl. [365], S. 155ff.
[3]: [365], S. 158
[4]: [365], S. 162
[5]: Lüth über den Arztberuf um die Mitte des 19. Jahrhunderts [222], S. 14
[6]: [278], S. 147
[7]: [222], S. 15
[8]: [222], S. 16
[9]: [222], S. 17
[10]: [278], S. 148
[11]: [168], S. 347
[12]: [336], S. 118
[13]: [160], S. 909
[14]: [168], S. 348
[15]: [168], S. 349
[16]: [276], S. 568
[17]: [276], S. 572
[18]: [276], S. 475
[19]: [168], S. 350
[20]: [336], S. 119
[21]: [366], S. 10
[22]: [336], S. 114-115
[23]: [198], S. 257
[24]: [366], S. 8
[25]: [366], S. 9
[26]: vgl. [336]
[27]: [198], S. 255
[28]: [336], S. 113
[29]: [336], S. 116
[30]: [366], S. 12

4.5. Das Ende der Medizin?

> *War alles eine großartige, aber frustrane Fehlentwicklung? Denn die moderne Medizin interessiert sich, so wenigstens scheint es, primär für ihre Theorien und vor allem für seltene Krankheiten – nicht aber für die Gesundheit [DEM, Vorwort].*

4.5.1. Einleitende Buchvorstellung

Unter dem Titel *Das Ende der Medizin? Entdeckung einer neuen Gesundheit* veröffentlicht Lüth 1986 ein 364 Seiten starkes Werk. Dieses soll hier ausführlicher vorgestellt werden, da es in Lüths Todesjahr erscheint und eine Art abschließende Darstellung seiner Ansichten zur Medizin vor dem Hintergrund dreißigjähriger Praxis enthält. Zudem sollen an diesem Werk stellvertretend für viele der anderen Werke Lüths die argumentativen Grundlagen seiner Theorien zur Medizin dargestellt werden, welche auf der rückblickenden Betrachtung der Medizingeschichte basieren.

„Die Medizin ist krank" konstatiert Lüth einleitend im Vorwort. Die Medizin habe mit ihrer Spezialisierung auf seltene Krankheiten das Wesentliche – nämlich die Gesundheit – aus den Augen verloren. Eine Kernfrage sei, ob Krankheiten heute besser behandelt werden können als zuvor oder ob sich die Medizin im Rahmen ihrer modernen Entwicklung gar verschlechtert habe.
Für eine Bilanz der heutigen Medizin erscheint eine rückblickende Analyse also unerlässlich. Lüth unternimmt diese in den ersten vier Kapiteln des insgesamt siebenteiligen Werkes. Er beginnt seine Betrachtung in der Urzeit, würdigt die altägyptische „Medizinkultur", die von den Griechen weiterentwickelt wurde sowie große Persönlichkeiten wie Hippokrates, Galen und Paracelsus. Schließlich wird der Beginn der modernen Medizin im 18. Jahrhundert besprochen. Themen sind die Pariser Spitalsmedizin mit ihren ersten objektiven Befunderhebungen am Patienten, Lüth nennt über den Kreis der französischen Neuerer hinausgehend als Repräsentanten der Zeit unter anderen die Ärzte Claude Bernard, Johannes Müller und Lukas Schoenlein. Rudolf Virchow wird von Lüth besonders herausgehoben, denn durch dessen neue Krankheitslehre mit Dominanz der Zelle im Rahmen der Pathogenese sei der alte Glauben an die Humoralpathologie beendet worden [vgl. DEM, S.78]. Die daraus entstandenen Erkenntnisse seien auch heute noch für die Würdigung einer Erkrankung entscheidend:

> *Wir sehen den Krebs nicht als Erkrankung des ganzen Menschen, als Erscheinungsform einer Dyskrasie, einer chronischen Entmischung oder falschen Mischung der Säfte, sondern als einen letztlich lokalen zellulären Prozess, in welchem sich krebsig entartete Zellen ungehemmt wuchernd weiterentwickeln, bis sie den ganzen Organismus zugrunde gerichtet haben [DEM, S.79].*

Auch Robert Koch, Begründer der Mikrobiologie sei einer der wichtigen Namen der modernen Medizingeschichte. Koch gehöre zu den wenigen großen Entdeckern, die im Wesentlichen unabhängig von Zeit- und Modeströmungen durch ihre Forschung zu Erkenntnissen für die angewandte Medizin gekommen sind, welche in ihrer Bedeutung für alle Zeiten reichen [vgl. DEM, S. 84].
Lüth sieht in den Entwicklungen der modernen Medizin aber auch den Beginn einer „gewissen Einseitigkeit":

> *Man sprach schon damals vom „Bakteriologismus" [...] und vieles, was fortan der Schulmedizin an Indirektheit, Verkennung des Organischen, Außerachtlassung des Ganzen angelastet wurde, bezog sich hierauf [DEM, S.83].*

Ein weiteres Problem dieser Zeit sei es gewesen, dass große Teile der Bevölkerung die Entwicklung der so genannten Säftemedizin zur Medizin als Naturwissenschaft nicht mit vollzogen habe, was alternativen Richtungen in der Medizin zugute gekommen sei:

> *Die Medizin befindet sich auf ihrem Höhenflug, aber sie fliegt auf doppelte Weise, denn auch die Naturheilkunde erlebt einen Triumph, und doch besteht zwischen ihnen keine wirkliche, produktive Verbindung, allenfalls eine solche der Abwehr [DEM, S.88].*

Am Ende des 19 Jahrhunderts sei die Medizin schließlich zur messbaren Naturwissenschaft avanciert, gleichzeitig habe die Beschäftigung mit der Psyche begonnen. Neben dem wohl bekanntesten Vertreter Sigmund Freud stellt Lüth unter anderem Alfred Adler, Erich Fromm, Karl Jaspers und Carl Gustav Jung vor. „Nebenwirkung" der durch Freud etablierten Psychoanalyse seien neue Begrifflichkeiten gewesen, der Begriff „Gesundheit" sei fortan durch den Begriff „Normalität" ersetzt worden. Krankheiten seien von nun an als abweichendes Verhalten interpretiert worden, welches nun „salonfähig" wurde:

> *Vorher musste jeder sehen, wie er selber damit fertig wurde; jetzt wird daraus etwas, das man einem Arzt präsentieren kann, und die Medizin ist aufgefordert, sich diesen persönlichen Verstörungen ernsthaft zuzuwenden [DEM, S.113].*

Im fünften Teil – der quantitativ den Hauptteil des Werkes darstellt – widmet sich Lüth den Volkskrankheiten, wobei er die naturwissenschaftlich-klinische Medizin den Ansätzen der Naturheilkunde gegenüberstellt. So bespricht er das Asthma bronchiale, Herzrhythmusstörungen und Herzversagen, daneben werden Erkrankungen des Magen-Darm-Trakts, Infektionskrankheiten und psychiatrische Krankheiten diskutiert. Dabei erläutert Lüth sehr anschaulich die psychosoziale Dimension von Krankheiten, beispielsweise im Falle der Asthmakrankheit: „Angst verkrampft, und das kann auch allzu leicht die Bronchien erreichen" [DEM, S. 149]. Auch spiele die Persönlichkeit des Kranken eine pathogenetische Rolle: „Ist er passiv, abhängig, depressiv, mehr zum Magengeschwür tendierend oder ehrgeizig, aktiv, vital, mehr zum Zwölffingerdarmgeschwür neigend?" [DEM, S. 196]. Oft zeigt Lüth die Überlegenheit naturheilkundlicher Behandlungsmethoden gegenüber der Schulmedizin – zumindest in frühen Krankheitsstadien – auf, und spricht ihnen einen ursächlichen Therapieansatz zu. Charakteristisch für diesen Teil wie auch für den Ansatz des gesamten Werkes ist die Rückbesinnung auf die „alten Ärzte", wie Lüth sie nennt. Im Falle des Asthma bronchiale beispielsweise stellt Lüth die Therapie Hufelands vor, der die Kombination einer Allgemeinbehandlung mit „Beförderung der Sekretionen" und einer speziellen Behandlung, bestehend in „Gegenreizen" [vgl. DEM, S. 150] vorgeschlagen hat.

Im sechsten Teil beschäftigt sich Lüth mit dem Altern und Sterben. Er diskutiert hierbei verschiedene Alterstheorien. Das Fehlen einer Rolle erschwere dem alten Menschen das Älterwerden in der Gesellschaft, denn „die Rollenhaftigkeit schützt, der alte Mensch heute ist ungeschützt" [DEM, S. 270]. Zudem begehe die Schulmedizin den Fehler, Krankheiten im Alter zu behandeln, nicht aber das Altern als Krankheit an sich. Lüth empfiehlt eine Allgemeinbehandlung mit dem Ziel einer umfassenden Regeneration, wobei er sowohl schul- als auch naturheilkundliche Therapieansätze nennt. Altern sei aber *auch* als „Krankheit des Willens" zu verstehen:

> *Wer sich keine Mühe gibt zu bestehen, kann nicht bestehen, er wird von den übermächtigen Kräften des Lebens und der Gesellschaft dorthin gedrückt, wohin er eigentlich „will", ins Abseits [...] Etwas in uns scheint uns zwingen zu wollen, dass wir uns ausliefern, hingeben, aufgeben – wir müssen nur in uns hineinhorchen [...] [DEM, S. 282].*

Lüth stellt außerdem Überlegungen zum würdigen Sterben an. Im Krankenhaus habe der Tod „den Charakter der Massenabfertigung“, es herrsche eine „Atmosphäre professioneller Distanzierung“ [DEM, S. 289].
Würdiges Sterben bedeutet für Lüth das Sterben ohne Qual und mit Bewusstsein. Hierzu sei ein angemessener Umgang mit dem Sterbenden notwendig und verlange vom Arzt die Akzeptanz der eigenen Endlichkeit:

> *Das Sterben der anderen ist die Prüfung auf Reife für den Arzt und für den Helfenden überhaupt [DEM, S. 290].*

Der letzte Teil des Werkes schließlich beschäftigt sich mit der „neuen Gesundheit“. Aspekte dieses Abschnitts werden im Kapitel 4.5.3. zur Sprache kommen.

4.5.2. Zu den inhaltlichen Facetten der Frage

Im Folgenden sollen die wesentlichen Kritikpunkte Lüths an der modernen Medizin besprochen werden, die ihn zu seiner provokanten Frage „Das Ende der Medizin?“ berechtigen. Im Mittelpunkt der Diskussion steht hierbei die Medizin zu Lüths Zeit, also die Medizin zu Beginn der 1980er Jahre.

Nicht nur an dieser Stelle beklagt Lüth die Fokussierung der Medizin auf seltene Krankheiten. Den Volkskrankheiten, die die Menschen meistens betreffen, werde dagegen wenig Aufmerksamkeit zuteil. Zudem stehe die Krankheit im Mittelpunkt des ärztlichen Interesses, nicht aber Bestrebungen zur Gesundheit, also prophylaktische Maßnahmen. Und so fehlen Lüth zufolge Vorsorgeprogramme in vielen Bereichen, beispielsweise gebe es keine speziellen Präventionsprogramme für Lebererkrankungen. Erschwerend komme hinzu, dass einige leber- und damit gesundheitsschädigende Stoffe direkt aus der Umwelt kommen und damit keinesfalls dem Einfluss des Patienten oder des Arztes unterliegen: „Die toxische Umweltsituation unterliegt nicht der Eigenkontrolle“, konstatiert Lüth [DEM, S. 214]. Und deutet damit an, dass die Medizin allein nicht ausreiche, wenn es um Gesundheit gehe, immer gebe es auch eine politische Verantwortung: „Die Politik ausklammern hieße ja, die toxische Umweltsituation belassen“ [DEM, S.216].

Auch bei der Besprechung von Bandscheibenleiden fordert Lüth dazu auf, Krankheit auch sozialpolitisch zu verstehen. Betroffene brauchen demzufolge auf ihr Leiden abgestimmte Arbeitsbedingungen und diese seien letztlich nur mit gesetzlichen Rahmenbedingungen durchsetzbar:

> *Eine gute Medizin darf nicht apolitisch sein, weil sie sonst nur kleine Einzelerfolge erzielen kann, die entscheidenden sozialen Voraussetzungen für die Gesundheit der Bevölkerung aber vernachlässigt [DEM, S. 226].*

Am Beispiel des Rückenleidens spricht Lüth die zentrale Fragestellung des Titels direkt an:

> *Wir sind also an die Grenze der herkömmlichen Medizin gestoßen: ihrer Einbindung in die Problematik von Individuum und Kollektiv. Tatsächlich kommt es darauf an, das Kollektiv zu „behandeln“, also für geeignetere („bessere“) Lebens- und Arbeitsbedingungen zu sorgen, damit dieser Schaden, der nun einmal da ist – als ein Erbe der Evolution: als Preis für die Aufrichtung eines Wirbeltiers inmitten von Vierbeinigkeit – der Linderung und Hilfe begegnet [DEM, S. 227].*

In Anlehnung an Victor von Gebsattel und dessen geisteswissenschaftliche Orientierung konstatiert Lüth, die Medizin sei zu wenig in der Philosophie begründet. Der „eigentliche“ Mensch, egal ob

krank oder gesund, bleibe grundsätzlich der Wissenschaft entzogen, da es nicht quantifizierbare Einflüsse auf Gesundheit und Krankheit gebe, die in der persönlichen Biographie und im „Subjektiven" eines Menschen begründet liegen.
Für eine gute Psychotherapie bedeutet dies, dass der Arzt dem Patienten als gleichrangiger Partner das „Verhältnis des Ich zur Welt" deutlich zu machen habe [vgl. DEM, S. 124 ff.]. Diese Forderung zielt auf eine ganzheitliche Behandlung von Patienten ab. In Anlehnung an die Medizinkritik Karl Jaspers' konstatiert Lüth aber, durch die Etablierung der Institutsmedizin mit ihren technischen Behandlungsspezialitäten sei der ganzheitlich tätige Arzt abgelöst worden. Ein Vertrauen in eine Institution als Ersatz für das Vertrauensverhältnis zu einem bestimmten Arzt aber sei nicht möglich.

Auch die Therapiemöglichkeiten der modernen Medizin scheinen sich Lüth zufolge einem „Ende" zuzuwenden. Zwar habe sich die Behandlung vieler Krankheiten über die Zeit auch zum positiven hin verändert. Wirkliche Heilung sei aber in vielen Fällen nicht erreichbar, wie Lüth am Beispiel der Herzrhythmusstörungen verdeutlicht:

> *Wir müssen uns darüber im Klaren sein, dass wir uns hier unmittelbar an den Grenzen der Medizin befinden. Wirklich geheilt hat nichts von dem, was wir anwenden, weder das schulmedizinische noch das naturheilkundliche Mittel. Sie alle lindern [...]. Es ist also wirklich so, wie Hippokrates gesagt hat: Die Natur heilt, der Arzt hilft nur [DEM, S. 173].*

In einigen Fällen verberge sich also hinter den zahlreichen therapeutischen Möglichkeiten die unausgesprochene Hilflosigkeit des modernen Arztes. Auf der anderen Seite haben Lüth zufolge trotz allen Fortschritts viele der Wahrheiten der „alten Ärzte" ihre Gültigkeit behalten. So bleibe beispielsweise das Konzept der Selbstheilung untrennbar auch mit der modernen Medizin verbunden.

Große Vorgänge im menschlichen Leben wie die Zeugung und der Tod seien indes durch die moderne Medizin kontrollierbar geworden. Ob dies allerdings als Fortschritt zu werten sei, bleibt Lüth gemäß diskutabel. Mit der so genannten „Pille" habe der Mensch ein Mittel in die Hand bekommen, Herr über ein neues Leben zu werden. Ebenfalls kritisch sieht Lüth die Möglichkeiten der Präimplantationsdiagnostik unter futurologischen Aspekten [vgl. auch Kapitel 6.5.3.]:

> *Würden wir also, indem wir die für Krankheit oder Missbildung verdächtigen Zygoten aussondern, zugleich die Begabung, den Genius aussondern? Was noch reproduziert würde, gehörte zum platten Mittelmaß, wäre Serienfabrikat [DEM, S.303].*

Für Lüth sind die Probleme, die mit der künstlichen Befruchtung einhergehen, gravierend. Identitätsverlust und Kunstmenschen sind Begriffe, die er im Zusammenhang mit der artifiziellen heterologen Insemination verwendet. Die Medizin nimmt er dabei stark in die Verantwortlichkeit:

> *Die Medizin bewegt sich, mit allem Aufwand hochwissenschaftlich erstellter Maßnahmen, hart am Rande dessen, was man sittliche Verwahrlosung nenne könnte, oder, wenn es neutraler klingen sollte, mental insanity [DEM, S. 303].*

Trotz aller Schwarzmalerei bedeutet diese Kritik Lüths in letzter Konsequenz nicht das Ende der Medizin und damit eine lähmende Resignation. Es scheint lediglich die Situation für eine notwendige Bilanz erreicht zu sein. So wie der Titel des Werkes gegensätzlich ist und mit dem zweiten Teil *Entdeckung der neuen Gesundheit* Hoffnung macht, so ist auch das Werk – wenn auch nicht streng – inhaltlich zweigeteilt. Zwar werden vorrangig im siebten Teil die wesentlichen Argumente zusammengetragen, doch finden sich auch in den vorgehenden Teilen immer wieder Ansatzpunkte zur Unterstützung einer positiv bewerteten medizinfuturologischen These.

4.5.3. Die neue Gesundheit: Strategien zur Überwindung des „Endes"

Die rückblickende Betrachtung der Medizingeschichte hat einen Sinn gehabt: Lüth fordert die Orientierung der Medizin an den Erkenntnissen der „alten Ärzte", wie im Vorstehenden schon angedeutet wurde. Bereits im zweiten Teil des Werkes – in seiner Gänze Paracelsus gewidmet – weist Lüth darauf hin, dass Krankheiten nicht bloßes Schicksal sind, sondern zum Teil auch in der Eigenverantwortlichkeit der Menschen liegen. Paracelsus habe den Menschen sogar voll für die ihn befallenden Seuchen verantwortlich gemacht. Außerdem habe der große Arzt darauf hingewiesen, dass Gesundheit eine Frage des Willens sei. Lüth sieht Paracelsus deshalb als einen Vorreiter der modernen Medizin.

Paracelsus habe zeitlebens die etablierten Lehren Galens und Avicennas abgelehnt und sei deshalb verfolgt worden. Zuletzt habe er seine Revolution in schriftlicher Form vom Schreibtisch aus geführt. Lüth fragt:

> *Wer war dieser Mann, der ständig gegen seine Zeit stand? Eine große, gewaltige Persönlichkeit, daran ist kein Zweifel. Er war ein Visionär, sah eine künftige Medizin, die sich aller Möglichkeiten bedient, die Große Gesundheit zu schaffen [DEM, S. 60].*

In Anlehnung an Paracelsus fordert Lüth also Eigenverantwortlichkeit der Patienten. Der Asthmakranke beispielsweise solle „zu seinem eigenen Arzt" werden [vgl. DEM, S. 155]. Der Magenkranke sei aufgefordert, über seine bisherige Lebensweise als Ganzes zu reflektieren und diese umzustellen, „denn das Schicksal liegt [...] *auch* in seiner Hand! Er hat bisher zuwenig für sich getan, nun weiß er, worauf es ankommt" [DEM, S. 198].

Neben der Eigenverantwortlichkeit fordert Lüth Geduld als ein weiteres Therapieprinzip. Am Beispiel des Bandscheibenschadens verdeutlicht er, dass körperliche Schonung im Zusammenspiel mit Geduld die Heilung stark fördere. Gerade dies sei aber ein Problem in der modernen Gesellschaft, in dem der Mensch zu funktionieren habe und sich nicht ausruhen könne oder wolle.

Sehen wir uns in der modernen Medizin mit der Tatsache konfrontiert, kein sicheres Heilmittel für Infektionskrankheiten wie beispielsweise im Fall von HIV zu besitzen, könnte man durchaus an ein „Ende" der medizinischen Möglichkeiten glauben. Lüth hingegen fordert erneut – trotz scheinbarer Überlegenheit der kleinen Erreger – die Orientierung an den alten Ärzten, welche bereits die Infektionen als Sozialkrankheiten erkannt haben:

> *Die Krankheit liegt in der Hand der Menschen, sie können sie wirklich verhindern, ja selber ausrotten. Das Mittel dazu heißt, auf ein einziges Wort gebracht, Treue [DEM, S. 231].*

Hier fordert Lüth in Anlehnung an Paracelsus also nochmals die Beherzigung einer Tugend. Daneben gebe es weitere prophylaktische Maßnahmen, die jeder Mensch ergreifen könne, so zum Beispiel den verantwortungsvollen Tourismus.

Besonders im therapeutischen Bereich fordert Lüth ein grundlegendes Umdenken. Anstatt Bakterien nach schulmedizinischer Art und Weise einfach zu bekämpfen, sei es in einigen Fällen sinnvoll, sich die kleinen Lebewesen nutzbar, sie „...zu unseren Verbündeten" [DEM, S. 245] zu machen. Bestehende naturheilkundliche Richtungen wie die „Symbioselenkung" [DEM, S. 244] und die „mikroökologische" Therapie greifen hier an [DEM, S. 245]. Dabei werde die natürliche Darmflora unterstützt beziehungsweise eine aus dem Gleichgewicht geratene Darmflora korrigiert. Mit diesem Ansatz bei der entgleisten Gesundheit anstelle einer simplen Bekämpfung von Erregern bewegt sich Lüth im Grenzbereich der herkömmlichen Medizin.

Hat Lüth den fehlenden philosophischen Hintergrund in der Medizin beklagt, so fordert er nun eine Rückbesinnung, wobei es gelte, sich die Überlegungen der großen Köpfe der Vergangenheit sowie anderer Kulturkreise nutzbar zu machen.

Beispielsweise könne ostasiatisches Denken eine Hilfe sein, konstatiert Lüth und stellt den Taoismus und einen besonderen Aspekt des Buddhismus vor. Der Schwerpunkt bei Lüths Betrachtung liegt nicht auf den populären fernöstlichen Therapieprinzipien, wie beispielsweise auf der Akkupunktur, sondern vielmehr auf den geistigen Grundlagen der fremden Kultur. Lao tse, der große Lehrmeister der Chinesen, habe in seinem Werk „Tao te king" gefordert, das „Tao" anzuerkennen, also den „Urgrund" der Dinge oder auch ihre „Weltwirklichkeit" [vgl. DEM, S. 312-313]. Es gehe darum, sich selbst im Tao zu erkennen und folglich das Einfache vorzuziehen, das „Sein" zu wählen und das „Haben" zu verneinen. Lüth sieht hier nützliche Hilfestellungen für die moderne Medizin unseres Kulturkreises:

> *Offenbar kommt es darauf an, nicht innerlich zu verhärten, sondern weich zu bleiben, sich anpassend, nachgebend, nicht auftrumpfend, nicht beharrend. Aber es ist nicht Mangel an Widerstandskraft gemeint, sondern ihr weiser Nichtgebrauch. Schwäche meint nicht Kraftlosigkeit, sondern Zurückhaltung. Lao tse orientiert sich an der Natur: Das Organische sklerosiert, verhärtet sich, verholzt [...] das soll man bei der Therapie berücksichtigen: Nicht hart eingreifen, sondern sich dem Tao anpassen, leicht vorgehen, schwebend, wie absichtslos [DEM, S.314].*

Das Tao, von Lüth auch als „Wesensgesetz" übersetzt, zu erkennen, sei das erklärte Ziel der Medizinkultur der Taoisten gewesen. Über allem habe die Erkenntnis der Einheit der Welt mit dem Ziel einer geistigen Weltdurchdringung und Selbstfindung gestanden, für die Unsterblichkeit der Lohn gewesen sei. Diese Denkweise sei auf die heutige Zeit mit ihren medizinischen Bemühungen übertragbar, befindet Lüth. Mit einer unverklärten Sicht auf die Welt komme man in die Lage, das Wesensgesetz der Welt zu erkennen und nicht nur die trügerische Oberfläche:

> *Menschenbehandlung wird zu einem Teil der Annahme des Universums [DEM, S. 316].*

Für die Wissenschaft habe die Annahme des Tao weit reichende, positive Konsequenzen:

> *Hier stehen wir an der Schwelle eines Erkenntnisbereiches, über die zu schreiten die westliche Wissenschaft zögert, weil sie sich einbildet, sie gebe sich dann selber auf. Es ist möglich, dass sie sich selber aufgibt, aber sie erreicht dabei mehr, als es ihr vorher, gefangen in ihren eigenen Regeln des Äußeren und der Äußerlichkeit, möglich war [DEM, S. 317].*

Anschließend stellt Lüth den Buddhismus vor, der eine natürliche Gleichheit aller Menschen postuliere. Im Gegensatz zum Taoismus gebe es kein ewiges Leben, keine ewige Seele, dafür ein ewiges Werden. Gautama Buddha habe sich mit dem Altern, der Krankheit und dem Tod als den drei grundsätzlichen Übeln der Menschheit auseinandergesetzt. Das innerliche Überwinden im Sinne eines Durchschauens von Krankheiten sei der einzige Weg, das Leiden zu bekämpfen. Dazu müsse das Nirwana erreicht werden, also das „Schwinden der Vorstellung von Sein und Nichtsein" [DEM, S. 319], und damit die Erkenntnis der Wahrheit. Ziel sei ein Leben im Einklang mit dem Selbst, das sich dadurch fern von Krankheit und Leiden gestalte:

> *Dabei kommt es gar nicht darauf an, was ich mache, auch nicht darauf, wie ich es mache, sondern einzig und allein darauf, dass ich ganz und gar darin stehe, wenn ich handle [DEM, S. 319].*

Und Lüth schlussfolgert, dass die Begierden und Wünsche der Menschen die wahrhaftige Gegenmacht zu einer wesenhaften Welt seien. Zu sich selbst und damit zur Gesundheit zu kommen, bedeute aber, den Mut zum Widerstehen aufzubringen [vgl. DEM, S. 321].

In Anlehnung an Schopenhauer, Nietzsche und Bergson spricht Lüth von einem „Weltwillen" und einem „persönlichen Willen". Zum einen handele es sich um eine Fähigkeit der menschlichen Seele, der Wille sei aber auch in der unbelebten Natur zu finden. Zwischen dem persönlichen Willen und dem „Weltwillen" herrsche ein Abhängigkeitsverhältnis:

> *Unser Wille, der unseren Entscheidungen zugrunde liegt, steht nicht allein, sondern er ist eingebettet in den allumfassenden Willen [DEM, S. 323].*

Für die Medizin gelte es, bestehende Willensblockaden zu lösen, um „Krankheiten des Willens", beispielsweise Abhängigkeiten oder die Alterskrankheiten, zu behandeln. Es müsse versucht werden, den Willen wiederzubeleben. Lüth fordert für das ärztliche Gespräch und für das therapeutische Handeln „eine Übertragung von Lebenskraft, von Willen" [DEM, S. 324].

Fragen wir abschließend, was für Lüth die „neue Gesundheit" bedeutet. Neben neuen Ansätzen in der Prophylaxe und Therapie von Erkrankungen, im ersten Fall in interdisziplinärer Zusammenarbeit mit der Politik, fordert Lüth die Verankerung der Medizin in der Philosophie sowie die Orientierung an fernöstliche Denkweisen, im Einzelnen an den Taoismus und den Buddhismus. Daneben sei die Eigeninitiative des Menschen gefragt, nämlich der Wille zur rücksichtsvollen Selbstentfaltung und Selbstgestaltung. Unter „kreativer Lebenserwartung" [DEM, S. 343] versteht Lüth den schöpferischen Umgang mit dem Vorgegebenen und dem Geschehenden: der Mensch solle seinen Möglichkeiten entsprechend das Beste aus sich und seinem Leben machen.
Für den Arzt fordert Lüth schließlich Menschenbildung als Grundlage der wahren Medizin. Diese bestehe nicht nur in der Anhäufung medizinischen Wissens, sondern auch in der „[...] Erkenntnis, dass das Bewusstsein – der Geist – der eigentliche Stoff der Wirklichkeit ist" [DEM, S.344].

Sigelverzeichnis zu Kapitel 4.5.:

DEM: Das Ende der Medizin? Entdeckung der neuen Gesundheit, Deutsche Verlags-Anstalt, Stuttgart, 1986

V. Leben als Landarzt: Die Jahre 1963-1986

5.1. Praktisch angewandte Landarzttätigkeit

5.1.1. Einleitung

> *[...] meine Entscheidung fand ich auch erst nach dem Staatsexamen, und sie lautet: keine Spezialisierung, von der man dann ein Leben lang nicht wieder loskommt. Also die Traumspezialisierung, den Allgemeinarzt anstreben, den Glanz Hippokratischer Frühe, sich jenseits der Verfächerung ansiedeln! [Stud. med., S. 148]*

Nach vierjähriger Tätigkeit in einer kleinen Praxis in Offenbach ergibt sich für Lüth die Möglichkeit, in Rengshausen eine Landarztpraxis zu übernehmen. Bisher ruhelos gewesen, nimmt er 1963 diese Herausforderung an – wenn auch zunächst in der Absicht, sich nur vorübergehend zu binden. Dennoch wird er insgesamt 23 Jahre lang – bis an sein Lebensende – in dem Bergdorf bei Kassel praktizieren [vgl. Kapitel 2.4.].

Über die Besonderheiten der Tätigkeit des Allgemeinmediziners auf dem Lande hat Lüth seit seiner ersten Niederlassung nachgedacht und seine Gedanken und Erfahrungen schriftlich niedergelegt.

Besonders das *Tagebuch eines Landarztes* [1], welches 1983 und damit drei Jahre vor seinem Tod erscheint, ist in diesem Zusammenhang zu nennen. In diesem Buch reflektiert Lüth – in Form von chronologischen Tagebucheintragungen – über die speziellen Bedingungen seiner Tätigkeit sowie über verschiedene medizinische und gesellschaftliche Fragen. Zugleich liefert das Werk den privatesten Einblick in das Leben und Wirken Lüths, viele alltägliche, aber auch besondere Begebenheiten des Landarztdaseins werden hier beschrieben, daneben finden sich Hinweise auf Familie und Freunde des Mediziners. Das *Tagebuch* findet weit reichende Beachtung und wird 1984 mit dem Literaturpreis der Bundesärztekammer ausgezeichnet.

5.1.2. Die Praxis

In Rengshausen wirkt Lüth zunächst in einer kleinen Praxis, die sich in der Nachbarschaft der Dorfschule befindet. Mehr als ein Sprechzimmer, ein kleines Labor und eine Toilette steht ihm zunächst nicht zur Verfügung [2].

Das Arbeiten unter diesen Bedingungen erweist sich als nicht ideal. In seiner Monographie *Niederlassung und Praxis* rät Lüth, ein Praxishaus direkt neben einem Wohnhaus zu errichten und beides durch einen gedeckten Gang miteinander zu verbinden. Diese Lösung trenne die Wohnung eindeutig von der Praxis, lasse einen Zusammenhang jedoch zugleich bestehen. Immer solle die Praxis so liegen, dass sie zuerst von den Patienten berührt werde, also *vor* dem Wohnhaus oder zumindest im Erdgeschoss, wenn eine Ausbreitung ersterer Art nicht möglich sei und in einem einzigen Haus beides untergebracht werden müsse [vgl. NP, S. 149-150].

Damit beschreibt Lüth die Wohn- und Praxissituation, wie er sie 1967 für sich und seine Familie geschaffen hat. Er lässt nahe des Ortskerns von Rengshausen ein einstöckiges Praxishaus und dahinter ein großzügiges Wohnhaus errichten. Die Anlage findet sich im Wesentlichen unverändert noch heute als Wohnsitz der Witwe, während die Praxisräume seit 1987 an einen Nachfolger vermietet sind [3]. Seine Erinnerungen als Bauherr schildert Lüth humorvoll im *XII. Brief aus einer Landpraxis*, der auch mit „Innenansichten eines Bauherrn“ hätte überschrieben sein können:

Steht der Rohbau, tritt eine besondere Kategorie von Handwerkern auf. Sie sind bis in die letzte Faser spezialisiert. Der Schreiner sieht vom Bau nur die Türen, für die er den Auftrag hat. Greift man nicht energisch ein, verwandelt er jedes Zimmer in ein Türenkabinett. Natürlich lehnt er es strikt ab, Türen mit Farbe zu streichen, am meisten warnt er vor mattem Weiß, da sie dadurch nicht richtig zur Geltung kommen [...] mit dem Einzugstermin beginnt die Astrologie. Ich habe nicht ergründen können, wie Handwerker ihn berechnen, vom Architekten, der sich hier als Organisator des Sieges bewähren sollte, zu schweigen. Irgendwann ist alles fertig und eigentlich bedauert man es dann, denn inzwischen hat man mit all diesen aufreibenden, unzuverlässigen Leuten, die so lange den Bau belebten, Freundschaft geschlossen und mag sie nicht mehr entbehren... [4].

Die Praxis – insgesamt 110 m^2 groß [2] – besitzt einen gedeckten Seiteneingang, der die Verbindung zum Wohnhaus herstellt, so dass Lüth durch den Garten sein Wohnhaus erreichen kann, ohne die offiziellen Eingänge von Praxis und Wohnung nutzen zu müssen. Der interessierte Leser findet den Grundriss des Praxishauses in *Niederlassung und Praxis* auch im Detail wiedergegeben [vgl. NP, S. 150].

Zur Gestaltung der Praxis hat Lüth schriftlich geraten, keine Notlösungen in Bezug auf die Räumlichkeiten und das Inventar zu akzeptieren, die Praxis solle warm und freundlich eingerichtet sein. Die Raumaufteilung habe zudem funktionellen Ansprüchen Rechnung zu tragen und solle sich nach dem Weg richten, den der Patient in der Praxis nehme. Im Zentrum solle sich der Empfang mit der Patientenkartei befinden [vgl. VdS, S. 70].

Im Wartezimmer müsse eine angenehme Atmosphäre geschaffen werden, dabei seien Bedürfnisse auch der kleinen Patienten zu berücksichtigen:

[...] man muss das Wartezimmer möblieren, wie jeden anderen Raum der Praxis auch: mit Geschmack und Überlegung [...].Mindestens muss eine Ecke mit kleinen Stühlen und einem Tischchen vorhanden sein, auf welchem Kinderbücher liegen, wo Spielzeug, vielleicht ein Schaukelpferd oder ein Auto bereitstehen. Für die Erwachsenen sollte man geeignete Zeitschriften abonnieren [...] [VdS, S. 74].

Dass Lüth die von ihm geforderte patientenfreundliche Atmosphäre geschaffen hat, bestätigt ein ehemaliger Patient und Freund des Arztes [5].

In der Praxis beschäftigt Lüth eine Arzthelferin, zeitweise zwei [2] und befindet sich damit im Einklang mit seiner schriftlichen Äußerung:

Eine Arztpraxis, gleichgültig ob Allgemeinarzt oder Facharzt, ist heute ohne Mitarbeit von einer oder mehreren Arzthelferinnen nicht vorstellbar [VdS, S.63].

Sprechzeiten finden täglich von 8-13 Uhr statt und zwar – als besonderes Angebot für Arbeitnehmer und insbesondere für Pendler – auch samstags. An den Nachmittagen, teilweise auch im Laufe des frühen Vormittages, absolviert Lüth seine Hausbesuche, bis zu zwanzig Besuche am Tag [2] [6].

An apparativer Medizin steht dem Landarzt nicht viel zur Verfügung. Die Praxis ist mit einem Elektrokardiographen, einem Kurzwellengerät, einem kleinem Labor und einem Mikroskop ausgestattet [2]. Von Anfang betreibt Lüth außerdem einen Jonomodulator [6], also ein Reizstromgerät.

Den Mangel an apparativer Diagnostik aus Gründen, die in hohen Kosten und im Gesundheitssystem selbst verankert sind, bedauert Lüth:

Auf dem Lande wäre es natürlich sinnvoll, wenn man wenigstens eine Röntgenkugel zur Verfügung hätte, um sofort eine exakte Diagnose stellen zu können, ob Arm oder Mittelhand gebrochen sind – aber der Aufwand, um die Bestätigung der Röntgenkugel auch honoriert zu bekommen, entspricht etwa dem der Anschaffung und Installierung und entsprechenden räumlichen Ausstattung eines Vierventilers, so dass die meisten Ärzte wohl davon Abstand nehmen [VdS, S. 62].

Auf dem oben genannten Grundriss seiner Praxis ist zwar ein Röntgenraum verzeichnet, wegen baulicher Auflagen musste Lüth aber schließlich auf das Strahlengerät verzichten [6].

5.1.3. Die Landarzttätigkeit

Die ärztliche Tätigkeit und besonders die des niedergelassenen Allgemeinarztes gestaltet sich auf dem Lande stark abweichend von den Anforderungen in der Stadt. Lüths Erstaunen hierüber und die damit verbundene kritische Reflexion seines Berufes, werden vor allem im *Tagebuch* und in dem Werk *Vor der ersten Sprechstunde* deutlich. Den Unterschied zwischen Stadtmedizin und Landarzttätigkeit beschreibt er im *Tagebuch* einmal wie folgt:

[...] in der Stadt die Aufgabe, die Funktion der ‚Ware Arbeitskraft' zu erhalten, alles andere ist Dekor. Auf dem Lande nicht Krankheiten, die an der Arbeitsfähigkeit orientiert werden müssen, sondern Kranke, Schicksale [TeL, S.16].

Landarzttätigkeit bedeute demnach nicht die bloße Fortsetzung der klinischen Arbeit in neuer Umgebung. Hinzu komme die Konfrontation des Arztes mit Krankheiten in Vor- und Frühstadien, die der Klinik unbekannt seien, „weil die Patienten unter anderen Umständen in die Praxis kommen, meist sogar arbeitsfähig" [VdS, S. 138].
Daneben kompliziere den „außerklinischen Raum", wie Lüth den niedergelassenen Sektor bezeichnet, die gleichzeitige Betreuung der Patienten durch andere Fachdisziplinen, beispielsweise durch Psychotherapeuten und Heilpraktiker. [vgl. VdS, S.13-14]. Dieser Sachverhalt – von den Patienten oftmals verschwiegen – erschwere folglich die Behandlung, insgesamt seien Patienten in der Praxis nicht annähernd so effektiv kontrollierbar wie im Krankenhaus. So könne beispielsweise die Wirksamkeit bestimmter Medikamente in der Klinik besser überprüft werden.
Zu den fachlichen Anforderungen des niedergelassenen Allgemeinarztes gehören Lüth zufolge die Hausbesuchtätigkeit und die Ausübung der „kleinen Chirurgie", letzteres von Lüth als das „Charakteristikum einer Allgemeinpraxis" [VdS, S. 118] gewertet. Der Allgemeinmediziner sei ein Arzt,

[...] der seine Praxis nicht rein internistisch ausgerichtet hat, sondern auch die kleine Chirurgie mitbetreibt, der Hausbesuche macht und auch noch ein Labor unterhält, das ihm die wichtigsten Parameter liefert. Ich glaube, dass ein auf dem Land niedergelassener Allgemeinarzt in etwa dieses Spektrum haben muss [...] [VdS, S.130-133].

Die zu Lüths Zeit herrschende Präsenzpflicht zwingt den Arzt, Praxis und Wohnung in der gleichen Stadt beziehungsweise im gleichen Dorf zu unterhalten. Mit der Errichtung seines Wohnhauses direkt neben der Praxis tut Lüth allerdings mehr als von einem Arzt verlangt wird. Neben Vorzügen wie den kurzen Wegen zwischen Praxis und Wohnung hat diese Form der Lebens- und Arbeitsorganisation aber auch weitreichende Nachteile, wie Lüth beispielsweise an dieser Begebenheit deutlich macht:

> *Es klingelt, wie es mir vorkommt, um Mitternacht. Die Uhr zeigt aber sechs Uhr früh. Ich blicke zum Fenster hinaus. Ein Mann steht dort und fragt, ob ich schon den Urin seiner Frau untersucht hätte. „Welchen Urin?“ frage ich. „Den ich vor einer Stunde hier abgestellt habe“, sagt er freundlich. „Vor einer Stunde?“ Es verschlägt mir die Sprache. „Wie soll ich wissen, dass Sie hier bei Nacht Urin an die Tür stellen?“ „Nicht an die Tür“, antwortet er, „sondern aufs Fenster, und ich habe dreimal geklingelt, so wie es üblich ist!“*
> *Befremdliche Gewohnheiten hat mein Vorgänger hier eingeführt. Ich bescheide den Mann auf neun Uhr zur Sprechstunde [TeL, S.13].*

Nach Erfahrungen wie dieser ändert Lüth die Sitten seines Vorgängers und führt feste Sprechstunden ein. Im *Tagebuch* wird deutlich, wie Lüth sich allmählich immer mehr den Bedingungen der ärztlichen Tätigkeit auf dem Lande anpasst und sich von der konventionellen ärztlichen Tätigkeit in der Stadt differenziert. Im Laufe seines Wirkens stellt er zudem einige medizinische Gewohnheiten um. Er hört beispielsweise auf, die Haut der Patienten vor Injektionen zu desinfizieren und betont, dass dies keine negativen Auswirkungen habe. Lüth konstatiert:

> *Einiges in der Medizin kann auf dem Lande anders gehandhabt werden als in der Stadt [TeL, S.76].*

Während Lüth zu Beginn seiner Tätigkeit noch von sich sagt: „Ich bin medizinisch so erzogen, dass ich mich verpflichtet fühle, etwas zu *machen*. Das berühmte *Machen sie was, Herr Doktor*, braucht man mir nicht erst zuzurufen“ [TeL, S. 55, im September 1964], ändert er seine Einstellung im Laufe der Jahre und erlangt eine recht gelassene Haltung. Im Oktober 1969 befindet er: „Eigentlich müssten wir nachdenken und dann erst entscheiden, ob und was wir machen“ [TeL, S. 119]. Es sei nützlich, die Tagebücher der alten Ärzte zu studieren, die ohne die heute vielfältigen – auch pharmakologischen – Möglichkeiten behandelt haben und dennoch erfolgreich gewesen seien. So erinnert Lüth an das voroperative Zeitalter und die konservative Behandlung beispielsweise der Appendizitis und weist darauf hin, dass – entgegen der gängigen Lehrmeinung – ein solches Vorgehen auch heute noch möglich sei. Resümierend sagt Lüth:

> *Arztsein bedeutet einen Prozess, an dessen Anfang die unreflektierte Sicherheit steht, der schöne Glaube an die Kurven und Messwerte, ein Glaube, der in der Praxis irgendwann zerbricht. Doch die ärztliche Arbeit geht weiter und schließlich stellt sich eine neue Sicherheit ein, die um die Relativitäten und Relationen weiß [TeL, S. 233-234].*

Das wesentliche Charakteristikum der landärztlichen Tätigkeit zu Lüths Zeit ist sicherlich die ständige Dienstbereitschaft, denn eine organisierte Vertretung gibt es auf dem Land noch nicht. So stellt Lüth zu Beginn seiner Tätigkeit die Frage: „Was ist ein Landarzt?“ Und gibt folgende Antwort: „Jemand, der lebt und arbeitet, gekettet an das Telefon“ – nota bene stammt diese Definition aus der Zeit lange vor Einführung des mobilen Telefonierens! Somit wird selbst der nötige Gang zum Friseur ein Problematikum und die Haare werden „bei schlechtem Gewissen geschnitten“ [TeL, S. 43].

Neben der ständigen Bereitschaft für die Patienten steht unter anderem die weitgehende Isolierung von den Bequemlichkeiten und kulturellen Möglichkeiten des Stadtlebens. In den diesbezüglich schriftlich niedergelegten Gedanken wird indirekt auch Lüths eigene Situation deutlich:

> *Diese Ärzte sind, wenn sie sich nicht im Urlaub befinden, in ständiger Bereitschaft. Es gehört nicht nur viel Idealismus, sondern auch eine erhebliche physische Kraft dazu, so über Jahre hinaus zu arbeiten [...] so muss sich doch jeder, der sich mit dem Gedanken einer Niederlassung auf dem Land trägt, vorher eingehend fragen, ob er das notwendigerweise von vielem – nicht nur vom allgemein kulturellen Leben, sondern auch von den meisten Fortbildungsveranstaltungen – abgeschnittene Leben ertragen kann, und vor allem: Ob seine Frau es mit ihm tragen will [...]. Bei allem Enthusiasmus, mit dem man über die landärztliche Tätigkeit sprechen kann, bei der Berechtigung, tatsächlich zu sagen, der Landarzt sei noch immer ein König in seinem Bereich, muss doch deutlich bleiben, dass es sich um einen König „an der Kette" handelt. Während der Stadtarzt weitgehend von der Verfügbarkeit über ihn außerhalb der Sprechstundenzeit befreit ist, gibt es für den Landarzt keine Schonung [VdS, S.46-47].*

In *Vor der ersten Sprechstunde* beschreibt Lüth den nächtlichen Anruf des Patienten als „Kalamität für Patient und Arzt". Den Patienten treibe meist eine besondere Angst, die durch die Nacht verstärkt werde. Der Arzt aber werde im Schlaf gestört, sei deshalb unwirsch und müsse lernen, auch unter diesen Umständen medizinische Entscheidungen zu treffen [vgl. VdS, S. 154].
Darüber hinaus sei der Landarzt auch in fachfremden Disziplinen als Spezialist gefordert. So muss Lüth sich zwangsläufig auch als Geburtshelfer und als Veterinärmediziner betätigen. Sehr anschaulich sind diese und andere Erfahrungen im *Tagebuch* beschrieben.

Eine Befreiung von der ständigen ärztlichen Verantwortung ist nur vorübergehend während des Urlaubs möglich. Da es den Kollegen der Nachbarschaft nicht zuzumuten ist, die Landpraxis eines anderen Landarztes mit zu versorgen, muss im Urlaubsfall ein Vertreter gefunden werden, der die Praxis besetzen kann [vgl. VdS, S.47]. Die folgende, in Auszügen wiedergegebene Anekdote aus dem *Tagebuch eines Landarztes* aus dem Jahre 1965 zeigt – eingedenk der dichterischen Freiheit, die man Lüth hier zugute halten muss – dass eine vollkommene Abgabe der ärztlichen Verantwortung selbst bei physischer Abwesenheit des Arztes wohl kaum gegeben war:

> *Wir beschließen, Urlaub zu machen. Der Vertreter kommt, ein schwarzer Kollege, Dr. Tamba aus Sierra Leone [...]. Dr. Tamba war Assistenzarzt in der Klinik der fernen Kreisstadt gewesen [...]. Dr. Tamba ist hochgebildet, hat zuvor in England studiert [...] am nächsten Tag reisen wir ab. Dr. Tamba bleibt zurück [...]. Das ärztliche Wirken auf dem Lande ist nicht ohne Tücken. Gleich am nächsten Morgen wird Dr. Tamba zu einer Leichenschau gerufen. Er bemerkt, dass der Tote [...] eine längere Platzwunde auf dem Schädel hat, das schüttere Haar ist darüber gekämmt, aber nicht sorgsam genug. Er murmelt etwas von Schlaganfall, die Familienmitglieder stimmen freudig zu und bitten um den Leichenschauschein. Er redet sich heraus, den habe er in der Praxis, er werde ihn dort ausstellen.*
> *Sein Anruf erreicht mich im Ötztal, mitten in einem Gespräch [...]. "Hier war es so", rief Dr. Tamba ins Telefon, „dass einer der Söhne in der Praxis erschienen ist und den Leichenschauschein haben wollte. Und als er mein Zögern bemerkte, schob er mir einen Hunderter über den Tisch. Ich habe das Geld sofort zurückgegeben, aber was soll ich nun tun?" Ich denke einen Augenblick lang nach. Da schreit es aus dem Telefon „Ich bin unschuldig! Ich habe ihn nicht umgebracht!" Ich will die ausbrechende afrikanische Panik stoppen und frage energisch zurück: „Was haben die Leute gesagt über die Entstehung der Verletzung?" „Der Vater sei aus dem Bett gefallen", stottert Dr. Tamba, „mit dem Kopf nach unten." „Direkt auf den Scheitel, als wäre er aus den Wolken her-*

abgestürzt?" „Direkt auf den Scheitel..." „Sie machen ein Kreuz bei dem Kästchen >nicht natürlicher Tod<, alles andere regelt der Staatsanwalt." „Und was soll ich tun, wenn die Söhne wiederkommen?" „Schmeißen Sie sie raus und sagen Sie, ich würde alles klären, sobald ich zurück bin." „Sie kommen wirklich zurück?" fragt er ängstlich. „Verlassen Sie sich darauf", sage ich [...] [TeL, S. 70-72].

Ein Jahr später resümiert Lüth in einem *Landarztbrief* etwas ernsthafter: „Im vergangen Jahr habe ich mich durch einen farbigen Kollegen vertreten lassen, um zu sehen, wie das auf dem Lande läuft: Es lief ausgezeichnet. Noch heute sprechen die Patienten mit Anerkennung von ihm" [7].

5.1.4. Ärztliches Selbstverständnis Lüths

Der Arzt ist Experte, will aber [...] mehr sein als ein gewöhnlicher Experte: kein bloßer Fachmann, kein ungebildeter Spezialist [8].

Als niedergelassener Praktiker und Hausarzt lernt Lüth die Menschen in Rengshausen nicht nur als Patienten, sondern auch privat kennen. Er behandelt in den Jahren seiner Landarzttätigkeit mehrere Generationen. Dabei gewinnt er eine feste Überzeugung von der Wichtigkeit der allgemeinmedizinischen Tätigkeit, sowohl für den einzelnen Patienten als auch für die Gesellschaft als Ganzes. Diese Auffassung steht indes einer medizinische Entwicklung gegenüber, die zunehmend in Richtung einer apparativen Medizin verläuft, „von der sprechenden zur stummen Medizin", wie Lüth an vielen Stellen beklagt hat [vgl. Kapitel 4.3.].

Den Vorteil einer flächendeckenden allgemeinmedizinischen Versorgung sieht Lüth in den vergleichsweise geringen Kosten für das Gesundheitssystem. Der niedergelassene Arzt sei zudem wichtig als jemand, der die verschiedenen Befunde für einen Patienten zusammenfasse. Diese Organisationsform erzeuge ein Gefühl der Geborgenheit beim Patienten, Lüth gemäß ein entscheidendes Moment der Gesundheitsförderung:

Denn krank sind ja nicht Körpersäfte, biochemische Abläufe, Regelsysteme, sondern krank ist der einzelne Mensch. Diese Arbeit der Synthesis übernimmt der niedergelassene Arzt [VdS, S.12].

Lüth ist in diesem Sinne aus vollstem Herzen „Landarzt", wie er sich auch selbst bezeichnet [9].

Im Rahmen seiner Behandlung geht Lüth indes nicht immer schulmedizinisch-konventionell vor. Manchmal integriert er sogar quasi-magische Handlungen in seine Therapie. So verspricht er beispielsweise einem Patienten mit multiplen Warzen an der Hand, der die umgehende Entfernung dieses Schönheitsmakels – freilich ohne große Verunstaltung der Haut – vom Arzt fordert: „Das sind sehr viele [...]. Ich werde also nur eine einzige Warze behandeln. Sie werden sehen, dann verschwinden die anderen mit" [TeL, S. 37]. Lüth ätzt eine Warze aus, der Rest verschwindet narbenlos von selbst!

Lüth war von der Möglichkeit echter Heilung überzeugt. Nicht nur helfendes Handeln, sondern Heilung sei die Erwartung der Patienten. Dem gemäß sei der Auftrag des Arztes „metaphysischer Art". Auch bei jeder normalen Behandlung passiere mehr als die „rein technische Maßnahme". Der Arzt werde auch heute noch gefordert „als Mensch mit seiner Lebenserfahrung, mit seiner Persönlichkeit" [10]. Als prominentes Beispiel führt Lüth den Arzt Dr. Metz an, der die „Entelechie" des depressiv verstimmten jungen Goethe erkannte und ihn mit Hilfe eines „Geheimmittels" heilte. Im Gegensatz zu anderen zuvor erfolglosen Ärzten hatte der erfahrene Mediziner die besondere Charakterstruktur seines Patienten erkannt und ihm – letztlich unabhängig von dem ausgewählten

Medikament – das *Gefühl* einer speziell auf ihn zugeschnittenen Therapie vermittelt. Obwohl nicht konkret ausgesprochen, bedauert Lüth offensichtlich das Fehlen dieser individuellen Dimension in der heute üblichen Behandlung.

Lüth hat eingehend die Beziehung zwischen Arzt und Patient reflektiert und dabei nicht nur aus der Sicht des Arztes Schlüsse gezogen, sondern auch den Blickwinkel des Patienten berücksichtigt. Deshalb sprach er auch gerne von der *Patienten*-Arzt-Beziehung, wobei in Abhebung zur üblichen Reihenfolge der Patient zuerst Nennung findet.

Lüth hat außerdem darauf aufmerksam gemacht, dass freundschaftliche Gefühle zwischen Arzt und Patient zu einem Rollenkonflikt führen können:

> *[...] aber dann ist etwas eingetreten, was durchaus von der normalen Patienten-Arzt-Interaktion unterschieden werden muss. Die ärztliche Praxis ist nicht auf Freundschaft aufgebaut, sondern gerade auf affektive Neutralität, wie Parson so nachdrücklich formuliert hat, d.h. sie besteht eben gerade darin, dass nicht nur diejenigen behandelt werden, die einem sympathisch sind oder mit denen man befreundet ist, sondern alle, d.h. durchaus auch diejenigen, die einem nicht sympathisch sind und von denen man eher vermuten würde, dass sie einem feindlich gesinnt sind" [VdS, S. 165].*

Privat sei also eine gewisse Distanz zu den Patienten wichtig, wie Lüth auch im *Tagebuch* deutlich macht: „Wer abends bierselig mit den Leuten am Stammtisch hockt, kann ihnen am nächsten Tag nicht als Arzt gegenübertreten" [TeL, S. 18].

Trotz dieser Erkenntnisse entwickeln sich im Laufe von Lüths Landarztzeit naturgemäß auch freundschaftliche Verhältnisse. Ein ehemaliger Patient bestätigt: „Ich war sein Patient, und er wurde mein Freund" [5].

Zur Behandlung gehören für Lüth unverzichtbar „einfühlendes Verstehen, Expertenwissen und Autorität" [Wids, S. 173]. Der Arzt müsse außerdem selbstkongruent sein und sich in Echtheit üben:

> *Ich an Ihrer Stelle würde – diese Formulierung sollte in einem Patienten-Arzt-Gespräch tatsächlich auftauchen und auch sinngemäß und wahrheitsgemäß beantwortet werden. Würde der Arzt sich tatsächlich selbst dem unterziehen, was er dem Patienten vorschlägt? Das ist die Frage, die keine Ausflüchte duldet – letztlich steht die Glaubwürdigkeit dahinter [Wids, S. 175].*

Außerdem ist Lüth gemäß ein guter Arzt in der Lage, Wahrheiten auszusprechen und zur Änderung der Gewohnheiten aufzurufen:

> *Er bringt es fertig zu sagen: Du musst Dein Leben ändern. Im Menschen lebt eine kathartische Sehnsucht – die will geweckt werden mit dem einen Wort: Du musst. Und wenn er es tut, so ändert sich wirklich etwas! Mit dem neuen Selbstvertrauen ändern sich Immunitätslage, Endokrinologie [...]" [Wids, S. 15].*

Arztsein auf dem Lande bedeutet für Lüth außerdem, öffentliche Verantwortung zu tragen. Im Dorf habe der Arzt einen Stellenwert ähnlich dem des Pfarrers und des Bürgermeisters, seine Meinung sei gefragt und sein Rat erwünscht. Bei vielen öffentlichen Ereignissen ist Lüth präsent, so spricht er beispielsweise bei der Einweihung des neuen Bürgerhauses 1964 spontan über Gesundheit und erntet Anerkennung der Dorfbewohner [vgl. TeL, S. 47-48]. Der enge Kontakt zur Bürgerschaft und das politische – in Lüths Fall sozialdemokratische – Engagement ist ihm wichtig:

Mehr als der Stadt-Arzt sollte jedenfalls der Land-Arzt sich politisch – nicht nur in den freien Ärzteverbänden, sondern möglichst auch in Parteien, Bürger-Initiativen und so weiter – engagieren. Bei dem hohem Sozialprestige, das Ärzte nach wie vor genießen, kann er damit rechnen, dass seine Stimme gehört wird, dass er also ernst genommen wird [VdS, S. 48].

Lokalpolitisch engagiert sich Lüth in den Jahren 1974 bis 1976 gegen den Bau einer Eisenschnellbahn, die zwischen Hannover und Würzburg direkt durch Rengshausen verlaufen soll. Lüth wird von einem Patienten aufgefordert, sich gemäß seinem besonderen Status als Arzt zu engagieren [vgl. TeL, S. 146-148]. Auf einer Anhörung zum Planfeststellungsverfahren spricht Lüth im Bürgerhaus über die gesundheitlichen Auswirkungen der zu erwartenden Lärmbelastung [vgl. TeL, S. 150]. Es folgen Protestdemonstration und Versammlungen unter Lüths Leitung [vgl. TeL, S. 151-153, 166-168, 184-185]. Schließlich kann der Bau verhindert werden [5]. Dem „Kampf gegen die Eisenbahn" ist ein ganzer Teil im *Tagebuch* gewidmet [vgl. TeL, S. 123-190].

5.1.5. Vor der ersten Sprechstunde

So wie die Werke *Stud. med.* und *Lehren und Lernen in der Medizin* für Medizinstudierende gedacht sind, verfasst Lüth auch fachliche Ratgeber für ärztliche Kollegen, die vor der Niederlassung in freier Praxis stehen. Die Abhandlung *Niederlassung und Praxis* erscheint 1969, zwölf Jahre später das Werk *Vor der ersten Sprechstunde.*

Inhaltlich sind beide Bücher vergleichbar, unterscheiden sich allerdings in formalen Aspekten. *Niederlassung und Praxis* liefert eine sehr ausführliche wissenschaftliche Erörterung von gesetzlichen und betriebswirtschaftlichen Rahmenbedingungen zur Niederlassung, wobei Lüth seine Erläuterungen mit zahlreichen Tabellen und Schaubildern unterlegt. Das zeitlich jüngere Buch *Vor der ersten Sprechstunde* ist deutlich praxisorientierter und intendiert bei weitgehend übereinstimmenden inhaltlichen Fragen eine checklistenartige Bearbeitung der auftretenden Probleme bei der Niederlassung. In beiden Büchern bringt Lüth Erfahrungen aus seiner eigenen praktischen Tätigkeit ein.

Besprochen werden sowohl die Modalitäten der Niederlassung als auch die unterschiedlichen Arbeitsanforderungen in der Stadt im Gegensatz zum Land sowie zwischen Klinikmedizin und niedergelassener Tätigkeit. In *Niederlassung und Praxis* macht Lüth darauf aufmerksam, dass es eine ärztliche Standortlehre bisher nicht gebe und stellt erste Überlegungen zur Qualität eines Standortes an. Demnach seien Faktoren wie Arztdichte, Infrastruktur, Praxisführungsstil und Patientenkollektiv der Kollegen wichtige Variablen bei der Wahl eines Niederlassungsortes. 1981 bemerkt er dazu in *Vor der ersten Sprechstunde*:

Dennoch hat es bis 1969 eine ärztliche Standortlehre nicht gegeben, erst seit diesem Jahr, als ich sie zum ersten Mal forderte, ist sie in das Bewusstsein der gesundheitspolitischen und medizinischen Planung und der niederlassungswilligen Ärzte eingetreten [VdS. S. 33].

Als weitere Faktoren bei der persönlichen Standortwahl nennt Lüth jetzt außerdem „arbeitsmäßige oder wissenschaftliche Befriedigung mit lohnendem Einkommen" [VdS, S. 40].

Des Weiteren kommen Vor- und Nachteile verschiedener Praxisformen (Einzel- oder Gemeinschaftspraxis) ebenso zur Sprache wie Aspekte der Inventarisierung und Anforderungen an das ärztliche Hilfspersonal. Bei der Gestaltung von Wohnung und Praxis liefert Lüth in beiden Werken Lagepläne mit Modellen optimaler Raumaufteilung [vgl. Kapitel 5.1.2.]. Typisch für Lüths argumentatives Vorgehen ist der Blick in die Vergangenheit und damit auf Größen wie Wandel der Arztdichte, Anzahl der Kassen und Honorierung der Ärzte über die Zeit.

Einmal niedergelassen, gelte es, sich eine rationalisierte Arbeitsweise zu Eigen zu machen, um Aufwand und Kosten so gering wie möglich zu halten. In *Niederlassung und Praxis* bespricht Lüth den Einsatz von ärztlichem Hilfspersonal als Element von Rationalisierung, wobei er dem Anfänger zu einer ausgebildeten Kraft rät [vgl. NP, S. 168]. In *Vor der ersten Sprechstunde* gibt Lüth zahlreiche weitere nützliche Tipps zur Arbeitsrationalisierung, unter anderem die Benutzung von Fensterbriefumschlägen, den „Trogtisch" für die Patientenkartei, Lesezeichen für herausgenommene Karteien sowie die Benutzung eines Stempels mit der Aufschrift „urschriftlich zurück". Lüth empfiehlt, sich zusätzlich über Rationalisierung durch Fachpersonen beraten zu lassen. Doch: „Merke: Was man sofort selber macht, ist am rationellsten getan" [VdS, S. 68]. Da nach Lüths Ansicht beim Praktiker auch in wirtschaftlichen Fragen Nachholbedarf bestehe, erläutert er – teils in Tabellenform – die Einkommensverhältnisse von Ärzten in Abhängigkeit von Praxisform, Standort und Fachrichtung und klärt über die Kostenstruktur von Praxen auf.

In *Niederlassung und Praxis* liefert Lüth eine sehr ausführliche Erläuterung der klassischen Sozialversicherung nebst Anmerkungen zur Sozialpolitik und Gesundheitspolitik sowie zur Berufs- und Standesordnung. In beiden Abhandlungen führt er zudem in das kassenärztliche Abrechnungswesen und in das Vorgehen bei Honorarkürzungen ein und erläutert in *Vor der ersten Sprechstunde* ein von ihm erstelltes Muster für die Gliederung einer Widerspruchsbegründung für den Prüfungsausschuss [vgl. VdS, S. 103]. Zu möglichen Regressforderungen seitens der Krankenkassen bemerkt Lüth:

> *Er (sc. der Arzt) befindet sich damit in der Lage des Besitzers einer Autoreparaturwerkstatt, der diejenigen Kosten bei der Reparatur eines Kundenautos, die dessen Versicherung nicht trägt, selbst zu zahlen hat. Der Vergleich beleuchtet das Unangemessene dieser Vorgänge [VdS, S. 109].*

Auch zu künftigen alltäglichen Problemen macht Lüth nützliche Anmerkungen, so beispielsweise zur Gestaltung des Arztschreibtisches und zum Inhalt des Arztkoffers:

> *In der Stadt hat er, wie ein Geschäftsmann, eine modische Mappe [...] während er auf dem Land, weit entfernt von den nächsten Krankenanstalten, gezwungen ist, einen etwas voluminöseren Koffer mitzuschleppen [...]. Sehr vorteilhaft sind diejenigen, die man aufklappen kann, wobei sich, wie bei den bekannten Werkzeugkästen der Mechaniker, auf beiden Seiten je drei bis vier Fächer öffnen [...] [VdS, S. 145].*

Lüth bespricht in diesem Zusammenhang auch einige Notfallmedikamente und empfiehlt das Mitführen eines einfachen Beatmungsgerätes und eines Elektrokardiographen mit einer Einkanalableitung. Die Fortbildung in der Notfallmedizin sei für den niedergelassenen Arzt essentiell [vgl. VdS, S. 149].

Ausführlich zur Sprache kommt auch – insbesondere in *Vor der ersten Sprechstunde* – das wichtige Feld der medizinischen Soziologie, daneben Fragen zur ärztlichen Autorität sowie spezielle Fragen zur Arzneibehandlung und – in *Vor der ersten Sprechstunde* – zu gezielten Problemen wie Alkoholismus und anderen Suchterkrankungen. In *Niederlassung und Praxis* werden zudem Fragen der Ausbildung erörtert, wie sie in Kapitel 4.2. bereits zur Sprache kamen. Daneben bespricht Lüth zuweilen unkonventionelle Weiterbildungsmöglichkeiten des niedergelassenen Arztes, beispielsweise mittels der Arztbriefe aus Klinik beziehungsweise vom Facharztkollegen. Lüth fordert außerdem das konstruktive Gespräch unter Kollegen als Mittel der Fortbildung und erhofft sich damit ein Ende des Konkurrenzdenkens:

Eine Änderung für die Praxis könnte die Gemeinschaftspraxis bringen, in der mehrere Ärzte zusammenarbeiten, mit Notwendigkeit über ihre Kranken sprechen müssen und dadurch Fortbildung realisieren, auch ohne sich dessen bewusst zu sein [NP, S. 188].

5.1.6. Fazit

Aus dem Vorstehenden wird deutlich, dass Lüths Engagement als Arzt und Mensch in vielfältiger Weise über ein normales Maß hinausgegangen ist.

Zu nennen ist zum einen sein lokalpolitischer Einsatz für das Dorf Rengshausen, wie Lüth es der Rolle des Landarztes für angemessen gehalten hat.

Hingewiesen werden muss an dieser Stelle auch auf Lüths Tätigkeit als Hochschullehrer an der Universität zu Mainz und an der Gesamthochschule Kassel, was offensichtlich nicht der Rolle eines Landarztes entspricht, gehört es doch vielmehr zur Definition des wissenschaftlich orientierten Universitätsmediziners. Interessanterweise scheint es jedoch zu keinem Rollenkonflikt gekommen zu sein. Zumindest in der Wahrnehmung der Rengshausener Bevölkerung – und so spiegelt es auch das *Tagebuch* wider – erfüllte Lüth die Erwartungen an einen ortsverbundenen Landarzt.

Aber ebenso geht Lüth mit vielfältigen Publikationen über die Sphäre des Landarztes hinaus. Die regelmäßigen *Briefe aus einer Landpraxis* werden im Folgenden Besprechung finden [vgl. Kapitel 5.2.]. Das *Tagebuch eines Landarztes*, dem insgesamt zwanzig Tagebuchhefte Lüths zugrunde liegen, stellt ein bemerkenswertes Zeitzeugnis dar. Auf der einen Seite gespickt mit humorvollen Kuriositäten, verblüfft es auf der anderen Seite durch Offenlegung persönlichster Erlebnisse, beispielsweise der Todesumstände von Lüths Mutter [vgl. TeL, S. 154 ff.]. Lüths kritische Reflexion der ärztlichen Tätigkeit bleibt zudem nicht in allgemeinen Beobachtungen stehen, sondern bezieht eigene Erfahrungen, mitunter auch ärztliche Fehlentscheidungen und menschliches Unvermögen des Arztes ein [vgl. beispielsweise TeL, S. 121-122]. Dokumentiert ist zudem sehr anschaulich, wie sehr das Arztsein immer wieder Lüths Privatleben tangiert und wie es Lüth als ganzen Menschen und nicht nur in seiner anteiligen Rolle gefordert hat.

Eine leichte Verbitterung in Lüths schriftlichen Äußerungen ist indes nicht zu überhören. Diese bezieht sich eindeutig nicht auf inhaltliche Aspekte seiner Tätigkeit, sondern ausschließlich auf die ihr zugrunde liegenden formalen Rahmenbedingungen. Zu nennen sind insbesondere die ständige Dienstbereitschaft sowie die fehlenden Vertretungsregelungen, so dass Lüth gefordert hat:

Das Unzumutbare als solches bezeichnen, das wäre die Tugend, die der Arzt üben sollte. Er verpflichtet sich, Tag und Nacht am Telefon zu sitzen, und wenn er selbst erkrankt, ist niemand verpflichtet, ihm einen Vertreter auch nur zu besorgen, von der Bezahlung zu schweigen. Erzogen in Idealen, die niemals Wirklichkeit waren (ganz besonders nicht in der Antike, auf die sie so gern bezogen werden), muss er die Fähigkeit entwickeln, Diagnose und Therapie seiner eigenen Situation zu entwerfen [11].

Diese Verhältnisse sind sicherlich zumindest Mitursache der von Lüth beobachteten einsetzenden Landflucht. Bei der Niederlassung auf dem Lande sei keinesfalls mehr „erdrückende Konkurrenz" zu fürchten, im Gegenteil sei das „Dorf ohne Doktor" zum Alptraum der Gemeinden geworden [vgl. NP, S. 147]. In *Vor der ersten Sprechstunde* hat Lüth deshalb gefordert, den Landärzten größere Steuervorteile zu gewähren, „ein Gedanke, der freilich den meisten unserer Politiker ungeheuerlich erscheinen wird" [VdS, S. 48].

Damit hat Lüth auf eine Entwicklung aufmerksam gemacht, die in den inzwischen vergangenen Jahrzehnten noch weiter fortgeschritten ist. Die Attraktivität der Landarzttätigkeit heute ist bei gleichzeitig bestehendem und steigendem Bedarf an niederlassungswilligen Ärzten immer noch nicht verbessert worden. Damit hat Lüths politischer Appell von vor 25 Jahren auch im Jahre 2006 nichts von seiner Aktualität verloren.

Abschließend bleibt die Frage zu stellen, ob Lüth rückblickend in seiner Tätigkeit Sinn und Erfüllung gefunden hat. Ende 1981 reflektiert er – fünf Jahre vor seinem tatsächlichen Tod – in einer Tagebucheintragung über das eigene Ableben:

> *Ich stelle mir vor, wie das Leben eines alten Landarztes zu Ende geht. Von außen ist nicht eben viel zu sehen. Noch immer praktiziert er, versorgt seine Kranken. Etwas müder ist er geworden [...]. Viele Zweifel sind da, aber auch eine gewisse Sicherheit. Fehler, die ihm früher passierten, würde er heute vermeiden, aber interessiert es ihn noch? [TeL, S. 285]*

Und die letzte Eintragung am 24. September 1982 bejaht schließlich die oben gestellte Frage:

> *[...] Kein Sommer wie dieser. Die Menschen haben keine Zeit, krank zu sein. Der Landarzt ruht sich aus, die Rezepte vergilben. Weit kann er in die Wälder gehen, die sich hinter den Bergen verlieren. Niemand begleitet ihn auf diesem Weg. Aber er versteht nun, weshalb er ihn gehen musste, diesen und alle anderen Wege, die er gegangen ist [TeL, S. 303-304].*

Sigelverzeichnis, Anmerkungen und Literatur zu Kapitel 5.1.:

Folgende Sigel wurden benutzt:

NP:	Niederlassung und Praxis, Eine kritische Einführung, Georg Thieme Verlag, Stuttgart, 1969
Stud.med.	Stud. med., Wie man das heutige Medizinstudium erfolgreich hinter sich bringt und dennoch ein guter Arzt wird, Verlag Medical Tribune, Wiesbaden, 1983
TeL:	Tagebuch eines Landarztes, Droemersche Verlagsanstalt Th. Knaur Nachf., München, 1983
VdS:	Vor der ersten Sprechstunde, Daten, Erfahrungen und Empfehlungen zur Niederlassung in freier Praxis, Verlag Medical Tribune, Wiesbaden, 1981
Wids:	Wie ich das sehe, Auf der Straße, in der Praxis und darüber hinaus, Verlag Medical Tribune, Wiesbaden, 1986

Anmerkungen und weitere Literatur:

[1]: im Folgenden an mancher Stelle nur *Tagebuch* genannt
[2]: Angaben des Praxisnachfolgers Klaus Wirth, Arzt für Allgemeinmedizin
[3]: Besichtigung der Wohn- und Praxissituation durch die Autorin vor Ort am 11.Oktober 2003 und am 25. März 2006
[4]: [124], S. 2382-2383
[5]: Angaben des ehemaligen Patienten und Freundes Rudi Zülch
[6]: Angaben der Ehefrau und jetzigen Witwe Winfriede Lüth
[7]: [117], S. 2000
[8]: [148], S. 2188
[9]: Angaben des Freundes Hardi Limmeroth, vgl. auch [404]
[10]: [339], S. 15
[11]: [123], S. 1997

5.2. Briefe aus einer Landpraxis

In den Jahren 1965 bis 1971 veröffentlichte Lüth regelmäßig im Feuilleton-Teil des Deutschen Ärzteblattes. Seine insgesamt 27 *Briefe aus einer Landpraxis* erschienen zwischen zweimal (1971) und fünfmal (1967) pro Jahr.

Die *Briefe* beschreiben Alltägliches und Ungewöhnliches, liefern Quergedachtes und Denkanstöße zu medizinischen, politischen und kulturellen Fragestellungen. Das bunte Sammelsurium der Titel, die zumeist mit „Von..." oder „Über..." beginnen, reiht stichwortartig die Themen des jeweiligen Briefes auf. Wie umfangreich das Spektrum hierbei ist, zeigt beispielhaft der Titel des *VII. Briefes aus einer Landpraxis*:

> *Von frühem Ruhm und neuen Büchern, Nachdrucken und dem Elend der Antiquare, von Festspielen, Kongressen (Leibniz, auch Keks!), Kybernetik und Abrechnung und dem 65jährigen Ludwig von Bertalanffy [1].*

Die Briefe sind leicht, beinah verspielt geschrieben, dargestellt werden Gedankengänge Lüths, die bei aller Dezidiertheit jedoch an keiner Stelle allzu systematisch in die Tiefe gehen.

Eingedenk der Pluralität der Themen weist der immer gleiche Obertitel (*Brief aus einer Landpraxis)* auf eine gemeinsame Grundidee aller Schreiben hin: die Verknüpfung der Form des geschriebenen *Briefes*, der primär literarischen Charakter trägt, mit dem inhaltlichen medizinischen Bezug, der durch den Zusatz *aus einer Landpraxis* verdeutlicht wird. Dem Feuilletonteil einer medizinischen Zeitung angemessen, handelt es sich bei den von Lüth behandelten medizinischen Themen eher um medizinische Metakritik als um streng wissenschaftliche Fragestellungen.

Oft allerdings schneiden die *Briefe* neben den medizinischen Inhalten auch Themen ohne Bezug zur Medizin an.
Ein *Brief* kann beispielsweise mit einem Verweis auf ein tagesaktuelles Politikum oder mit einer Begebenheit aus Lüths persönlichem Alltag beginnen und dann zu anderen Gedankengängen führen. So findet beispielsweise im *II. Brief* ein Gespräch mit einem ärztlichen Kollegen über alltägliche Belanglosigkeiten einen fließenden Übergang zu den Erinnerungen an den Dichter und Mediziner William Somerset Maugham. In den *Briefen* findet sich überhaupt viel Persönliches: da wird der eigene Weihnachtsbaum vom Förster gewürdigt oder es wird ein Wünschelrutengang beschrieben. Zweimal (1966 und 1969) erfährt der Leser, wie Lüth seinen Urlaub verbracht hat: 1966 auf Rhodos und Kos, 1969 auf Rhodos und Korfu. Lüth, der sich selbst als „Islomane" bezeichnet und das „ohne Rücksicht auf die Politik" (1969), beschreibt szenenhaft seinen Urlaub – immer freilich mit medizingeschichtlichen Bezügen! Selbst bei der Äußerung sehr persönlicher Gedanken fehlt der medizinische Kontext nicht, beispielsweise bei dieser Äußerung Lüths über Korfu:

> *Der Anblick des Meeres wirkt wie der Anblick des Feuers: man muss hineinstarren, ob man will oder nicht – er lähmt. (Ich spürte das zum ersten Mal auf der obersten Terrasse des Asklepieion in Kos: die perfektionierte Psychosomatik!)* [2]

Lüth war regelmäßiger Gast der Frankfurter Buchmesse und hat durch seine *Briefe* im essayistischen Stil immer wieder Rezensionen ausgesuchter Bücher geliefert. Auch der Besuch von Theaterpremieren findet in Form von eindrücklichen Schilderungen im nächsten Ärzteblattbeitrag Resonanz.

Die *Briefe* sind zugleich Forum eines besonderen Anliegens ihres engagierten Absenders: nämlich gewisse Dichter und Denker vorzustellen, die Lüth zufolge in Vergessenheit geraten sind oder die von der Öffentlichkeit nur in einer verzerrten Weise wahrgenommen werden. So merkt Lüth zum Beispiel in seiner oben schon angeschnittenen Darstellung von William Somerset Maugham – befeierter Verfasser von Weltbestsellern schlechthin – an, dass bei aller vermeintlichen Bekanntheit ein wesentlicher schriftstellerischer Charakterzug dieses Autors übersehen werde: Somerset Maugham war ausgebildeter Arzt. Dieser Umstand aber habe keineswegs eine marginale Rolle für Maughams Weg in die Literatur gespielt. Lüth kann sich dabei auf ein Selbstzeugnis des vielgelesenen Engländers berufen:

> *Ich kenne keine bessere Schulung für einen Schriftsteller als die, einige Jahre den medizinischen Beruf auszuüben [3].*

Sein Verhältnis zu ärztlichen Dichterkollegen wie Gottfried Benn und Alfred Döblin wurde bereits an anderer Stelle [vgl. Kapitel II] eingehender gewürdigt. In den *Briefen* spielen diese Autoren ohnehin eine eher untergeordnete Rolle, während sich Lüth mit ihnen mehr im Rahmen eigenständiger Beiträge, wie Festschriften und Zeitschriftenartikeln, beschäftigt hat.

An mancher Stelle regt Lüth – mehr oder weniger augenzwinkernd? – zu medizinischen Forschungsarbeiten an. Es sei endlich einmal auch über die „Abgedrängten" in der Medizin zu schreiben, heißt es zum Beispiel im *III. Brief*: „Ein Medizinhistoriker ist einmal den Frühvollendeten nachgegangen: Eine Geschichte der früh Abgedrängten und Unterdrücken wäre weniger romantisch, weniger glanzvoll, doch viel aufschlussreicher" [4].

Zu den Abgedrängten zählt Lüth interessanterweise auch den Hamburger Chirurgen Prof. Küntscher. Zwar hatte Gerhard Küntscher durch das von ihm eingeführte Verfahren der Marknagelung weltweiten Ruhm und diverse Auszeichnungen erlangt, jedoch fand sich die Hamburger Gesundheitsbehörde nicht bereit, ihn nach Erreichen der Altersgrenze auch weiterhin im von ihm langjährig geleiteten Hafenkrankenhaus zu beschäftigen, woraufhin Küntscher versuchte, im Ausland eine Klinik aufzubauen [5]. Was Lüth offenbar 1966 in seinem *III. Brief* zu einem bissigen Kommentar veranlasste, der wohl noch bissiger ausgefallen wäre, hätte Lüth schon damals das Scheitern von Küntschers Bemühungen im „sonnigen Barcelona" ahnen können.

Neben den abgedrängten Medizinern empfehle sich weiterhin die Erforschung der „klinischen Fehldiagnosen":

> *Evident ist, dass auch für die Medizin die Bearbeitung der Fehldiagnosen einen kaum zu überschätzenden Erkenntniszuwachs bringen müsste. Material sollte wohl vorliegen, seit ein ganzes Volk krankenversichert ist und pausenlos Ärzte frequentiert [6].*

Im *VI. Brief aus einer Landpraxis* macht Lüth sich Gedanken zu einer noch ausstehenden Klassifizierung der medizinischen Therapie, die man über das weit gediehene Einteilen der Krankheiten bislang vergessen habe.

> *Neuland gibt es also überall, wo es um Arzttum und Medizin und ihre praktischen Anwendungen geht [...] Wir verfügen über eine Klassifizierung von Krankheiten, die es gestattet, deren Vorkommen, ja etwaige Gesetzmäßigkeiten ihres Vorkommens in der Praxis zu erfassen. Zeit wäre es, auch einmal* die *Therapie zu klassifizieren, die wir alle Quartale auf dem Krankenschein belegen müssen. Jemand kommt mit kurz dauerndem Husten und erhält Hustentropfen, was ist da eigentlich geschehen? Ein Rat war es nicht, eine Behandlung doch wohl auch kaum, vielleicht nur eine Handlung?[7]*

Lüth zufolge sei auch der „Nepotismus in der Medizin" einer eingehenden Bearbeitung wert. Lüth hierzu süffisant im *VIII. Brief*: „Ein reizvolles Thema, um es damenhaft zu sagen und das Material liegt auf der Straße, man muss es nur auflesen [...] ein paar Andeutungen kann ich mir auch nicht versagen [...]" [8].

Die *Briefe* beinhalten zudem Anregungen zum Thema ärztliche Weiterbildung, wobei für Lüth die Beantwortung praktischer Fragen im Vordergrund steht. Im *VII. Brief* fragt er: „Von welchen Kongressen träumen Praktiker? Beispielsweise von einem Krebskongress, den nicht wie üblich Pathologen und Kliniker unter sich abmachen, sondern wo über das gesprochen wird, was im Jargon der Klinik so euphemistisch Krebs-‚Nachsorge' oder gar ‚nachgehende Krebsfürsorge' genannt wird" [9]. Solche Belange werden nach Lüth bisher den Praktikern aufgelastet, und zwar meist „sang- und klanglos" [9], wenn diese nämlich mit dem Faktum des Arztbriefes konfrontiert werden. Lüth fragt auch, welche technischen Möglichkeiten einem Praktiker eigentlich in seinem ärztlichen Alltag zur Verfügung stehen. Dazu gehöre auch die Frage, welchen Nutzen die auf den Kongressen viel gelobten Zytostatika, Steroidhormone und Infusionen wirklich mit sich bringen.

In den *Briefen* werden immer wieder Themen berührt, mit denen Lüth sich bereits an anderer Stelle seines literarischen Schaffens eingehend beschäftigt hat. Hierzu gehört vordringlich die Kritik des medizinischen Ausbildungs- und Organisationssystems, wie sie bereits ausführlich im Abschnitt „Lehren und Lernen in der Medizin" [vgl. Kapitel 4.2.] diskutiert wurde, so dass sich an dieser Stelle eine ausführliche Darstellung erübrigt. Lüths Zwischenrufe decken allerdings schonungs- und furchtlos Missstände im medizinischen Bereich auf, wenn er beispielsweise von den Arbeitsbedingungen junger Ärzte im Krankenhaus oder über die Ausrichtung der Kliniken auf den „großen, genialen Chef" [10] spricht. So kenne die Klinik im Grunde ihre meisten Patienten gar nicht, die sie andererseits doch so eingreifend behandle. Die Ärzte auf den Stationen haben Lüth zufolge noch nicht einmal ein eigenes Zimmer, um sich mit ihren Patienten ungestört unterhalten zu können. Und „der Chef schwebt über den Wolken" [10]. Über solche geharnischte Kritik hinaus liefert Lüth aber auch konkrete Vorschläge zur Verbesserung der medizinischen Ausbildung; eingehend wurde dies bereits im Kapitel „Lehren und Lehren in der Medizin" [vgl. Kapitel 4.2.] besprochen. Er tut dies – obwohl und gerade weil er aus einer Praxis vom Lande „zwischenruft" – mit der Legitimation eines praktischen Arztes, der den einzelnen Patienten noch im Blick habe: „Ein kleiner Anstoß der großen Wissenschaft von der äußersten Peripherie her: aber die Praxis hat die Nähe zum einzelnen, die die übrigen Sozialwissenschaften auf dem Umweg über Befragungen rekonstruieren" [11].

Lüth konzentrierte seine Kritik des zeitgenössischen Gesundheitswesens zwar auf die Missstände ärztlicher Ausbildung und Berufsorganisation, im *XVIII. Brief* beklagt er allerdings genauso Mängel der pharmazeutischen Ausbildung:

> *Zwar hat der Apotheker in seiner Ausbildung keine Pflichtvorlesung, die ihn über das unterrichtet, was die von ihm hergestellten und vertriebenen Mittel eigentlich bewirken oder bewirken sollten – aber er hat ja auch während des Studiums niemals etwas über Betriebswirtschaft oder Steuerwesen gehört und steht doch, genau betrachtet, einem regulärem und komplizierten Geschäftsunternehmen vor [12].*

Auch wenn es den Anschein hat, dass an dieser Stelle der Apotheker unter rein betriebswirtschaftlichen Gesichtspunkten wie ein Kaufmann angesehen wird, ist Lüth sich sehr wohl bewusst, dass in einer Apotheke – vor allem in den Augen der Patienten – weitaus mehr stattfindet als die bloße Herausgabe von Medikamenten. In diesem Zusammenhang erscheint es nicht verwunderlich, wenn ein Apotheker in die Rolle eines „medizinischen Beraters" schlüpft. Über solche beratenden Tätigkeiten, die nach Lüth jeder formalen Legitimation entbehren, beklagt er sich im *XXII. Brief*:

Meine Frage damals, wo im Ausbildungsgang des pharmazeutischen Studiums diese Tätigkeit [...] unterrichtet werde, blieb damals unbeantwortet. Und kürzlich erst erklärte mir ein ganz junger Apotheker, er prüfe grundsätzlich erst die Rezepte, ob die verordneten Medikamente auch zueinander „passten" – natürlich stellte sich sofort heraus, dass er keine Ahnung von dem hatte, was in einem solchen Zusammenhang unter passen zu verstehen sein könnte. Eine gewisse Aversion der Apotheker gegenüber den Ärzten lässt sich in der Tat im Lande beobachten [13].

Ein weiteres, oft von Lüth angesprochenes Thema ist die Diskrepanz zwischen dem Spezialisten in der Klinik, Vertreter einer „stummen" Medizin, und dem „sprechenden" Arzt in der niedergelassenen Praxis, „denn der Praktiker ist der Arzt, der spricht, im Gegensatz zum stummen Kliniker, der auf den späteren Arztbrief verweist" [14]. Dabei ist sich Lüth bewusst, dass in der Realität nicht jeder praktische Arzt diesem Ideal genügt, oft fehle es sogar am entsprechenden Problembewusstsein. „Weiß der Praktiker eigentlich, dass die Sprache sein zentrales Problem ist? In den Augen der Patienten ist er der Arzt, der ‚einem etwas sagt' – Kliniker sind oft vornehm verschlossen (Patienten-Unterredungen strengen an!)" [9].

Was das Spannungsfeld zwischen Klinikarzt und Praktiker anbetrifft, macht sich Lüth 1970 in seinem *XXII. Brief* anlässlich einer Reflexion zur in jenem Jahre besonders massiven Grippewelle durchaus provozierende Gedanken – nicht ohne sich dabei einer gewisse Pauschalität hinzugeben: „Die medizinsoziologische Version der Grippe lautet: Es handelt sich um eine Krankheit, die den Praktikern aufgegeben ist. Sie werden denn auch am wenigsten von ihr betroffen. Die Fachärzte haben nicht viel mit ihr zu tun, sie werden demgemäß eher krank und also selber Patient" [13].

Lüth erhielt offensichtlich zahlreiche Reaktionen auf seine *Briefe aus einer Landpraxis*, worauf er mancherorts auch kurz eingeht. An einer Stelle wurde ein ihm zugegangener Brief – auf seinen eigenen Wunsch hin – unter dem Titel „Antwort auf einen Landarztbrief" im Deutschen Ärzteblatt sogar komplett abgedruckt [15]. Prof. Georg Dhom, damaliger Direktor des pathologischen Institutes der Universität des Saarlandes in Homburg, reagierte darin auf eine Kritik Lüths am akademischen Unterricht im Medizinstudium, wie er sie im *XI. Brief aus einer Landpraxis* geäußert hatte. Lüth – anscheinend angetan durch das offene Entgegentreten eines von ihm angegangenen Hochschullehrers – kann sich indes eines unter dem apodiktischen Titel „Schlußwort" beigefügten Kommentares nicht enthalten. Auf die inhaltliche Darstellung dieses „Federkrieges" soll an dieser Stelle nicht noch einmal eingegangen werden, insofern die grundlegende Thematik bereits behandelt wurde [vgl. Kapitel 4.2.].

Lüths Beiträge im Deutschen Ärzteblatt beanspruchen gemäß ihres Obertitels den Charakter von Briefen; gerichtet sind sie jedoch nicht an einen bestimmten Briefpartner, sondern an die gesamte Ärzteschaft, an alle Lehrenden, Politiker und Kulturinteressenten. Denn Lüths Texte gehen über den Anspruch simpler Briefe hinaus, immer wieder führen sie zu unbequemen Stellungnahmen, streben sie ein schonungsloses Offenlegen grundsätzlicher Wunden der Zeit an. Lüths *Briefe* bleiben dabei nicht in der Klage haften, sondern zeigen an vielen Stellen auch konkrete Vorschläge zur Verbesserung der kritisierten medizinischen Verhältnisse auf.

Ginge es um eine literartheoretische Einordnung, die allerdings nicht Gegenstand dieser medizinhistorischen Arbeit sein kann, wären Lüths *Briefe aus einer Landpraxis* in die große Tradition des Essays zu stellen. Seit Montaignes legendären Selbstbetrachtungen unter diesem Titel, hat die schriftstellerische Fassung persönlicher Gedanken und Ansichten zum Zwecke der Diskussion allgemeingültiger Themen eine beinahe 500 Jahre alte Tradition. Lüth vermeidet bei seinen essayistischen Darstellungen die strenge Form der Abhandlung, vielmehr wählt er die kommunikativ offenere literarische Form des Briefes, auch in diesem Punkt einer großen schriftstellerischen

Tradition folgend. Dass Lüth souverän genug war, die hierin liegenden Ansprüche stimmig einzulösen, dafür spricht nicht zuletzt die Tatsache, dass seine *Briefe* für mehr als ein halbes Jahrzehnt eine feste Kolumne im deutschen Ärzteblatt bilden konnten.

Literatur zu Kapitel 5.2.:

[1]: [118], S. 2518
[2]: [141], S. 3586
[3]: [113], S. 109
[4]: [114], S. 317
[5]: [425], S. 51-53
[6]: [122], S. 1777
[7]: [117], S. 2000
[8]: [120], S. 44
[9]: [120], S. 2520
[10]: [130], S. 1972
[11]: [137], S. 171
[12]: [138], S. 851
[13]: [146], S. 383
[14]: [147], S. 1348
[15]: [127], S.876-877

VI. Philosophisch-anthropologische Ansichten Lüths

6.1. Einleitung

> *Die große Suchorganisation, die wir Leben nennen, hat ihr Ziel noch nicht erreicht, weder biologisch noch psychologisch, noch soziologisch [DMZ, S.410].*

Die Beschäftigung mit Fragen der Genetik, speziell der Humangenetik, liegt einem Mediziner nahe. In Lüths Fall war zusätzlich ein naturwissenschaftliches Studium vorausgegangen [vgl. Kapitel II] und sicherlich ein besonderes Interesse für dieses Thema vorhanden. In seinem Werk *Schöpfungstag und Mensch der Zukunft*, welches 1965 erscheint, widmet sich Lüth ausführlich der etwa hundertjährigen Geschichte der Vererbungslehre und deren Auswirkungen auf Mensch und Gesellschaft. Das auch für den Laien verständliche Buch findet breite Resonanz, und so folgt 1969 erst die Übersetzung ins Rumänische und dann die gekürzte Taschenbuchausgabe unter dem neuen Titel: *Der Mensch aus der Retorte*.

Mit einigem zeitlichen Abstand erscheint 1981 *Der Mensch ist kein Zufall*. Verglichen mit dem Werk von 1965 ergeben sich an einigen Stellen nicht nur gemeinsame Themenkomplexe, teils finden sich sogar übereinstimmende Passagen. So zeigen sich beispielsweise bei Lüths Reflexionen zum Menschen der Zukunft, mit dem sich beide Werke ausführlich befassen, auch 1981 keine wesentlichen neuen Erkenntnisse. Und doch geht *Der Mensch ist kein Zufall* deutlich über *Schöpfungstag und Mensch der Zukunft* hinaus. Zum einen wird in dem späteren Werk ein viel längerer entwicklungsgeschichtlicher Zeitraum betrachtet, beginnend nämlich mit den Hypothesen zur Entstehung des Universums. Zum anderen berücksichtigt *Der Mensch ist kein Zufall* nicht nur naturwissenschaftliche Disziplinen wie Genetik und Medizin, sondern bezieht für eine ganzheitliche Betrachtung der Evolution auch Fächer wie Philosophie, Psychologie und Anthropologie mit ein. Damit liegt hier eine Synopsis all derjenigen Disziplinen vor, mit denen Lüth sich bereits während seines Studiums beschäftigt hat [vgl. Kapitel II]. Das macht dieses Werk zu einer der zentralen Arbeiten Lüths. Zudem scheint ein weiterer Punkt entscheidend zu sein: *Der Mensch ist kein Zufall*, wie es der Titel formuliert, ist für einen Vertreter einer naturwissenschaftlichen Betrachtungsweise im damaligen Diskussionszusammenhang eine gewagte These. Zentrale Intention des Buches ist es aber, gerade hierfür den Nachweis zu führen. Dieses geschieht – wie im Folgenden dargelegt werden soll – hauptsächlich über eine kritische Auseinandersetzung mit den allgemein anerkannten Lehren Darwins.

Die Werke *Altersforschung und Altersbehandlung* von 1961 und *Ansichten einer künftigen Medizin* von 1971 wurden bereits ausführlich besprochen [vgl. Kapitel 3.2. und 4.3]. Im Zusammenhang mit Fragen stammesgeschichtlicher Entwicklung interessieren sie lediglich hinsichtlich ihrer in ihnen vorkommenden Thesen zum Menschen der Zukunft, dem von Lüth so bezeichneten Homo sapientissimus.

6.2. Beschäftigung mit Theorien zu Evolution und Genetik

> *Jahrtausende werden vergehen, ein Äon wird sich runden: für die Evolution ist diese Zeit wie ein Augenzwinkern! Unmerklich verschieben sich die Steinchen der Merkmale, werden alte ausgeschieden und neue ins Spiel gebracht. Das Spiel aber ist das wahre Perpetuum mobile, ein unendliches Uhrwerk, das nach Gesetzmäßigkeiten verläuft, die vor über hundert Jahren zum ersten Male gesehen wurden: von Darwin, der 1859 sein Werk über die Entstehung der Arten durch natürliche Zuchtwahl veröffentlichte, und von Gregor Mendel, der 1865 seine beiden Vorträge über Erbsenkreuzungen und ihre Resultate hielt [SMZ, S. 335].*

In *Der Mensch ist kein Zufall* befasst sich Lüth ausführlich mit den „drei Hauptthemen unseres Nachdenkens" [DMZ, S. 14], wozu er die Schöpfung und die Entstehung des Lebens auf der Erde mit ihrer Weiter- und Höherentwicklung bis hin zum Menschen zählt. Das 480 Seiten starke Werk zeigt aber nicht eine bloße linear auf einem Zeitstrahl verlaufende Entwicklung des Lebens auf, sondern verfolgt auch immer wieder Um- und teilweise auch Abwege mit Hilfe der unterschiedlichen Wissenschaftsdisziplinen. Vor allem aber wirft es Fragen auf, denn gerade die Widersprüche und „Lücken" der Entwicklungsgeschichte gehören für Lüth zu einer vollständigen Betrachtung:

> *Sie [sc. die Lücken] sind beträchtlich, die Fachleute wissen es, aber den Laien [...] wird es verschwiegen, um sie nicht irre zu machen [DMZ, S.13].*

Mit den „Lücken" ist das Leitmotiv des Werkes gegeben. Die Beschäftigung mit diesen führt Lüth zur Frage nach dem Sinn der Evolution, was in Kapitel 6.5. eingehend hinsichtlich der argumentativen Grundlagen behandelt werden soll. Somit distanziert sich Lüth deutlich von einseitigen „Büchern dieser Art" [DMZ, S. 13], die aus populistischen Gründen fugenlose Bilder liefern, welche aber in Wirklichkeit ohne Sinn seien:

> *Daran liegt es, dass diese Bücher eintönig sind, im Grunde traurig, denn sie berichten von einem Torso in einer Welt, die ebenfalls Torso ist; denn sie soll ohne Sinn sein und bloßes Resultat eines Würfelspiels, ohne dass da jemand wäre, der diese Würfel wirft [DMZ, S.13].*

Im Folgenden soll zunächst ein orientierender Überblick über die Themen gegeben werden, mit denen Lüth sich im Zusammenhang mit Evolution beschäftigt hat. Lüths entwicklungsgeschichtliche Betrachtung in *Der Mensch ist kein Zufall* beginnt mit einer Übersicht über die Ansätze von Mythologie, Theologie, Philosophie und Naturwissenschaft zur Erklärung der Welt. Es folgen Ausführungen zum Urknall und zur Entstehung von primitiven Lebensformen auf der Erde. Aufbau und Zyklus der Zelle, Mitose und Meiose sowie Vorgänge auf Molekularebene wie Transkription und Translation finden ebenso ausführliche Würdigung wie das genetische Phänomen der Mutationen, welche sich antagonistisch zu den Erbgesetzen verhalten. Schließlich werden Abstammung und Höherentwicklung des Menschen diskutiert. Als wichtige Erkenntnisse über den ersten Menschen nennt Lüth sein Auftreten in der Gruppe, der „Urhorde", sowie besondere Verhaltensweisen wie den Kannibalismus, den Gebrauch von Werkzeugen, schließlich die Etablierung von Sprache und Kultur. Lüth vergleicht Gesellungsformen im Tierreich mit denen bei Menschen und erläutert das Aufkommen von Sozialstrukturen und Rollenverteilungen in der Familie. Der menschlichen Identität sei eine biologische Grundlage zuzusprechen, Lüth erläutert hierzu den Aufbau und die Funktion des menschlichen Gehirns und grenzt dieses von dem des Affen ab. Über das Biologische hinaus spricht Lüth von einer soziologischen Dimension unseres Selbstverständnisses, denn ein „Ich-Sein" sei nur in der Gesellschaft möglich. Durch die Gesellschaftsstruktur sei zudem ein Vorteil im Daseins- und Überlebenskampf gegeben. Über die Fähigkeit des Menschen zum Wollen, Wünschen und zum Mitgefühl hinaus, diskutiert Lüth das Vorhandensein eines „Überindividuellen" [vgl. DMZ, S. 375 ff.]. Lüth sieht in der Tierwelt zwar die größere Nähe zu einer solchen „Kollektivseele", wie er am Beispiel der Langustenwanderung [vgl. DMZ, S. 375 ff.] zeigt. Doch auch beim Menschen gebe es plötzlich auftretende Kräfte, die von der Einzelseele Besitz nehmen und sie veranlassen, auch gegen das eigene Interesse zugunsten übergreifender Organisationen zu handeln [vgl. DMZ, S. 375]. Beispiele seien der so genannte Carpenter-Effekt und das Phänomen der Massenpsychose [vgl. DMZ, S. 376-378].

Lüth schließt Überlegungen über das „Bewusste", das „Unbewusste" und das „kollektive Unbewusste" hieran [vgl. DMZ, S. 394 ff.].

Des Weiteren erfolgt eine Beschäftigung mit der Endlichkeit von Mensch und Tier. Potentielle Unsterblichkeit sei nur bei den Einzellern, die sich durch einfache Zellteilung vermehren, gegeben. Mit der Höherentwicklung des zentralen Nervensystems habe die Regenerationsfähigkeit nachgelassen und sich eine enge Korrelation zum Altern ergeben [vgl. auch Kapitel 3.2.2]. Im Gegensatz zu den Tieren gebe es beim Menschen aber eine individuelle Unsterblichkeit im Sinne eines persönlichen Lebensentwurfes und somit eine neue Qualität:

> *Der Mensch ist im Gegensatz zum Tier unfertig, ihn charakterisiert das Werden – wenigstens als Möglichkeit, dort nämlich, wo er nicht in Unfreiheit gehalten und in Unkenntnis seiner Chancen aufwächst [...] Der Mensch hat im Gegensatz zum Tier die Dimension der Selbstentfaltung, der Verwirklichung [DMZ, S. 449].*

Hier deutet sich bereits eine Sinngebung an, etwas, das Lüth die „Fortsetzung des kosmischen Schöpfungsprozesses auf der individuellen Ebene" nennt – oder auch: „Der Gesamtvorgang (ist) Spiritualisation, Geistwerdung" [DMZ, S. 450].

Das Werk *Schöpfungstag und Mensch der Zukunft* entsteht vor dem Hintergrund der aufgezwungenen Beschäftigung Lüths mit Vererbungslehre und Rassenkunde während seines Studiums zur NS-Zeit und der späteren, freiwillige Beschäftigung mit der Thematik im Rahmen der ärztlichen Tätigkeit [vgl. SMZ, S. 5]. Hierin schildert Lüth Vorstellungen der antiken Vererbungslehre sowie die Lehren Galens und ihre Weiterentwicklung, aber auch die Irrwege bis hin zur Entdeckung der Vererbungsgesetze durch den Theologen Mendel. Dieser erkennt aus prozentualer Berechnung erstmals die Gesetzmäßigkeit der Vererbung. Lüth, der sich in den beiden angesprochenen Werken ausführlich mit Mendel befasst, referiert keinesfalls nur die Ergebnisse dieser Forschungsarbeit, sondern würdigt die eher unbekannten Entstehungsumstände hierzu. Dazu gehört, dass Mendels Arbeiten zeitlebens keine wissenschaftliche Beachtung fanden, ja, dass zeitgenössische naturwissenschaftliche Größen sie sogar mit Respektlosigkeit abtaten. Lüth berichtet von der „Wiederentdeckung" Mendels im Jahre 1900, 16 Jahre nach dessen Tod, und von dem daraus folgenden Anstoß einer neuen Wissenschaft. In der Entdeckung der Erbgesetze und allen daraus folgenden Entwicklungen liegt die Bedeutung Mendels in Vergangenheit und Zukunft, wie Lüth auch in einem eigenständigen Artikel über Mendel im Deutschen Ärzteblatt gewürdigt hat:

> *Mendel hatte den Faden des Knäuels ergriffen: nun rollte es sich „von alleine" auf [...] den Anfang dieses Bandes hat Gregor Mendel vor 100 Jahren in die Hand genommen. Wir sind dabei, es weiter aufzuwickeln [1].*

Aus seiner Beobachtung der Vererbung von Einzelmerkmalen schließt Mendel, dass es einen Träger der Vererbung geben müsse, welcher 1888 in Form der Chromosomen durch den Wissenschaftler Wilhelm von Waldeyer-Hartz beschrieben wird.

Lüth würdigt in chronologischer Abfolge Weiterentwicklungen der Genetik wie die Beschreibung der Geschlechtschromosomen und die Entdeckung der DNS mit ihrem Strickleiterprinzip durch

Watson und Crick, ähnlich wie er es im Werk *Der Mensch ist kein Zufall* getan hat. Ein zentraler Themenkomplex beider Werke ist auch die Beschäftigung mit Rassentheorien [vgl. Kap. 6.3], wobei das zeitlich ältere Werk *Schöpfungstag und Mensch der Zukunft* unter anderem rückblickend den Missbrauch des Rassengedankens zur Zeit des Nationalsozialismus aufarbeitet und vor dem erneuten Aufkommen des Rassismus' warnt, während *Der Mensch ist kein Zufall* aus der Beschäftigung mit dem Rassenthema Überlegungen zum Menschen der Zukunft ableitet [vgl. Kap. 6.5.3].

6.3. Beschäftigung mit Rassentheorien

> *Von Beginn an war alles zusammen: strenge Naturwissenschaft und utopischer Radikalismus! Wir haben Jahre erlebt, die die erschreckende Überbewertung dieser biologischen Disziplin heraufführten! Erinnern wir uns nur an das lästige Pflichtfach beinahe jeden Studiums: Vererbungslehre und Rassenkunde [...] [2].*

In *Schöpfungstag und Mensch der Zukunft* legt Lüth die Entstehungsumstände des Rassenbegriffs und insbesondere des deutschen Rassismus dar, wobei er unter anderem die Verantwortung damaliger deutscher Ärzte und der Medizin betont. Lüth erläutert anschaulich, wie in Deutschland der Versuch unternommen wurde, die bloße Rassenideologie für politische Zwecke und zur Etablierung eines Elitegedankens auf eine wissenschaftliche Ebene zu heben. Fehlende Kritik der Fachwissenschaft sowie starke Förderung durch die NSDAP seien verantwortlich gewesen, dass sich die Rassenideologie als Pseudowissenschaft etablieren konnte. Diese habe die politischen Werkzeuge geliefert, scheinbar minderwertige Rassen abzugrenzen, zu unterdrücken und schließlich zu vernichten. Lüth erinnert sich:

> *Das war eine Wissenschaft! Neue Handbücher waren notwendig, neue Institute, neue Lehrstühle! Wissenschaftliche Arbeiten verblüfften durch gewagte Titel. Da las man wirklich von der „Vererbung der Unfruchtbarkeit", der Homosexualität, der Stillgewohnheiten, der „generativen Tüchtigkeit der deutschen Frau", sogar der Appendizitis... Eine große Zeit für Doktoranden, die Themen regneten nur so herab! [3].*

Die Niederlage im Krieg habe keinesfalls die rassistische Gesinnung besiegt, betont Lüth in *Schöpfungstag und Mensch der Zukunft*. Er warnt vor den Bewegungen des Neofaschismus und fordert den kritischen Umgang mit dem Rassenbegriff [4]:

> *Der Faschismus hat die Katastrophe, die voll auf sein Konto zu buchen ist, überstanden. Schickt er sich an, eine neue Katastrophe vorzubereiten? [SMZ, S. 200].*

Mit dieser antifaschistischen Haltung geht bei Lüth allerdings keine Ablehnung einer Rassentheorie an sich einher. Er kritisiert – wie dargelegt – scharf den Missbrauch, will aber weiterhin an dem Begriff der Rassenunterschiede festhalten. Daher untersucht er Möglichkeiten, den Rassenbegriff wissenschaftlich herzuleiten. Lüth überprüft verschiedene Kriterien hinsichtlich ihrer Nützlichkeit zur Rassendefinition und folgert, dass weder Merkmale wie Haarfarbe, Körperhöhe und Kopfform noch serologische Merkmale geeignet seien, eine Rasse klar abzugrenzen. Einzig die Hautfarben scheinen Lüth zufolge einer Rasseneinteilung dienlich zu sein. Durch den anlagebedingten unterschiedlichen Melaningehalt variiere der Schutzcharakter der Haut, was Rückschlüsse auf die Entstehung der Rassen in verschiedenen Isolationsräumen erlaube. Zu bedenken sei indes, dass Hautfarben Selektionsvorteile auch in anderer Hinsicht bieten können. Beispielsweise sei eine dunkle Haut in Hinblick auf die Malaria ein Selektionsvorteil. Die Hautfarbe könne so auch bloßes Nebenprodukt bei der Mutation und Beibehaltung anderer Merkmale sein. Insgesamt kann sich Lüth einer Rasseneinteilung des Wissenschaftlers W. C. Boyd anschließen, der auch nach den Erfahrungen des Nationalsozialismus in Deutschland die Hautfarben als Kriterium der Rasseneinteilung verwandt hat [vgl. SMZ, S. 240]. Lüth schränkt diese Systematik jedoch auf die Definition großer Rassen ein und befürwortet für den Versuch einer Feineinteilung das Hinzuziehen von anderen „Weichteilmerkmalen".

Der Mensch ist kein Zufall postuliert die Entstehung der Rassen am Ende der Eiszeit, da der Mensch zu dieser Zeit erstmals größere Populationen gebildet habe. Innerhalb der größer gewordenen Menschheit sei nun Vermischung zwischen verschiedenen Gruppen möglich geworden. Dass diese nur in einer Geringzahl der Fälle eingetreten sei, erkläre sich durch Barrieresetzung der verschiedenen Populationen untereinander im Sinne von „rassischen Imperativen“ [DMZ, S. 308]. In Hinblick auf diese willkürlich definierten Paarungskreise konstatiert Lüth, es sei kaum von Systemrassen zu sprechen, denn eine exakte zoologische Systematik gebe es beim Menschen nicht. Vielmehr sei es nur möglich, Typengruppen abzugrenzen und die Menschen in große Gruppen wie die der Europiden, der Negriden und der Mongoliden [DMZ, S. 310] [SMZ, S. 233] einzuteilen.

6.4. Phylogenetischer Ausblick: Der Homo sapientissimus

6.4.1. Zur Begründung von Morphologie und Eigenschaften des antizipierten Menschen

> *Es ist, als ob der zukünftige Mensch eine Maske trüge, die er nur langsam, Stück für Stück, abnehmen kann, und diese Maske sind wir [DMZ, S. 470].*

An die vorstehenden Ausführungen Lüths zur Phylogenese schließt sich unmittelbar die Überlegung an, wie der Mensch der Zukunft beschaffen sein werde. Mit dieser Frage hat sich Lüth an verschiedenen Stellen seines Werkes beschäftigt. Schon 1961 liefert er in *Altersforschung und Altersbehandlung* in Anlehnung an den 1959 verstorbenen Wissenschaftler A. P. Bystrow an einer Stelle Hinweise auf den Nachfahren der derzeitigen Menschheit, der als Homo sapientissimus zu bezeichnen wäre:

> *Die moderne Anthropologie steht sogar auf dem Standpunkt, dass der Mensch der Zukunft [...] ein kleines, jochbogen- und zahnloses Gesicht haben wird, das völlig vom Hirnschädel beherrscht wird; der Atlas wird assimiliert sein, die Wirbelsäule im Ganzen verkürzt. Rippen wird es nicht mehr geben, die Extremitäten werden lang sein, die Finger auf drei reduziert, die Handwurzelknochen auf fünf, keine Fibula, der Fuß bestenfalls noch vierzehig, die Tarsalknochen einheitlich verwachsen [AuA, S. 26].*

In diesem Werk, in dem er sich unter anderem mit Fragen der Altersforschung befasst [vgl. Kapitel 3.2.], fokussiert Lüth im Zusammenhang mit dem künftigen Menschen vor allem auf dessen angenommene längere mittlere Lebenserwartung: „[…] dieser Mensch […] wird älter werden als wir“ [AuA, S. 26]. Zur Erklärung dieses postulierten Sachverhaltes reiche Lüth zufolge die Annahme exogener Ursachen wie etwa die Verbesserung der Ernährungs- und Wohnverhältnisse im Laufe der Zeit nicht aus. Denn ungeachtet des Fortschreitens medizinischer Kenntnisse und der Etablierung hygienisch-sozialer Maßnahmen sei es bis in das endende 19. Jahrhundert hinein zu keiner wesentlichen Beeinflussung der Lebensdauer gekommen. Erst im letzten Drittel des 19. Jahrhunderts sei ein quasi „explosionsartiger“ Anstieg der Lebenserwartung zu verzeichnen gewesen, einhergehend mit einem starken Bevölkerungszuwachs [vgl. AuA, S. 22 ff.]. Lüth folgert, dass für diese Entwicklungen endogene Faktoren postuliert werden müssen. Der von Lüth in diesem Zusammenhang vorgestellte stammesgeschichtliche Großablauf der Wirbeltiere nach Müller [vgl. Abbildung in AuA, S. 24] zeige eine deutliche Propulsion auf, also eine Zunahme des Tempos der Evolution. Demnach zeigen verschiedene Rassen eine Zunahme der Körperhöhe und auch der Lebenserwartung. Da der Mensch zu den Wirbeltieren gehöre, sei er von dieser Entwicklung betroffen und zwar unabhängig von der Rasse, denn die mittlere Lebensdauer nehme bei allen untersuchten Völkern etwa parallel zu [vgl. AuA, S. 25] und sei eben nicht auf primär augenscheinliche Faktoren wie den spezifischen Verhältnissen und Konstitutionen einzelner Bevölkerungsgruppen zurückzuführen. An anderer Stelle weist Lüth allerdings widersprüchlich dazu darauf hin, die Tempobeschleunigung der Evolution sei durch die „zweite Natur des Menschen“, nämlich durch die Kultur mit ihren starken Stimuli, bedingt [AkM, S. 54]. Die von Lüth aufgeworfenen endogenen Faktoren indes werden nicht weiter analysiert – vielleicht weil sie im genetischen Material verankert liegen und es hierüber wenig konkreten Aufschluss gibt? Zumindest reflektiert Lüth an dieser Stelle schon flüchtig über einen Sinn der aufgezeigten Entwicklungen, auch wenn er diesen erst 20 Jahre später in *Der Mensch ist kein Zufall* konkret formulieren soll:

> *Die Entwicklung verläuft [...] orthogenetisch, aus inneren Ursachen und unter dem Bilde einer kontinuierlichen Formänderung – einem uns unbekannten Ziele zu [AuA, S. 27].*

Abweichend zu der in *Altersforschung und Altersbehandlung* postulierten künftigen Verlängerung der Lebenserwartung weist Lüth in *Schöpfungstag und Mensch der Zukunft* auf die genetische Determination der Lebensdauer eines Lebewesens hin [vgl. SMZ, S. 330] und konstatiert:

> *Im Ganzen wird man kaum den Mut haben, vorauszusagen, dass der Mensch der Zukunft sehr viel älter werden kann als wir. Es ist ziemlich sicher, dass er die Lebensdauer der Art Homo sapiens auch als Grenze für sich anerkennen muss [SMZ, S. 331].*

In *Ansichten einer künftigen Medizin* macht Lüth auf die Wandlung des Alterns als Folge des erwarteten medizinischen Fortschritts aufmerksam [vgl. Kap. 6.4.2.]. Dazu gehöre auch, dass der künftige Mensch häufiger das genetisch determinierte Alter erreichen könne als es heute der Fall sei [vgl. AkM, S. 49].

In seiner Monographie *Schöpfungstag und Mensch der Zukunft* liefert Lüth einen ausführlichen Ausblick auf den Homo sapientissimus, die „nächste Stufe der Menschheit“ [SMZ, S. 316]. Allzu große Erwartungen indes seien unangemessen:

> *Die Evolution marschiert mit kleinen Schritten, allerdings mit sehr vielen, denn sie hat keine Augen und keinen Willen: wenn sie züchtet, so geschieht es durch das Gesetz und mit dem Druck der großen Zahl, mit der Auslese im Kampf ums Dasein und mit der Isolierung in abgegrenzten Zuchträumen. Rechnen wir also nicht mit „Sprüngen“, mit einer „Makromutation“ [...] [SMZ, S. 317].*

Entscheidend bei der Erwartung einer künftigen Menschheit sei die Erkenntnis, dass die Evolution niemals ruhe, sondern sich im ständigen Fluss befinde. Dies werde auch bei kritischer Betrachtung des menschlichen Körpers ersichtlich, der keinesfalls als ein Endprodukt der Schöpfung angesehen werden könne. Rudimentäre Körperorgane wie die menschliche Appendix als Überbleibsel des Ortes früherer Zelluloseverdauung oder das menschliche Ohr, welches mit dem „schwächlichen Muskel“ [SMZ, S. 318] einen nur kläglichen Überrest des allseitig einzustellenden Säugetierohres darstelle, seien für diese Sichtweise wichtige Anhaltspunkte. An vielen Erkrankungen des menschlichen Körpers seien zudem die unzweckmäßigen Folgen der Aufrichtung des Menschen ablesbar. So habe beispielsweise die Wirbelsäule durch die Aufrichtung eine S-förmige Verbiegung erfahren und somit nun im Hals- und Lendenwirbelsäulenbereich zwei Schwachstellen erhalten: Wirbelgelenks- und Bandscheibenschäden seien die Folgen. Weitere Auswirkungen beschreibt Lüth anschaulich:

> *Die Eingeweide hängen jetzt nicht mehr an der Wirbelsäule, sondern drücken nach unten, auf die Beckenbodenmuskulatur: Senkungen können vorkommen, besonders bei den Frauen, deren Beckenboden nicht nur einmal, sondern zweimal durchbrochen ist. Das Blut muss gegen die Schwerkraft gepumpt werden, die Blutsäule lastet in den Venen, will ständig nach unten sinken: Venenerweiterungen sind die Folge, Stauungen und als deren Resultat: Varizen, Krampfadern, Hämorrhoiden [SMZ, S. 318].*

Es gebe also genügend Beispiele für „natürliche" Unzweckmäßigkeiten und damit für körperliche Mängel, die von der Evolution bislang nicht ausgeglichen worden seien. Und Lüth gibt zugleich eine Erklärung:

> *Wir beobachten gleichsam einen Tag zu früh: die Natur braucht noch etwas Zeit, die Dinge wirklich ineinander zu passen. Sie hat genügend Zeit zur Verfügung, deshalb liegt ihr Eile nicht. Und sie hat genügend Organismen zur Verfügung, deshalb liegt ihr am einzelnen Individuum nichts [SMZ, S. 319].*

Lüth stellt Überlegungen zur Morphologie des Homo sapientissimus an, wobei sich außer dem bereits genannten Bystrow an keiner Stelle ein direkter Hinweis auf Autoren findet, die eine solche Konzeption ebenfalls vertreten haben. Zudem mangelt es an einigen Stellen an exakter wissenschaftlicher Beweisführung für Lüths Annahmen, welche vielleicht bei einer solchen Thematik schwer zu fordern ist. Rein aus den vorangegangenen Überlegungen sich ergebend, teilweise aber auch „wie aus der Luft gegriffen" wirkend, stellt Lüth uns den Menschen der höheren Stufe vor.

Zunächst sollen diejenigen Eigenschaften des antizipierten Homo sapientissimus vorgestellt werden, die Lüth zumindest anhand vorgenommener entwicklungsgeschichtlicher Überlegungen für den Menschen der Zukunft folgern kann.

So diskutiert Lüth als wesentliches Merkmal die antizipierte Kopfform des Homo sapientissimus. Da der gebogene Geburtskanal des Frauenbeckens eine Anpassung an die aufrechte Körperhaltung des Menschen sei, müsse der „neue Kopf" [SMZ, S. 320] in Anpassung an die Anatomie des weiblichen Beckens eine längliche Form haben. Doch trage die künftige Kopfform Lüth zufolge zugleich dem antizipierten Gehirnwachstum Rechnung. Die von Lüth erwartete Zunahme des Hirnvolumens ergebe sich aus der entwicklungsgeschichtlichen Tatsache, dass sich beim Menschen im Gegensatz zu anderen Arten das Großhirn stark entwickelt habe und folglich weiter entwickeln werde. Die zentralnervöse Höherentwicklung müsse einen Wandel auch des inneren Aufbaus des Gehirns, speziell der Rindenregion bedingen. Lüth zufolge seien Umstrukturierungen der makroskopisch „unfertig" [SMZ, S. 323] wirkenden Rindenschichten beziehungsweise die Hinzufügung einer weiteren Nervenschicht als evolutionäre Prozesse denkbar. Auch könne eine bessere Verschaltung der bestehenden Ganglien die Leistungsfähigkeit des Gehirns erhöhen. In *Der Mensch ist kein Zufall* – in dem Lüth im übrigen in fast identischer Weise über die unzweckmäßigen Organe des derzeitigen und über die Morphe des künftigen Menschen reflektiert – weist Lüth zusätzlich auf die Entwicklungsmöglichkeit der nicht-dominierenden Großhirnhemisphäre hin [vgl. DMZ, S. 346 und S. 459].

Damit sei auch für das Merkmal des „geistigen Lebens" eine Progression zu erwarten, wobei Lüth sich an dieser Stelle auf entwicklungsgeschichtliche Erkenntnisse der Wissenschaftler E. v. Eickstedt und H. Weinert stützt. Das nüchterne Denken werde durch die Evolution begünstigt, das Trieb- und Gefühlshafte dagegen zunehmend herausselektiert und – so zumindest behauptet es Lüth: „Dass die Evolution in diese Richtung drückt, ist jedem klar, der über diese Fragen nachdenkt" [SMZ, S. 326].

Indes muss eingeräumt werden, dass Lüth die Entwicklung dieser evolutionären Tendenz auch am konkreten Beispiel nachzuweisen versucht. Die Wahrnehmung des Menschen sei demnach keinesfalls mehr eine urzeitliche bloße Aufnahme von Sinnesreizen, sondern ein komplexer Verarbeitungsprozess des menschlichen Gehirns. Obwohl dieser derzeit immer noch stark durch Lust- und Unlustgefühle bestimmt werde, sei unzweideutig von einer „bedingten Reaktion" [SMZ, S. 327] zu sprechen. Diese Entwicklung sieht Lüth nun fortschreitend, hin zu einem „aktiven Ich" des Homo sapientissimus [SMZ, S. 327] [vgl. hierzu auch AkM, S. 54ff.]. Die antizipierte Nüchternheit des

Geistes wird von Lüth dabei durchaus als eine positive Entwicklung verstanden, bedeute sie doch reflektierte Intelligenz:

> *Die Zurückdrängung der Trieb- und Gefühlswelt muss auch eine zunehmende Fesselung des Aggressionstriebes mit sich bringen, und eine Verbesserung unseres Abstraktionsvermögens allmählich den Sinn für Vorgänge und Dinge wecken, die nicht unmittelbar erlebt werden. Wenn von irgendetwas überhaupt ein Vorteil für die Zukunft des Menschen zu erwarten ist, dann von dieser Entwicklung [SMZ, S.326].*

Der makroskopische Aspekt der Kopfform des Homo sapientissimus scheint – folgt man Lüths Argumentation – hinlänglich geklärt. Weitere Merkmale des Erscheinungsbildes unserer Nachfahren wie der erwartete Jochbeinschwund, die zunehmende Steilstellung der Stirn, der fortschreitende Haarverlust, der Verlust des Geruchsvermögens sowie die zahlenmäßige Abnahme der Rippen lassen sich Lüth zufolge durchaus aus den evolutionären Tendenzen bis heute ableiten. Andere morphologische Eigenschaften entbehren leider jeglicher Erklärungsversuche seitens Lüth – zu nennen sind beispielsweise die antizipierte dreifingerige Hand des Homo sapientissimus und die erwartete Verschmelzung von Ferse und Fußgelenk. Sofern es für diese Entwicklungen wissenschaftliche Grundlagen gibt, so nennt Lüth sie zumindest nicht. Ein weiterer Aspekt ist die Hautfarbe des künftigen Menschen, die Lüth durchaus abweichend diskutiert. Während er 1961 noch davon ausgeht, dass sich das Farbige durchsetzen werde [vgl. AuA, S. 26], weist er 1965 auf einen progressiven Pigmentverlust hin: „Danach müsste der Homo sapientissimus wohl weiß sein [...] [vgl. SMZ, S. 334].

Entscheidend scheint aber nicht das äußere Erscheinungsbild des Homo sapientissimus zu sein, sondern – wie Lüth am Ende von *Schöpfungstag und Mensch der Zukunft* darlegt – sein höherer „Cerebralisationstyp" [SMZ, S. 334], der Lüth Anlass zu weiteren (begeisterten!) futurologischen Überlegungen gibt:

> *Wäre es ihm etwa auch möglich, den vierdimensionalen Charakter der Welt, der uns nicht vorstellbar ist, wirklich zu erfassen? [...] Wann wird es einmal so weit sein? [...] Im Jahre 2000 wird man noch nichts von ihm sehen, aber wenn das Jahr 5000 heraufsteigt, werden seine Umrisse deutlicher sein. Das Jahr 10 000 wird ihm gehören – eine Epoche der Eiszeit, die er aber vielleicht durch thermonukleare Kniffe gebändigt hat... [SMZ, S. 334].*

Abweichend hierzu sieht Lüth in *Der Mensch ist kein Zufall* den Homo sapientissimus bereits im dritten Jahrtausend auf der Erde herumwandeln... [vgl. DMZ, S. 465].

6.4.2. Medizinischer Ausblick: Krankheit und Behandlung im Jahr 5000

In *Ansichten einer künftigen Medizin* bespricht Lüth die zu erwartenden Erkrankungen des Homo sapientissimus. Dabei setzt er – wie auch in *Schöpfungstag und Mensch der Zukunft* – den Zeitraum dieser Entwicklungen um das Jahr 5000 an: Krebs und Herz-Kreislauferkrankungen seien inzwischen therapierbar, Infektionskrankheiten noch stärker beherrschbar als bisher und die chronischen Krankheiten wie Rheuma, Arthritis, Nephrose, Zirrhose und Parkinson haben „ihren Schrecken verloren" [vgl. AkM, S. 49]. Im Gegenzug werden bislang unbekannte Krankheiten hereinbrechen, beispielsweise sei durch das Zurückdrängen der Infektionskrankheiten eine – dann mitunter genetisch verankerte – Verschlechterung der Immunitätslage zu erwarten [vgl. AkM, S. 333].

Indes werden weitere Fortschritte in der Vererbungslehre zu verzeichnen sein. Der genetische Code werde komplett aufschlüsselbar und Krankheiten möglicherweise durch genetische Manipulation an

ihrem Ursprung eliminierbar sein [vgl. AkM, S. 50]. Damit werde letztlich eine vollständige Prävention von Erkrankungen realisierbar.
Lüth geht davon aus, dass der Homo sapientissimus Krankheiten in unserem Sinne nicht mehr kennen wird, sie zumindest nicht mehr als Entitäten auffasse:

> *Krankheiten wird er als Aberration fassen, Gesundheit als Stabilitätslimite aus Stabilitätszustand und tolerierbaren Veränderungsmöglichkeiten. Die künftigen klinischen Parameter, die ohne verdinglichende Begriffe beschrieben werden, hängen demgemäß nicht von Bestimmungen – oder Vorstellungen – ab, die den Vorgängen, um die es geht, äußerlich sind, sondern folgen aus der Differenzierung der Grenzdaten innerhalb des Systems. Medizin als Naturwissenschaft würde somit von nicht-naturwissenschaftlicher (animistischer, mythologischer) Befrachtung sich freistellen. Ihre Entmythologisierung würde durchgesetzt [AkM, S. 53-54].*

Einen medizinischen Ausblick liefert auch *Schöpfungstag und Mensch der Zukunft* – hier wird vor allem auf die Altersbehandlung fokussiert: Das Altern werde Lüth zufolge durch Eliminierung der degenerativen Leiden ein neues Gesicht haben. Anzunehmen sei, dass Arteriosklerose und Bluthochdruck ihre „verhängnisvolle Vormachtstellung“ [SMZ, S. 332] geräumt haben, womit der Schlaganfall und teilweise auch der Herzinfarkt fortfallen werden. Lüth antizipiert ein „glückliches Altern“ [SMZ, S. 332] ohne Gedächtnisschwund, Konzentrationsschwäche, Persönlichkeitsabbau, Gang- und Bewegungsunsicherheit, Schwindel und Ohrgeräusche.

Zudem werde die Entwicklung omnipotenter Virostatica möglicherweise die Behandlung des Krebses auch ohne Operation und Bestrahlung erlauben. Unter dieser Annahme werden sich die Gesellschaftsstruktur und die Aufgabengebiete der Krankenhäuser verändern:

> *Die Folgen wären unabsehbar! Die Zahl der alten Menschen würde sich schlagartig erhöhen. Die Chirurgie, die heute in den Kliniken so sehr mit Krebsoperationen beschäftigt ist, hätte plötzlich viel mehr Zeit für andere Aufgaben. Vielleicht würden Verjüngungsoperationen wieder eine Rolle spielen, operative Durchblutungsverbesserungen, verjüngende Gewebe- und Organüberpflanzungen […] [SMZ, S. 333].*

6.5. Der Mensch ist kein Zufall

6.5.1. Die großen „Sprünge“

> *Das Widerspruchslose ist das Unwahre [DMZ, S. 470].*

In *Der Mensch ist kein Zufall* aus dem Jahre 1981 kommt es zu einer abschließenden Synopsis aus den bisherigen Überlegungen zur Entwicklungsgeschichte und zum Menschen der Zukunft. Hier wird endlich der Nachweis eines bisher nur angedeuteten Sinns der Evolution geführt, wie es der Titel des Werkes fordert. Lüth arbeitet heraus, dass die Evolution ein Ziel verfolgt und der Mensch ein keinesfalls zufälliges, sondern ein notwendiges, geradezu unabdingbares Produkt der Evolution darstellt. Um diese Argumentation zu verstehen, scheint es ratsam, zunächst zu den von Lüth genannten „Lücken“ der Evolution zurückzukehren. Diese sieht Lüth in den großen „Sprüngen“ [DMZ, S. 13] der Entstehungsgeschichte: die Schöpfung, die Entstehung der ersten Lebensformen und das Erscheinen des Menschen auf der Erde. Daneben gebe es zahlreiche andere Widersprüche, die Lüth an bisherigen Evolutionstheorien zweifeln und ihn nicht an eine Zufallshypothese glauben lassen. Diese Widersprüchlichkeiten finden sich durch das ganze Werk versprengt und sollen im Folgenden – orientierend – dargestellt werden [vgl. Kapitel 6.5.2.].

Doch zunächst zu den drei „großen Sprüngen“: die Schöpfung beziehungsweise die Entstehung der Welt aus dem Nichts ist eines der größten Fragezeichen der Menschheit, worauf auch Lüth hinweist und die verschiedensten Entstehungstheorien diskutiert [vgl. DMZ, S. 25ff.]. Letztlich scheint fraglich, ob der Homo sapiens diese Frage jemals voll auflösen wird und mehr als eine Frage nach dem „Wie“ – und hier lehnt sich Lüth ausdrücklich an die philosophische Tradition an – interessiere das „Warum“, die Sinnfrage [vgl. DMZ, S. 28]. Und – obwohl nicht explizit ausgesprochen – wird doch indirekt die Frage formuliert, ob denn der Zufall zur Erklärung der Schöpfung ausreiche.

Die zweite große Unbekannte sei die Biogenese, die Entstehung des Lebens aus unlebendigen Molekülen. Auch wenn es bereits möglich sei, die Uratmosphäre im Labor künstlich nachzuahmen und einfache organische Verbindungen entstehen zu lassen, handele es sich bei den Produkten – Eiweißen – doch immer nur um die Vorstufen des Lebens [vgl. hierzu auch SMZ, S. 273-274]:

> *Das Leben baut sich aus bekannten Molekülen und Atomen auf, aber aus diesen Molekülen und Atomen kann man das Leben nicht aufbauen. Es gibt keine wirkliche Synthese des Biotischen aus dem Abiotischen, denn die Synthese liefert nur Vorstufen, führt bis dicht an das Leben heran – nicht zum Leben selber [DMZ, S. 50].*

Die Frage sei also, welche Kraft hinter den verschiedenen Evolutionsschritten stehe, was also die Welt letztlich trage.

Lüth diskutiert verschiedene Hypothesen zur Entstehung des Lebens, unter anderem auch eine „virologische“ [vgl. SMZ, S. 56-57] und die so genannte „Panspermie-Hypothese“ [DMZ, S. 60-61], befindet aber weiterhin, dass es trotz aller Theorien eine befriedigende Erklärung für den Übergang vom Leblosen zum Lebenden nicht zu geben scheine. Wahrscheinlich sei nur, dass sich die Biogenese mehrfach vollzogen habe, so dass es ursprünglich mehrere Formen des Lebens gegeben haben dürfte. Beispielsweise seien ursprüngliche Lebensformen denkbar, die sich auf rechtsdrehende Aminosäuren aufgebaut haben [vgl. hierzu ausführlich DMZ, S. 59].

Insgesamt – und das scheint für die Argumentation des gesamten Werkes bedeutsam – lehnt Lüth den Zufall als Erklärung für die Biogenese ab. Ein entsprechender Versuchsaufbau sei Lüth zufolge nicht möglich [vgl. DMZ, S. 60]. Zudem seien Enzyme zwar „kleine Maschinen“ und jedes kleine Molekül habe seinen determinierten Zweck, aber sie seien eben „nicht die Ingenieure, die diese

Maschinen erdacht und konstruiert haben". Lüth folgert, dass es eine uns bislang unbekannte Instanz geben müsse, eine Kraft, die die Evolutionsschritte trage:

In dieser präbiotischen Phase müssen sich eigentümliche Vorgänge vollzogen haben, die wir nicht anders als teleonomisch bezeichnen können: als Konzept, als Plan – das Gegenteil also vom Zufall [DMZ, S. 60].

Auf höherer Organisationsebene findet Lüth allerdings den gesuchten „Ingenieur":

Die Zelle ist eine Maschine und zugleich ihr eigener Ingenieur. Es gibt, um auf Döblin zurückzukommen, nichts Unbeseeltes – nichts Geistloses – in der Natur [DMZ, S. 117].

Die dritte „Lücke" sieht Lüth in der Entwicklung des Menschen als eigenständige Art in Abgrenzung zur Tierwelt. Lüth bespricht verschiedene Abstammungstheorien und somit auch die wohl bekannteste, die Selektionstheorie Darwins. Die Entstehung neuer Arten aus bereits vorhandenen scheint Lüth zufolge durch die Entwicklungsgeschichte nicht hinreichend geklärt zu sein, wie später eingehender darzustellen ist [vgl. Kapitel 6.5.2.]. An dieser Stelle soll lediglich darauf hingewiesen werden, dass Lüth im Gegensatz zu seinen referierenden Darstellungen aus dem Jahre 1965, wo er der Evolution „keine Augen und keinen Willen" zugebilligt hat [vgl. Zitat im Kapitel 6.4.1., S. 225], nun die gegensätzliche Position einnehmen wird.

6.5.2. Kritischer Umgang mit dem Darwinismus

Eine kritische Beschäftigung mit der darwinistischen Selektionstheorie lässt *Schöpfungstag und Mensch der Zukunft* gänzlich vermissen. In *Der Mensch ist kein Zufall* hingegen diskutiert Lüth konträre wissenschaftliche Meinungen und scheint sich insgesamt von der Theorie der Auslese durch Daseinskampf zu distanzieren:

[…] müssen wir die für den Darwinismus wie den Neodarwinismus schwere Frage stellen, was denn der Kampf ums Dasein eigentlich leisten kann. Bringt er wirklich die Weiterentwicklung, also die Herauszüchtung neuer Arten aus dem unablässigen Spiel der Variationen der Lebewesen? [DMZ, S. 126]

Eine Züchtung, die „aus dem äffischen das menschliche Gehirn entspringen ließe, das dann natürlich einen riesigen Vorteil im Daseinskampf böte" sei nicht möglich. Die zugrunde liegenden Mutationen bewirkten nur neutrale oder geringfügige Veränderungen, daran könne ein Züchtungsvorgang nicht ansetzen. Die Selektion bringe also lediglich „diejenigen Exemplare zur Fortpflanzung, die angepasst sind – mehr nicht" [DMZ, S. 126].
Die Entstehung neuer Arten durch Selektion bezeichnet Lüth gar als „kühne Hypothese" [DMZ, S. 127], die durch die Vorgänge in der Natur nicht gestützt werde:

Abgesehen von menschlichem Eingreifen in Zuchtvorgänge ist noch niemals eine neue Art irgendwo durch Auslese im Kampf ums Dasein entstanden [DMZ, S. 127].

Selbst das berühmte Beispiel der Herausbildung der unterschiedlichen Schnabelformen bei den nach Darwin benannten Finken ist Lüths Ansicht nach nicht überzeugend und bestätige eher Lamarck als Darwin:

> *Offensichtlich wird hier ausgebreitet, dass die Funktion die Form bestimmt [...]. Der selektionistische Gedanke, hier zeige sich die Wirkung der „ökologischen Nische" kann doch nicht erklären, dass sich eine derartige Vielfalt präsentiert, wo einfache und grundlegende Lösungen vollauf genügt hätten. Die Galapagos-Finken demonstrieren, dass die Natur offensichtlich nicht mit dem Nutzen arbeitet [DMZ, S. 231].*

Zwar sei es möglich, diese Finken weiter zu züchten, neue Vogelarten könnten aus ihnen aber nicht entstehen [vgl. DMZ, S. 126-127]. Und so postuliert Lüth, dass im Falle der Darwinfinken lediglich neue Rassen entstanden seien [vgl. DMZ, S. 232]. Hierin allerdings dürfte Lüths sich irren oder zumindest Darwins Theorie missverstanden haben, denn dieser konnte zeigen, dass sich die Finken verschiedener Isolationsräume nicht mehr untereinander paarten; dieses aber ist gerade das Definitionskriterium der Art, nicht der Rasse [5].

Auf den Mensch bezogen sei das Fehlen von Übergangsformen, von „missing links" [DMZ, S. 128] zwischen den Arten ein weiterer Aspekt, der die Darwinsche Theorie widerlege. Die Fossilformen von Vor- und Frühmenschen seien jedenfalls nicht als Übergangsformen zu werten, sondern sämtlich fertige Arten und „in keiner Weise so etwas wie Dokumentation einer Transformation vom Menschenaffen zum Menschen" [DMZ, S. 128].

Zudem gebe es bislang ungeklärte biologische Phänomene wie die Fremddienlichkeit und den Altruismus in der Natur, die sich zumindest gemäß Lüths Auffassung nicht darwinistisch erklären lassen. Lüth führt beispielsweise die Gallenbildung auf Eichenblättern für die Gallenwespen [vgl. DMZ, S. 188] an, aber auch Beispiele für Formen des Parasitismus, des Kommensalismus und der Symbiose [vgl. DMZ, S. 190-191], welche ebenfalls nicht durch Selektion aufzulösen seien. Gerade aber das von Lüth gewählte „kardinale Beispiel" [DMZ, S. 192] scheint bei näherer Betrachtung zu hinken: Lüth ordnet die Bestäubung der Pflanzennarben durch Tiere zu den fremddienlichen Zweckmäßigkeiten und negiert den ausschließlichen Ansatz des darwinistischen Selektionsmodells:

> *Sicherlich haben Mutation und Selektionsvorgänge bei diesem Prozess mitgewirkt, aber es wäre doch wohl etwas zu einfach zu glauben, dass nur dadurch so verwickelte und immer wieder aufeinander zurückweisende Gefüge und Funktionen möglich würden [DMZ, S. 194].*

Lässt Lüth hierbei nicht außer Acht, dass diejenige Pflanze am besten angepasst ist, die es am erfolgreichsten schafft, umherfliegende Tiere anzulocken und lange genug für den Bestäubungsvorgang festzuhalten? [5]
Auch bei der Besprechung der „Mimikry-Problematik" [DMZ, S. 197] scheinen Lüth gemäß Nützlichkeitserwägungen im Sinne von Darwins Selektionstheorie als Erklärungsmodell nicht auszureichen. Beispielsweise bei der Besprechung der Muschel Lampsilis ovata ventricosa, die sich zur Sicherung ihrer Fortpflanzung der Morphe einer Fischattrappe bedient, deutet Lüth an, dass es neben Mutation und Selektion noch andere Evolutionsprinzipien geben müsse, um dieses komplexe Phänomen in seiner perfektionistischen Ausgestaltung zu erklären [vgl. DMZ, S. 195-197]. Überzeugende Alternativen werden aber an dieser Stelle nicht geliefert, Lüth spricht nur etwas unkonturiert vom Durchbruch hoher Evolutionsantriebe mit „Potenzen zu Gestaltungen" [DMZ, S. 196-197]. Er führt weitere Beispiele an und folgert – wobei auch die Möglichkeit von Missbildungen als Ursache der genannten Erscheinungen Besprechung findet [vgl. DMZ, S. 201-204]:

Unsere Vermutung muss nach diesen Beispielen sein, dass es „fertige" Baupläne, komplette Gestaltungsprinzipien gibt, die zwar normalerweise nur im Zuge der Evolution zur Darstellung kommen, dass es aber aus irgendwelchen Gründen ein Durchbrechen und Durchschlagen der Entwicklungsreihe und der ansonsten unerschütterlichen Systematik geben kann [DMZ, S. 200].

Beim Menschen werden diese Überlegungen ungleich komplizierter. Die Höherentwicklung des Gehirns – nicht eine bloße Größenzunahme, sondern eine Weiterentwicklung der grauen Rinde – und die daraus erwachsenen menschlichen Leistungen wie höhere Intelligenz, geistiges Leben und Sprache distanziere den Menschen stärker vom Menschenaffen, als dieser von anderen Affen entfernt sei. Diese Besonderheiten der Menschheit seien – folgt man Lüth – nicht durch eine bloße Selektion im Kampf ums Dasein zu erklären [vgl. DMZ, S. 184].

Für Lüth stellt sich also die Frage nach der Vollständigkeit der Evolutionsfaktoren und folgerichtig widmet er ein ganzes Kapitel den wissenschaftlichen Außenseitermeinungen zu diesem Thema. Dabei betont er zu Recht, dass auch heute unstrittig anerkannte Erkenntnisse wie beispielsweise die Mendels einst Außenseitermeinungen gewesen sind. Lüth bespricht ausführlich die „geburtsmedizinischen Evolutionsfaktoren" des Geburtshelfers K. de Snoo [vgl. DMZ, S. 204 ff.] sowie die wissenschaftlichen Meinungen des Anatoms Alfred Greil, des Arztes Max Westenhöfer, des Paläontologen und Geologen Edgar Dacqué und des Zoologen Alfred Portmann [vgl. DMZ, S. 231 ff.]. Auf diese interessanten Darstellungen im Einzelnen näher einzugehen, kann an dieser Stelle nicht unternommen werden, für eine detaillierte Beschäftigung sei auf die Literaturstellen verwiesen.

Neben zusätzlichen Evolutionsprinzipien zur Erklärung der Entwicklung der belebten Welt scheint für Lüth insbesondere die Reflexion über Grundvoraussetzungen des Lebens bedeutsam. In Anlehnung an den ihm persönlich als Freund vertrauten Wissenschaftler Ludwig v. Bertalanffy diskutiert Lüth die Systemtheorie als neues Betrachtungsmodell biologischer Vorgänge, er selbst nennt es eine „biologisch-soziologische Reflexion" [vgl. DMZ, S. 130]. Demnach distanziert sich Lüth von Theorien, die den Organismus als passives, reaktives System ansehen und damit vom Weltbild der traditionellen Wissenschaft, die die Welt als zufälliges Chaos begreift. Mit Bertalanffy geht Lüth von einer organisierten Welt aus – einer „organisierten Kompliziertheit" [DMZ, S. 131] –, die sich in allen Bereichen der Wirklichkeit in Form von geschlossenen und offenen Systemen darstelle. Diese Systemtheorie lasse sich auch auf den Molekularbereich anwenden, so reproduziere beispielsweise nicht die DNS sich selbst, sondern das System als Ganzes leiste diese Reproduktion [vgl. DMZ, S. 133]. Für die Evolution aber habe diese Theorie weit reichende Konsequenz: es komme darauf an, die innere Aktivität von Organismen zu verstehen, welche unabhängig von Reizen und Bedürfnissen arbeite. Dabei müsse die „rastlose, ebenfalls nicht von Reizen und Bedürfnissen abhängige Aktivität der Elektronen, Protonen und Neutronen im Atomkern" [DMZ, S. 134] berücksichtigt werden. Insgesamt werde ersichtlich, dass es eine innere Kraft gebe, die sich nicht im Reagenzglas oder isoliert nachweisen lasse [vgl. DMZ, S. 134]. – Findet sich hier endlich der von Lüth 1961 gesuchte „endogene Faktor"? [vgl. Kapitel 6.4.1.]

6.5.3. Die Evolution verfolgt ein Ziel

Ein System also als ein Ziel oder doch zumindest als etwas vom Geist durchdrungenes; Evolution also nicht als zufälliges Erscheinungsbild der Produkte ungerichteter Mutationen!

Das zumindest scheint die Erkenntnis zu sein, wenn man Lüths Argumentation folgt. Das wichtige Resultat der Beschäftigung mit den „Lücken", also mit den Unstimmigkeiten der Entwicklungsgeschichte, ist demnach die daraus folgende Erkenntnis, dass die Evolution auf einen bestimmten

Endzustand hinzulaufen scheint und somit gerichtet ist und eben nicht „absolut blind sein kann", wie Lüth noch Anfang der 1960er Jahre selbst angenommen hat (!) [vgl. 6.4.1.] [vgl. auch DMZ, S.228].

Wenn wir also zurück zur ersten großen „Lücke" blicken, so mag sich in der Schöpfung zwar der „Wille Gottes zum Bewusstsein seiner selbst" [DMZ, S. 66] verbergen, Lüth aber scheint nicht viel von diesem religionsphilosophischen Hilfskonstrukt zu halten, spricht er doch lieber von einem Sinn, einer – in Anlehnung an Nietzsche – „Macht", die sehen kann:

> *Inzwischen wissen wir, dass ein Anfang wahrscheinlich ist. Irgendwann begann etwas, das zur Entstehung der Welt führte, und dieser Prozess war identisch mit der Ausbreitung von Sinn. Der Sinn drückt sich in Gesetzmäßigkeiten aus; auch wenn diese nicht ehern und ewig sind […]. Es ist kein Chaos, das sich da entfaltet – es ist eine ungeheure Kraft, die nach immer mehr Ausformungen drängt [DMZ, S. 67].*

Und an anderer Stelle:

> *Diese Kraft, die in allem drängt und treibt und immer wieder ausbricht […], kann nur schaffen, unablässig, auf ein Ziel hin, das sie nicht kennt, weil es ihr unbewusst ist, das aber da ist – denn sie gibt keine Ruhe, bis es erreicht ist [DMZ, 264].*

Dass dieses Ziel der Mensch sein könnte, hat Lüth in *Der Mensch ist kein Zufall* an früher Stelle unlängst angedeutet. Demnach sei der Mensch kein Ast unter anderen Ästen am Baum der Evolution, sondern der freiwerdende „Stamm" [DMZ, S. 141], von dem sich alle anderen Arten abspalten. Dabei müsse allerdings die Möglichkeit in Betracht gezogen werden, dass der Homo sapiens selbst eine bloße „Übergangs- und Durchgangsstufe" [DMZ, S. 142] zu einer „Idee des Menschen" [ebd.], zum Homo sapientissimus, darstellen könnte. Dieser Argumentation konträr gegenüberstehend ist freilich die besprochene Negation Lüths von Zwischengliedern der Evolution und – zumindest sprunghaften – Übergängen einer Art in eine nächst höhere.

Dennoch hält Lüth an der Konzeption eines „freiwerdenden Stammes" fest. Zur Stützung dieser These dienen ihm die Überlegungen zu Ausprägung und Entwicklung der verschiedenen Rassen. An einem zentralen Punkt des Werkes überträgt Lüth die Entstehung der Rassen auf die gesamte Evolution und sieht in der Ausformung der Rassen einen „letzten Befreiungsprozess" des Menschen [DMZ, S. 321]. Lüths Argumentation folgend sei die Ausbildung der drei großen Rassen [vgl. Kap. 6.3.] mit dem Herausschälen des Neandertalers vergleichbar und so fragt er:

> *War die gesamte Evolution ein Prozess, der sukzessive die verschiedenen Tierformen heraushob, immer neue, immer spezialisiertere, die ganze Vielfalt der Möglichkeiten erschöpfend, bis zum Schluss die Urgestalt, die schon von Anfang an angelegt war, sich rein herauskristallisierte – die Gestalt des Menschen? Wird mit dem Entstehen der Rassen noch einmal etwas ausgegliedert, was vorher als Fischgestalt, Vogelwesen, Säugetierarten sich abzweigte und den idealen Stamm, aus dem alles sich ergibt, dadurch immer freier, immer besser sichtbar machte, ihn allerdings auch immer klarer seinem Wesen zuführte, nämlich der Fähigkeit zu reflektieren, das Ganze bewusst zu machen? […] Wir erkennen, dass auch diese These […] kein mysteriöser Prozess ist, sondern ein sich naturgesetzlich abwickelndes, zielstrebiges („orthogenetisches") Geschehen […]. Wer die Vorgänge betrachtet, soweit sie sich abzeichnen bis heute, wird jedenfalls nicht grundsätzlich ablehnen, dass sie anstatt einer Dialektik des Nützlichen und Angepassten im Daseinskampf auch eine letzte Häutung sein könnten vor dem endgültigen Auftauchen der reinen Gestalt aus dem Meer der Verflechtungen und Vermischungen [DMZ, S. 321-322].*

Der Homo sapiens scheint – Lüths Argumentation folgend – also nicht Ergebnis zufälliger Selektionsprozesse zu sein, die durchaus in ihrer Ungerichtetheit auch zu anderen Ergebnissen hätten führen können. Vielmehr habe sich der Mensch aus einer bestehenden Formenhülle sukzessiv „herausgeschält" [DMZ, S. 454].

Derart zielstrebig herausgebildet, scheint das Menschsein einen fassbaren Sinn zu haben. Nicht nur bloße „Weitergabe von Genkopien über die Keimbahn", sondern – quasi als „wirkliche Keimbahn" – die Möglichkeiten der Selbstausgestaltung und Selbstfindung und damit „reale Unsterblichkeit" [DMZ, S. 84-85].

Das Merkmal „geistiges Leben", wie oben besprochen [vgl. Kapitel 6.4.1.] bedinge zusätzlich etwas, was keinem Tier und keiner Pflanze auferlegt werden könne, nämlich die Verantwortung des Menschen gegenüber der Gesellschaft und der Welt, wie Lüth es in Anlehnung an L. Klages konkret formuliert:

> *[...] dass er im Gegensatz zu allen anderen Organismen nicht nur aus dem Biotischen, sondern auch aus dem Geist lebt. Dieser Geist kann nur insoweit Gefahr sein – Widersacher –, wie er sich in den Dienst eben jener Zwänge stellt, die er selber geschaffen hat und die für das Leben in der Tat zerstörerisch sind: die Ideologie der totalen Machbarkeit, der rücksichtslosen Ausbeutung der Erde, des Wahns des Nutzen von Konkurrenz und Profit. Erst im Menschen ist eine solche Verfeinerung erreicht, dass der Geist Organe findet, die es ihm ermöglichen, die biotische Realität kontinuierlich zu durchziehen. Der Geist hat demgemäß eine Führerrolle im Leben, er ist weder Nebenwirkung noch biotisches Sekret [DMZ, S. 463].*

Folglich wäre der Mensch – als geistbegabtes Wesen – auch aufgefordert, die vielfältigen Möglichkeiten der heutigen Genetik im Sinne einer weiteren Höherentwicklung anzuwenden. Keinesfalls verleugnet Lüth jedoch die Gefahren einer unkritischen Anwendung der Gentechnik. 1985 hat Lüth in einem Artikel auf die Gefahren des Klonens und der heterologen Insemination, für Lüth eine „sittliche Verwahrlosung", hingewiesen [Wids, S. 31]. Mit seinem Ausblick auf ein „kloniertes Geschlecht" mit „Einheitsgesichtern, Einheitsgedanken, [...] Einheitsstaat, Einheitsuntertänigkeit" [Wids, S. 32] zeichnet er ein schreckliches Szenario. Grundsätzlich nicht verleugnend, dass in dieser Entwicklung auch Ansätze positiver Nutzung liegen, scheint Lüth jedoch insgesamt, wie er mit dieser Vision andeutet, eher die Gefahren einer mittels Gentechnik vom Menschen gesteuerten Evolution vor Augen zu haben.

Sigelverzeichnis, Anmerkungen und Literatur zu Kapitel 6:

Folgende Sigel wurden benutzt:

AkM: Ansichten einer künftigen Medizin, Carl Hanser Verlag, München, 1971
AuA: Altersforschung und Altersbehandlung, Einige Aspekte der Physiologie, Pathologie und Therapie des Alterns, E. Merck AG, Darmstadt, 1961
DMZ: Der Mensch ist kein Zufall, Umrisse einer modernen Anthropologie, Deutsche Verlags-Anstalt, 1982
SMZ: Schöpfungstag und Mensch der Zukunft, Die Entwicklung der modernen Genetik, Eugen Diederichs Verlag, Düsseldorf Köln, 1965
Wids: Wie ich das sehe, Auf der Straße, in der Praxis und darüber hinaus, Verlag Medical Tribune, Wiesbaden, 1986

Anmerkungen und weitere Literatur:

[1]: [112], S. 351
[2]: [112], S. 345
[3]: [112], S. 346
[4]: vgl. hierzu Lüths Monographie: ... *und morgen die ganze Welt* [13]
[5]: Anmerkung der Autorin

VII. Nachwort

Paul Lüth, der dazu angeregt hat, sich den „vergessenen Ärzten" [vgl. Kapitel 5.2.] zu widmen, ist zwanzig Jahre nach seinem Tod in gewisser Weise selbst zu den „Vergessenen" zu zählen. Denn in weiten Teilen von Ärzteschaft und Öffentlichkeit ist das Werk Lüths heute nicht mehr bekannt. Die seinerzeit viel beachteten Publikationen sind derzeit ausschließlich antiquarisch beziehungsweise als Leihbücher über medizinische Fachbibliotheken zu beziehen, keinesfalls aber mehr leicht zugängliches Allgemeingut.

Aufgabenstellung der vorliegenden Arbeit war deshalb vor allem die Erarbeitung der an die Öffentlichkeit gerichteten medizinischen Publikationen Paul Lüths. Hierbei zeigte sich, dass die Kritik Lüths nebst seinen Anregungen und Vorschlägen zur Organisation und inhaltlichen Ausgestaltung der Medizin und des Gesundheitssystems immer noch entscheidende Aktualität besitzen.

Soweit die Lebensumstände Lüths als Hintergrund für die Verständlichkeit seines wissenschaftlichen Werkes von Bedeutung waren, wurden diese angesprochen [vgl. Kapitel II]. Ausführlich aufgearbeitet wurde Lüths Wirken als praktizierender und schreibender Landarzt in den Jahren 1963 bis 1986 [vgl. Kapitel V]. Hierbei handelt es sich um das für sein medizinisches Werk wichtige letzte Lebensdrittel Lüths. Keinesfalls bemüht sich dieses Dissertationsschrift indes um eine Gesamtdarstellung der Person Paul Lüths. Sein Schaffen als freier Journalist und Schriftsteller und somit seine medizinfernen Aktivitäten bis 1956 (vgl. Kapitel II) waren nicht Gegenstand dieser Arbeit. An dieser Stelle sei aber dazu angeregt, sich mit dieser Lebensperiode Paul Lüths im Rahmen einer literaturwissenschaftlich-geschichtlichen Arbeit zu beschäftigen. Auch die hier allenfalls skizzierte Einordnung der Person Paul Lüths in den zeitlichen geisteswissenschaftlichen Gesamtzusammenhang sowie seine Bedeutung als „Zeitzeuge" erscheinen eigenständiger Arbeiten würdig.

Das medizinische Werk Paul Lüths ist schwer mit kurzen Worten zu umreißen. Auch wenn sich im Rahmen von Lüths früher ärztlicher Tätigkeit Ansätze von Grundlagenforschung in wissenschaftlicher Hinsicht aufzeigen [vgl. Kapitel III], ist Lüth insgesamt nicht als klinisch orientierter Forscher einzuordnen. Seine wissenschaftliche Haltung ist dagegen durch die Erarbeitung theoretischer Grundlagen der Medizin vor allem vor dem Hintergrund von Erfahrungen aus der ärztlichen Allgemeinpraxis charakterisiert, wobei die ständige Frage: „Haben wir die richtige Medizin?" im Vordergrund steht. Die Forderung nach einer verstärkten Berücksichtigung der soziologischen Dimension von Gesundheit und Krankheit und einer verbesserten Kommunikation in der Medizin sind in diesem Zusammenhang zu sehen. Lüths zentrales Anliegen, die Etablierung einer „Kritischen Medizin" – die gleichnamige Veröffentlichung hat er einmal als sein „wichtigstes Buch" [1] bezeichnet – ist ebenfalls vor dem Hintergrund von Lüths Erfahrungen als Arzt in Klinik und Praxis zu betrachten.

Lüths weitere Arbeitsschwerpunkte sind daneben vor allem die Themen Altersforschung und Altersbehandlung, Medizin und Mensch der Zukunft sowie die Ausbildung der Ärzte. Ein großes Gewicht legt er auch auf die Erläuterung der so genannten „Volkskrankheiten", welche Lüth in vielen seiner Publikationen für den medizinischen Laien gleichsam „übersetzt" hat.

In Kapitel VIII ist ansatzweise zusammengetragen, wie einerseits die Persönlichkeit „Paul Lüth" und andererseits Lüths wissenschaftliches Werk wahrgenommen wurden. Nachfolgend sollen einige Stimmen und Einschätzungen laut werden, wobei es sich teils um bisher unveröffentlichte Stellungnahmen handelt. Eine umfassende Gesamtwertung sei ebenfalls Aufgabenstellung einer weiteren eigenständigen Arbeit.

Auf Kongressen der „Deutschen Gesellschaft für Allgemeinmedizin" [2] in Baden-Baden und Freiburg in den Jahren 1974 bis 1976 lernte Lüth den Schweizer Kollegen Rudolph Ludwig Meyer kennen. Der Allgemeinmediziner beschreibt seinen Eindruck von Lüth folgendermaßen:

> *Damals hatte ich von Herrn Lüth den Eindruck eines wohl ruhigen, aber sehr offenen und ebenso kritischen, damit vielleicht etwas unbequemen, aber grundehrlichen Menschen. Ich musste aber feststellen, dass der Kollege Lüth unter den anderen damaligen Mitgliedern der DEGAM keine sonderliche Unterstützung fand. Möglicherweise war er den damaligen Kollegen zu „sozial", was ja zu jener Zeit oft direkt mit „sozialistisch" gleichgesetzt wurde und damit offenbar nicht in das etablierte Gesellschaftsschema passte. Ich möchte aber festhalten, dass dies nur mein persönlicher Eindruck war [...] [3].*

Der Medizinhistoriker Günter Mann von der Universität Mainz äußerte sich 1984 im „Deutschen Ärzteblatt" anlässlich der Literaturpreisvergabe für Lüths *Tagebuch eines Landarztes*:

> *Der Arzt Paul Lüth, der Eigenwillige, mitunter Unbequeme, dennoch – so habe ich ihn wenigstens erlebt – stets Tolerante, aber zupackende, eigene Wege immer suchend [...] der Vielseitige und Vielgebildete vermag viel einzubringen, mehr zu sehen, zu hören, zu erleben als andere [...] eine besondere Sensibilität, die sich mit zunehmendem Alter noch verstärkt hat [4].*

Lüth wurde unter anderem als „Zeitphänomen" [5] bezeichnet. Selbst dazu befragt, wann er eigentlich Zeit zum Schreiben finde, äußerte sich Lüth einmal folgendermaßen:

> *[...] über vieles denke ich im Auto nach, und schreiben tue ich dann während der Mittagspause oder auch mal abends, wenn keine Vorlesung, keine Sendungsaufzeichnung und kein Vortrag [...] anliegen [1].*

Nach den Erinnerungen von Winfriede Lüth arbeitete ihr Ehemann noch produktiv bis spät in die Nacht und nutzte zudem sein „außergewöhnliches Gedächtnis".

1986 wurden einige der von Lüth in der „Medical Tribune" verfassten Aufsätze und Kommentare anlässlich seines 65. Geburtstages als Band zusammengefasst [6]. Im Vorwort schrieb ein Reporter, der Lüth langjährig kannte:

> *Ruhe war nie seine erste Bürgerpflicht, sich anpassen und abfinden schon gar nicht. Er war nie ein bequemer Zeitgenosse, dieser Paul Lüth, Landarzt aus Überzeugung, Professor der Medizinsoziologie aus Berufung, Schriftsteller, Journalist und Poet aus Veranlagung [...]. Paul Lüth, der Eigenwillige, der Kompromisslose und doch Tolerante wird nicht nur von seinem wachen Verstand getrieben: Obwohl zurückgezogen im stillen Knüllwald wirkend, schlägt in dem in der Mark Brandenburg Geborenen das Herz eines Weltbürgers, eines Homme des lettres, der seine Anliegen nicht verschweigen und verträumen kann. Heilen heißt für ihn nicht nur kurieren, sondern helfen, nicht nur den Patienten, sondern der Gesellschaft, den Menschen [7].*

Ebenfalls als Laudatio zu Lüths 65. Geburtstag äußerte sich Georg Schreiber in der „Medical Tribune":

> *Er denkt laut nach und laut vor [...]. Man darf lange suchen, um einen niedergelassenen Dorfarzt zu finden, der so vielschichtig, so kreativ, so produktiv arbeitet wie dieser Professor, ein Bekenner im wahren Wortsinn, ein Hochmeister des unverwechselbar rechten Wortes zu rechten Zeit, ein Meister der gründlichen Analyse, der unbequemen Interpretation, der wohlfeilen Prognose, des scharfsichtigen Differenzierens, des kritischen Infragestellens [...] [5].*

1986 würdigte Rudolph Ludwig Meyer Lebenslauf und Veröffentlichungen Lüths:

> *Es sind aber nicht diese an sich schon imponierenden Daten, die mich zu dieser Würdigung bewegten, sondern seine aus der täglichen Arbeit in der Praxis des Landarztes entwickelten Gedanken vor dem Hintergrund eines hochintellektuellen und blitzgescheiten und vielbelesenen Mannes [...], eine von ihm formulierte Maxime lautete in etwa: „Verwirkliche Werte" statt „Verwirkliche Dich selbst". Und ich glaube, diese war sein Motto für die große Schaffens- und Leistungskraft! [8]*

Auch Nikolaus Ryschkowsky, der ab 1961 die 1952 von Lüth gegründete „Gesellschaft zum Studium von Zeitfragen" weiterführte, veröffentlichte einen Nachruf auf Lüth:

> *Paul Lüth war stets ein hilfreicher Kollege, er war mein getreuer Arzt; er hat auch die Entwicklung der Studien positiv-kritisch begleitet. Wir führten manches gute Gespräch. Alle, die an einer neuen, besseren Gesellschaft arbeiten, leiden nun an dem schweren Verlust; ich verlor einen Freund, einen echten Gefährten [9].*

Anmerkungen und Literatur zu Kapitel 7:

[1]: [388], S. 186
[2]: kurz: DEGAM, Internet: www.degam.de
[3]: aus einem Brief von Dr. med. R. L. Meyer an die Autorin vom 22.08.2001
[4]: [402], S. 2186
[5]: [416]
[6]: *Wie ich das sehe*, vgl. [53]
[7]: [53], „Zum Geleit" von Helge Konrad Braun
[8]: [411], S. 2-3
[9]: [412]

VIII. Literaturverzeichnis

8.1. Literatur von Paul Lüth

8.1.1. Eigenständige Veröffentlichungen

1942:

[1]: Frühling, Schwerter, Frauen, Umdichtungen japanischer Lyrik mit einer Einführung in Geist und Geschichte der japanischen Literatur, Paul Neff, Berlin

1944:

[2]: Die japanische Philosophie, Versuch einer Gesamtdarstellung unter Berücksichtigung der Anfänge in Mythus und Religion, J.C.B. Mohr, Tübingen

1947:

[3]: Der Anfang, Anthologie junger Autoren, Limes, Wiesbaden

[4]: Der seidene Mond, Die Legenden von Lao-tse und Li T'ai Po, Limes, Wiesbaden

[5]: Literatur als Geschichte, Deutsche Dichtung von 1885 bis 1947, Erster Band, Limes, Wiesbaden

[6]: Literatur als Geschichte, Deutsche Dichtung von 1885 bis 1947, Zweiter Band, Limes, Wiesbaden

[7]: Meditation über Geist, Gestalt, Geschichte, H. Laupp'sche Buchhandlung, Tübingen

1948:

[8]: Gedanke und Dichtung, Essays, Limes, Wiesbaden

1950:

[9]: Bürgerkrieg wird vorbereitet..., Die Volkspolizei. Fotos und Tatsachen, Veröffentlichung des Bund Deutscher Jugend, Rud. Bechtold & Comp., Wiesbaden

[10]: Bor, Peter (Pseudonym) Gespräche mit Halder, Limes, Wiesbaden

1951:

[11]: Bürger und Partisan, Über den Widerstand gestern, heute und morgen, Parma-Edition, Frankfurt am Main

1952:

[12]: Greift zum Gewehr, Kameraden, Veröffentlichung des Bund Deutscher Jugend

[13]: ...und morgen die ganze Welt! Der Neofaschismus und die Neofaschisten, Veröffentlichung des Bund Deutscher Jugend, Rud. Bechtold & Comp., Wiesbaden

1958:

[14]: Eisenstoffwechsel und Eisenmedikation unter besonderer Berücksichtigung der intramuskulären Eisenmedikation, Inaugural-Dissertation der medizinischen Fakultät der Johannes Gutenberg-Universität, Mainz

1959:

[15]: Groner, Ernst (Pseudonym) Liebe, Zeugung und Geburt, Ihre Wunder und Probleme, Büchergilde Gutenberg, Frankfurt am Main

1961:

[16]: Altersforschung und Alterbehandlung, Einige Aspekte der Physiologie, Pathologie und Therapie des Alterns, E. Merck AG, Darmstadt

1963:

[17]: Denken und Heilen, Deutsche Galen-Ausgabe, Artemis, Zürich

[18]: Huwelijk, Zwangerschap en Geborte, J. de Munck-Bijlsma, med. dra., G.J.A., Ruys-Bussum

[19]: Nächte in Alexandria, Roman einer Ägyptenreise, Eugen Diederichs, Düsseldorf Köln

1964:

[20]: Operationen, Das neueste Gedicht, J. G. Bläschke, Darmstadt

1965:

[21]: Geschichte der Geriatrie, Dreitausend Jahre Physiologie, Pathologie und Therapie des alten Menschen, Ferdinand Enke, Stuttgart

[22]: Schöpfungstag und Mensch der Zukunft, Die Entwicklung der modernen Genetik, Eugen Diederichs, Düsseldorf Köln

1969:

[23]: Der Mensch aus der Retorte, Experimente um den Menschen der Zukunft, Wilhelm Heine, München

[24]: Niederlassung und Praxis, Eine kritische Einführung, G. Thieme, Stuttgart

1971:

[25]: Ansichten einer künftigen Medizin, Hanser, München

[26]: Lehren und Lernen in der Medizin, G. Thieme, Stuttgart

1972:

[27]: Kritische Medizin, Zur Theorie-Praxis-Problematik der Medizin und der Gesundheitssysteme, Rowohlt, Reinbek bei Hamburg

1974:

[28]: Medizin, Medizin als Natur- und Sozialwissenschaft, C. Habel, Darmstadt

[29]: Sprechende und stumme Medizin, Über das Patienten-Arzt-Verhältnis, Herder & Herder, Frankfurt am Main

1975:

[30]: Die Leiden des Hippokrates oder Medizin als Politik, Luchterhand, Darmstadt Neuwied

1976:

[31]: Das Medikamentenbuch für den kritischen Verbraucher, Luchterhand, Darmstadt Neuwied

[32]: Medizin als Politik, Gekürzte Neuausgabe, Luchterhand, Darmstadt Neuwied

1979:

[33]: Das Krankheitenbuch, Die wichtigsten Krankheiten – ihre Ursachen und Therapien, Luchterhand, Darmstadt Neuwied

1980:

[34]: Das Medikamentenbuch für den kritischen Verbraucher, Völlig überarbeitete und erweiterte Neuausgabe, Rowohlt, Reinbek bei Hamburg

[35]: Wörterbuch zum medizinischen Soziologie, Hippokrates, Stuttgart

1981:

[36]: Das Krankheitenbuch, Die wichtigsten Krankheiten – ihre Ursachen und Therapien, Rowohlt Taschenbuch, Reinbek bei Hamburg

[37]: Der Mensch ist kein Zufall, Umrisse einer modernen Anthropologie, Deutsche Verlags-Anstalt, Stuttgart
[38]: Gerechtigkeit ohne Gericht, Über das Denkbare und das Machbare, Rowohlt, Reinbek bei Hamburg
[39]: Vor der ersten Sprechstunde, Daten, Erfahrungen und Empfehlungen zur Niederlassung in freier Praxis, Medical Tribune, Wiesbaden

1983:
[40]: Stud. Med., Wie man das heutige Medizinstudium erfolgreich hinter sich bringt und dennoch ein guter Arzt wird, Medical Tribune, Wiesbaden
[41]: Tagebuch eines Landarztes, Deutsche Verlags-Anstalt, Stuttgart
[42]: Tagebuch eines Landarztes, Droemersche Verlagsanstalt Th. Knaur Nachf., München

1984:
[43]: Der Mensch ist kein Zufall, Umrisse einer modernen Anthropologie, Überarbeitete Ausgabe, Fischer Taschenbuch, Frankfurt am Main
[44]: Gesund durch Vitamin C, Econ, Düsseldorf Wien
[45]: Tagebuch eines Landarztes, 3. Auflage, gebunden, Deutsche Verlags-Anstalt, Stuttgart

1985:
[46]: Alfred Döblin als Arzt und Patient, Hippokrates, Stuttgart
[47]: Medizin in unserer Gesellschaft, Voraussetzungen, Änderungen, Ziele, Edition Medizin VCH, Weinheim

1986:
[48]: Das Ende der Medizin? Entdeckung der neuen Gesundheit, Deutsche Verlags-Anstalt, Stuttgart
[49]: Das Ende der Medizin? Entdeckung der neuen Gesundheit, Deutscher Taschenbuch Verlag, München
[50]: Gesund durch Vitamin C, Lizenzausgabe, Econ, Düsseldorf
[51]: Hat Gottfried Benn den Ärzten heute noch etwas zu sagen? Erinnerung an eine Begegnung, Hippokrates, Stuttgart
[52]: Von der stummen zur sprechenden Medizin, Über das Verhältnis von Patient und Arzt, Campus, Frankfurt am Main
[53]: Wie ich das sehe, Auf der Straße, in der Praxis und drüber hinaus, Medical Tribune, Wiesbaden

8.1.2. Alphabetisches Sigelverzeichnis der verwendeten eigenständigen Veröffentlichungen

AkM:	Ansichten einer künftigen Medizin, vgl. [25]
AuA:	Altersforschung und Altersbehandlung, vgl. [16]
BS:	Beiträge zur Sozialmedizin, vgl. [344]
DEM:	Das Ende der Medizin? Vgl. [48]
DMZ:	Der Mensch ist kein Zufall, vgl. [31]
EuE:	Eisenstoffwechsel und Eisenmedikation, vgl. [14]
GdG:	Geschichte der Geriatrie, vgl. [21]
GVC:	Gesund durch Vitamin C, vgl. [50]
KB:	Das Krankheitenbuch, vgl. [36]
KiM.	Kommunikation in der Medizin, vgl. [345]
KM:	Kritische Medizin, vgl. [27]
LL:	Lehren und Lernen in der Medizin, vgl. [26]
M:	Medizin, Medizin als Natur- und Sozialwissenschaft, vgl. [28]
MB:	Das Medikamentenbuch, vgl. [34]
MiG:	Medizin in unserer Gesellschaft, vgl. [47]
MP:	Medizin als Politik, vgl. [32]
NP:	Niederlassung und Praxis, vgl. [24]
SMZ:	Schöpfungstag und Mensch der Zukunft, vgl. [22]
Stud. med.:	Stud. med., vgl. [40]
TeL:	Tagebuch eines Landarztes, vgl. [42]
VdS:	Vor der ersten Sprechstunde, vgl. [39]
VssM:	Von der stummen zur sprechenden Medizin, vgl. [52]
Wids:	Wie ich das sehe, vgl. [53]
WmS	Wörterbuch zur Medizinischen Soziologie, vgl. [35]

8.1.3. Zeitschriftenbeiträge

1941:

[54]: Nishida und die japanische Philosophie. Z.D. Kultur philos 2: 135

1947:

[55]: Das Spätwerk Alfred Döblins. Der Bogen 2, 4: 24-27
[56]: Franz Kafka. Der Bogen 2, 1: 22-24
[57]: In die Zeit gesprochen. Der Bogen 2, 9: 26
[58]: Max Brod. Der Bogen 2, 2/3: 46-47
[59]: Romantik und Realismus. Der Bogen, 2, 10: 18-24
[60]: Treibholz. Der Bogen 2, 5: 14-16

1950:

[61]: Herr über Schmerz und Träume. FAZ vom 4. März
[62]: Temperament und Forschung. FAZ vom 31. Januar
[63]: Wenn der Magen sich selbst verdaut. FAZ vom 2. Juni

1958:

[64]: Erfahrungen mit intramuskulärer Eisenmedikation mittels Myofer. MMW 100: 497-499
[65]: Gerotherapeutische Erfahrungen mit Gerioptil pro injectione. Med Klin 53: 1272-1273
[66]: Geschichte der Infusion und ihrer Technik. N Z ärztl Fortb 47: 577-580
[67]: Möglichkeiten und Aussichten der Altersbehandlung nach Parhon und Aslan. Dtsch Med J 9: 435-439
[68]: Über die Ursache des Alterns. Hippokrates 29: 650-655

1959:

[69]: Biogene Amine und Prophylaxe des Alterns. Internat J Prophylakt Med 3: 133
[70]: Der Praktiker, die Wissenschaft und die Einheit der Medizin. Hippokrates 16: 579-584
[71]: Geriatrische Erfahrungen mit einem biogenen Amin. Med Klin 54: 1877-1878
[72]: Kurze Geschichte der Gerontologie und Geriatrie. N Z ärztl Fortb 48: 509-514 (6) und 600-606 (7)
[73]: Praxis und Klinik – zwei verschiedene Richtungen der Medizin? DÄ 44: 530-533
[74]: Über die Allgemeinwirkungen des Procain in ihrem Zusammenhang mit dem Gehirnstoffwechsel. Ärztl Forsch 13: 177-186
[75]: Über Lebensdauer und Altern. Hippokrates 30: 273-279
[76]: Welche Bedeutung hat die Aslansche Procaintherapie? MMW 101: 2220-2222

1960:

[77]: A review of procaine-therapy in elderly individuals. I Geront 15: 395-399
[78]: Biographie und Altern, Beiträge zur Typologie des Alternserlebens. Forschungen und Fortschritte 34: 238-243
[79]: Die derzeitigen Möglichkeiten der Geriatrie. Dtsch Med J 11: 63-68
[80]: Die experimentelle Gerontologie – Grenzen und Ziele. Dtsch Med J 14: 460-464
[81]: Die Lehre von der Physio- und Pathosklerose im 18. Jahrhundert. N Z ärztl Fortb 49: 786-788
[82]: Lebensdauer und Altern bei den Tieren. Dtsch Med J 11: 440-443

1961:

[83]: Die Geheimnisse der Geheimmittel. Landarzt 37: 379-385
[84]: Kann der praktische Arzt prophylaktische Medizin treiben? DÄ 46: 2253-2256
[85]: Pharmakologie und Praktischer Arzt. MMW 5: 254-258

[86]: Waren uns die alten Ärzte überlegen? Ther d Monats 5: 171-180

1962:

[87]: Der praktische Arzt und die neuen Medikamente. MMW 104: 81-84
[88]: Der praktische Arzt und die neuen Medikamente. MMW 104: 128-31
[89]: Die Begründung der prophylaktischen Medizin als Wissenschaft bei Galen. Prophylaxe und Therapie 2: 25-29

1963:

[90]: 120. Todestag eines unbekannten Arztes. Zum Gedenken an G.J.P. Noeldeke. DÄ 45: 2309-2310
[91]: Aristoteles und Galen über das Alter. Die Kapsel 13: 382-383
[92]: Arzneien gegen das Altern? Die Kapsel 13: 359-363
[93]: Der Arzt und die neuen Medikamente. Med Wiss 1: ohne Seitenangabe
[94]: Imhotep oder Asklepios? Zur Begründung der wissenschaftlichen Medizin in Ägypten und Hellas. Hippokrates 34: 826-830

1964:

[95]: And play with flowers… Gedanken eines Arztes bei der Lektüre der Falstaff – Szene. Selecta 17: 548-549
[96]: Beim Blättern im Registerband der Werke Galens. Materia medica Nordmark: 798-806
[97]: Der Arzt und das Shakespeare-Rätsel. Gedanken zum 400. Geburtstag des Dichters. DÄ 17: 1020-1026 und 18: 1078-1081
[98]: Frank Thieß. DÄ 51: 2759
[99]: Hochdruckkrankheit und –behandlung in einer Landpraxis. Medizin heute 13: 382-385
[100]: Im Zeichen der Waage, Nikolaus von Kues innerhalb der Geschichte der Medizin. Die Waage 81: 296-299
[101]: Krankengeschichte des Staates. Über den Dramatiker Dr. med. Heinar Klipphardt. DÄ 61: 2643-2647
[102]: Shakespeare und die Medizin: Zum 400. Geburtstag des Dichters. MMW 106: 1151-1156
[103]: Werke und Tage des Nikolaus von Kues. DÄ 31/32: 1733-1740
[104]: Wiederentdeckter Expressionismus. DÄ 61: 2333-2338
[105]: Zur Lehre von den biologischen Rhythmen im Altertum. Hippokrates 5: 191-193

1965:

[106]: 400 Jahre "Verdauungsmedizin". DÄ 45: 2481-2484
[107]: Brief aus einer Landarztpraxis I. DÄ 50: 2826-2827
[108]: Dialektik der scholastischen Geriatrie. DÄ 47: 2603-2607
[109]: Die Regimina des Mittelalters. DÄ 46: 2537-2541
[110]: Galen von Pergamon. Med Welt 36: 2072-2076
[111]: The Zoobiology of nationalism. The Wiener Library Bulletin 19: 1-6
[112]: Verschiedene Möglichkeiten, Mendels zu gedenken. DÄ 6: 345-351

1966:

[113]: Brief aus einer Landarztpraxis II. DÄ 2: 109-110
[114]: Brief aus einer Landarztpraxis III. DÄ 5: 316-317
[115]: Brief aus einer Landarztpraxis IV. DÄ 12: 829-831
[116]: Brief aus einer Landarztpraxis V. DÄ 17: 1163-1166
[117]: Brief aus einer Landarztpraxis VI. DÄ 34: 2000-2003
[118]: Brief aus einer Landarztpraxis VII. DÄ 43: 2518-2521
[119]: Von der Wahrheit in der modernen Kunst, Gedanken zur lithographischen Oeuvre Paul Wunderlichs DÄ 8: 534-539

1967:
[120]: Brief aus einer Landarztpraxis VIII. DÄ 1: 43-47
[121]: Brief aus einer Landarztpraxis IX. DÄ 26: 1451-1454
[122]: Brief aus einer Landarztpraxis X. DÄ 34: 1775-1777
[123]: Brief aus einer Landarztpraxis XI. DÄ 38: 1995-1997
[124]: Brief aus einer Landarztpraxis XII. DÄ 44: 2382-2385
[125]: Zum Tode von Prof. Dr. Gernot Rath. DÄ 64: 2516

1968:
[126]: Allgemeinmedizin als Wissenschaft. DMW 93: 2400
[127]: Antwort auf Landarztbrief. Zu dem XI. Brief von Dr. med. Paul Lüth in Heft 38/1967, Seite 1995-1997. DÄ 15: 876-878
[128]: Brief aus einer Landarztpraxis XIII. DÄ 10: 593-595
[129]: Brief aus einer Landarztpraxis XIV. DÄ 16: 947-949
[130]: Brief aus einer Landarztpraxis XV. DÄ 36: 1971-1973
[131]: Brief aus einer Landarztpraxis XVI. DÄ 38: 2083-2087
[132]: Die Realität und die Zukunft der K.V. Der freie Arzt 6-7: 61-67
[133]: Hermann Boerhaave: Am Krankenbett lehren. DÄ 51: 2959-2961
[134]: Neue Ansätze: Medizinhistorie der Praxis. DÄ 46: 2637-2639
[135]: Wissenschaft und Allgemeinpraxis. DMW 93: 530-537

1969:
[136]: Besprechung der Autobiographie von Watson. Die Doppel Helix 21: 14-15
[137]: Brief aus einer Landarztpraxis Nr. XVII. DÄ 3: 169-171
[138]: Brief aus einer Landarztpraxis Nr. XVIII. DÄ 12: 849-851
[139]: Brief aus einer Landarztpraxis Nr. XIX. DÄ 21: 1646-1651
[140]: Brief aus einer Landarztpraxis Nr. XX. DÄ 36: 2485-2487
[141]: Brief aus einer Landarztpraxis Nr. XXI. DÄ 50: 3585-3586
[142]: Der Arzt in der Praxis. DÄ 39: 2680-2685
[143]: Historische Krankenberichte für den Praktiker. DÄ 10: 658-659

1970:
[144]: Aspekte der Sexualwissenschaft und ihrer Disziplinierung. DÄ 33: 2479-2483
[145]: Aspekte der Sexualwissenschaft und ihrer Disziplinierung. DÄ 34: 2537-2542
[146]: Brief aus einer Landarztpraxis Nr. XXII. DÄ 5: 382-383
[147]: Brief aus einer Landarztpraxis Nr. XXIII. DÄ 17: 1346-1348
[148]: Brief aus einer Landarztpraxis Nr. XXIV. DÄ 27: 2188-2192
[149]: Brief aus einer Landarztpraxis Nr. XXV. DÄ 47: 3561-3567
[150]: Edle Einfalt oder stille Größe? DÄ 6: 422-423
[151]: Metaphysik der Massenvernichtung. Neutralität 8: 24-30
[152]: Sexualwissenschaft als Hochschulfach. Dtsch Univ Z 14: 5

1971:
[153]: Brief aus einer Landarztpraxis Nr. XXVI. DÄ 5: 350-351
[154]: Brief aus einer Landarztpraxis Nr. XXVII. DÄ 25: 1956-1959
[155]: Der Allgemeinarzt als der kritische Arzt. DPA 8: 868-871
[156]: Der Allgemeinarzt und die neue Approbationsordnung. ZFA 47: 571-576
[157]: Die neuen Fächer und die fehlenden Fächer. DÄ 2: 82-88
[158]: Neue Wege der ärztlichen Fortbildung. Prinzip: die Ermöglichung der dummen Frage. ZFA 24: 1245-1247

1972:
[159]: Der Praktiker: Spezialist fürs Allgemeine. Euro med 12: 1015
[160]: Die soziale Dimension – Fachwissenschaft oder Basis? euromed 12: 909
[161]: Die wachsende Inkompetenz. euromed 12: 1120
[162]: Eine kleine Drehung und wir sind sozialisiert! Eine Überlegung 1972. euromed12: 1266
[163]: Ein Kranker, drei Ärzte, drei Diagnosen. euromed 12: 758-759
[164]: Fachliche Aspekte des Nichtfachlichen. ZFA 31: 1459-1461
[165]: Plattfuß bleibt Plattfuß. Das Gesundheitssystem in der BRD muss humaner werden. Zeit 24: 43-44
[166]: Sozialmedizin II. Kasseler Hochschulnachrichten 10: 6-7
[167]: Sozialmedizin an der Gesamthochschule. Kasseler Hochschulnachrichten 8: 5-7
[168]: Was erwartet der praktizierende Arzt vom medizinsoziologischen Unterricht im Medizinstudium? Fortschr Med 90: 347-350

1973:
[169]: Das Ärztemanagement hat versagt. Die Zeit 42: 59-60
[170]: Dubletten. DPA 13: 6
[171]: Ein integriertes System der Gesundheitssicherung. Die Neue Gesellschaft, 20: 267-272 (4) und 465-468 (6)
[172]: Repräsentanten der Ärzteschaft. DÄ 40: 104
[173]: Viele Gründe, aus Fehlern zu lernen. euromed 13: 56
[174]: Weiter mit der Gießkanne oder Anstrengung des Begriffs? Berliner Ärzteblatt 12: 605-609
[175]: Wo steht der Freund? 1973 war es vorauszusehen! DPA 2: 240

1974:
[176]: Die Reserve sieht es anders. euromed 15: 608
[177]: Ein neues Arztbild –ohne Arzt. euromed 15: 521
[178]: Sozialstationen – ein Modell für die Verbreiterung der Basis des Gesundheitssystems. Neue Gesellschaft 21: 503 ff.
[179]: Sozialstation – Was ist das? euromed 4: 134
[180]: Über Sozialstationen – ein Modell für die Verbreiterung der Basis des Gesundheitssystems. Die neue Gesellschaft 21: 503 ff

1975:
[181]: Das kleine Krankenhaus. euromed 11: 486
[182]: Das politische Mandat der ärztlichen Körperschaften. euromed 17: 722
[183]: Des deutschen Arztes Sorgenkind: Fortbildung. euromed 12: 505
[184]: Die Ärzte behandeln andere Krankheiten als die, an welchen die Menschen sterben. Tagesanzeiger Magazin 15: 43-44
[185]: Die Selbstbedienung allein tut es nicht. euromed 18: 778
[186]: Illich sagt Gott und meint Kattun. euromed 8: 357
[187]: Kann die Medizin es nicht billiger machen? euromed 16: 682
[188]: Kunstfehlerforschung und Fortbildungsforschung. euromed 13: 546
[189]: Landarzt-Hobby TV Moderation. Dr. med. Paul Lüth zu seiner Sendereihe „Soziale Brennpunkte". MT 42: 2
[190]: Leicht, Arzt zu werden – schwer, es zu sein. euromed 15: 313
[191]: Lieber untergehen… Die Zeit 19: S. 43
[192]: Sozialmedizin für den Praktiker. euromed 9: 400

1976:

[193]: Entlastung durch den Amateur. Mtv 52: 4
[194]: Eros unter dem Seziermesser. Noch immer krankt die Sexualwissenschaft an einer Überfrachtung mit Ideologie und Philosophie. Die Welt 212: 1-2
[195]: Falsche Berater? Mtv 33: 6
[196]: Nachwort eines praktizierenden Arztes. Das Moment des „Aber" in der Therapie. Der Praktische Arzt 5: 888-898
[197]: Nebenfach Medizin. Mtv 42: 4
[198]: Sozialstationen und Gemeinwesenmedizin – Noten zum Thema „Sozialstationen im Modellversuch". Sozialer Fortschritt 25: 254-257
[199]: Versäumnisse. Mtv 23: 4
[200]: Wissen heißt eingrenzen. Mtv 50: 4
[201]: Zufallsforschung. Mtv 29: 8

1977:

[202]: Alfred Döblin- ein vergessener Kollege? Mtv 44: 30
[203]: Ende der Individualisierung. Mtv 12: 4
[204]: Frieden der dokumenta. Mtv 42: 4
[205]: Für Dicke Grundgesetz ändern? Mtv 49: 4
[206]: Köhnlechner plus Hackethal. Bild der Wissenschaft 10: 182
[207]: Praxisferne Theoretiker. Mtv 39: 4
[208]: Soziale Erfindungen und Gemeinwesenmedizin – Sozialstationen als Antwort auf Fragen. Prisma - Zeitschrift der Gesamthochschule Kassel 14: 12-16 [vgl. 336]
[209]: Verhängnisvolle Ratschläge. Mtv 45: 4
[210]: Zurück ins Mittelalter. Mtv 19: 4

1978:

[211]: Alfred Döblin – wiederentdeckter Dichter, vergessener Arzt. DÄ 32: 1839-1841
[212]: Altern heute – ein menschlicher Vorgang? Sozialer Fortschritt 27: 98 97-102
[213]: „Die" Beutelschneider. Mtv 23: 4
[214]: Ersatzteil geschädigt, ein Praxisproblem. Mtv 29: 4
[215]: Kostendämpfung. Mtv 52: 4
[216]: Ludwig Klages – Seine Bedeutung für die Umweltpolitik. Studien von Zeitfragen 21: 12-14
[217]: Was heisst: mündig für Heilung? Die Reformproblematik, die Patienten und die Ärzte. DÄ 12: 706-713

1979:

[218]: Abweichungen von der gesunden Norm. Deutsches Allgemeines Sonntagsblatt 43: 16
[219]: Alfred Döblin als Arzt und Patient. Mtv 4: 32-34 (gekürzte Fassung von Lüths Vortrag im Rahmen des „Döblin-Abends" des Mainzer Theaters)
[220]: Heilpraktiker ein Hobby von Pharmareferenten. Mtv 44: 5
[221]: Mangel der Medizin. Deutsches Allgemeines Sonntagsblatt 27: 21
[222]: Nur ein Modetrend? Vom Nutzen der Medizinischen Soziologie. Academia: Zeitschrift für Politik und Kultur 30: 14-17
[223]: Stumme Ärzte heilen schlecht. Buchreport 8: 84-86

1980:

[224]: Alternative Medizin. Mtv 16: 4
[225]: Attestverweigerung. Mtv 39: 4
[226]: Bei Ärzteschwemme droht teure Bürokratisierung. Mtv 5: 5
[227]: Chancen für kleine Krankenhäuser? Mtv 36: 4
[228]: Die Sonntagsneurose. Mtv 1: 5

[229]: Ein neues Bild vom Leben. Deutsches Sonntagsblatt Nr. 45: 15
[230]: Transparente Medizin? Mtv 27: 4
[231]: Ungeliebtes Krankenhaus. Mtv 31: 4

1981:

[232]: Apotheker und Arzt: Mehr miteinander als gegeneinander! Apotheken Praxis 23: 7
[233]: Ein Arzt wurde zur Legende. Deutsches Allgemeines Sonntagsblatt 27: 24
[234]: Haben wir wirklich die richtige Medizin? Ärztliche Praxis 33: 3315
[235]: Sprachlose Medizin. Mtv 47: 4
[236]: Verstaatlichung der Medizin in der Schweiz? Mtv 6: 4
[237]: Zauberformel Partnerschaft. Deutsches Allgemeines Sonntagsblatt 11: 14

1982:

[238]: Auf der Suche nach der richtigen Medizin. Medizinische Szene 1: 4
[239]: Defensivmedizin. Mtv 22: 4
[240]: Die Evolutionstheorie als Wissenschaft und Weltanschauung. Anthropologie nach Darwin. Tagung der Ev. Akademie Hofgeismar, Protokollband 190: 94-121
[241]: Evolutionslehre entlastet das Gewissen. Mtv 17: 4
[242]: Heißes Eisen Arbeitsunfähigkeit - wie packen Sie es an? Ärztliches Management 2: 17-19
[243]: Reizwort „Autorität". Mtv 3: 4
[244]: Warum ist ‚Sein' und nicht ‚Nichts'? Der Kassenarzt 22: 2280-2286
[245]: Welchen Stil, welche Ausrichtung soll meine Praxis haben? Ärztliches Management 2: 121-124
[246]: Wenn die Hand der Hebamme den Bauch der Patientin berührt. Journal 34: 25
[247]: Wie wird Schmerz für den Arzt beherrschbar? Ärztliche Praxis 34: 819

1983:

[248]: Alles kaputt – aber keiner tut was. MT 5: 50
[249]: Ärzte: Zwangsruhestand mit 60? MT 14a: 38
[250]: Arzt und Atomkrieg. Wir Ärzte sollten niemandem was vormachen. MT 1: 24
[251]: Bestseller „Bittere Pillen". Was ich davon halte. MT 39: 16-19
[252]: „Bittere Pillen": Abzuraten. Medikamente und Meinung 10: 3
[253]: Bittere Pillen für den Kassenpatienten. Fortschr Med 101: 1643-1644
[254]: Das ist kein Wort für Patienten. MT 33/34: 16
[255]: Die Badekur – aus der Sicht des niedergelassenen Arztes. HuK 35: 103-104
[256]: Konserve bleibt Konserve. Mtv 15: 4
[257]: Niemand ist „nur" krank. MT 42: 31
[258]: Orwell – wirklich 1984? DÄ 80: 51-54
[259]: Plädoyer für die gute alte Kur. MT 15: 6
[260]: Schmerzen lindern. „Da tun sich Ärzte schwer". MT 43: 32
[261]: Schulmedizin und/oder Alternativmedizin. HP Journal 2: 68-71
[262]: Spielen wir das doch mal durch! MT 19: 38
[263]: Warum Zahnärzte mehr verdienen. MT 50: 58
[264]: Was ich über Hypotoniker denke. MT 24: 30
[265]: Was tun Ärzte gegen das Altern? MT 31/32: 4
[266]: Was tun Ärzte gegen das Altern? MT 31/ 32: 16
[267]: Wir Ärzte sind die Sklaven. MT 36: 12
[268]: Wo kriegt man Ärzte klein und hässlich. MT 11: 16-17

1984:

[269]: „Also ich möchte kein Arzt sein". MT 19: 24
[270]: Arbeiten wir richtig? Gastkommentar. Die Angestellten 3: 21
[271]: Aslan-Therapie mit Gero-H3-Aslan. ZFA 60: 1162-1164
[272]: Auch heute: Von den „Alten" kann man noch was lernen. MT 8: 16-17
[273]: Auch heute: Von den „Alten" kann man noch was lernen. MT 5: 34
[274]: Computer in der Praxis. Ein zweischneidiges Schwert! MT 6: 24
[275]: Computer in der Praxis. Ein zweischneidiges Schwert! MT 3: 40
[276]: Der Beitrag Robert N. Brauns zur medizinischen Soziologie. Allg Arzt 5: 470-475 und 6: 568-572
[277]: „Der Tag danach". Wehe, wenn Sie Arzt sind... MT 7: 6 (Ausgabe Schweiz)
[278]: Ein Desiderat namens Medizinsoziologie. MMG 9: 147-149
[279]: Ein Landarzt und die Olympiade. MT 32: 14
[280]: Facharztbremse oder lieber Hausarztschein? Prof. Lüth kontra Prof. Rheindorf. MT 7: 48-49
[281]: In jede Praxis einen Pflichtassistenten? MT 10: 34
[282]: Legere necesse est. Mtv 51: 4
[283]: Lektüre von Ärzten für Ärzte. MT 34: 18
[284]: Mein Alptraum. Freudig bringt der Patient den Entlassungsbrief. MT 23a: 16
[285]: Motivation und Berufeinstellung. Start 3: 3
[286]: Sollen Chefärzte beide Augen zudrücken? MT 18: 10
[287]: Tagebuch eines Landarztes. Erfahrungen, Beobachtungen, Analysen von Paul Lüth. MT 2: 24
[288]: Was Apotheker uns Ärzten demnächst abnehmen. MT 35a: 26-27

1985:

[289]: Ärzte mit 65 in Rente? Das wäre ja Enteignung! MT 35a: 22-23
[290]: Braucht der Arzt den Apotheker? Apotheken-Journal 2: 8
[291]: Bundessozialgericht entschied: Wer über dem Durchschnitt liegt, ist verdächtig. MT 26: 48-49
[292]: Das BGA und das Vitamin E. MT 19: 56
[293]: Das Krankenhaus wird transparent. Das kann üble Folgen haben. MT 48: 32
[294]: Die Schulmedizin wandelt sich. Wer ist ein guter Arzt? MT 49: 4
[295]: EDV in der Praxis. Lieber noch altmodisch bleiben? MT 17: 56
[296]: EDV in der Praxis. Lieber noch altmodisch bleiben? MT 15: 52
[297]: Forschung in der ärztlichen Allgemeinpraxis. Ärztezeitung für Naturheilverfahren 26: 5-16
[298]: Heterolge Insemination. Für mich sittliche Verwahrlosung MT 4: 60
[299]: Hypertoniker-Compliance. Ist Compliance pathologisch? MT 38: 58
[300]: Ich bin äußerst erstaunt. MT 11: 41
[301]: Medizin aus der Sicht des Landarztes. Der informierte Arzt 12: 39-42
[302]: Menschliches Verständnis und ärztliches Selbstverständnis am Beispiel außergewöhnlicher Heilverfahren. Allg Arzt 7: 516-20 und 8: 599-600
[303]: Nach der Krebsoperation. Vorsicht vor „Büromedizinern". MT 7: 12
[304]: Nach der Krebsoperation. Vorsicht vor Büromedizinern. MT 4: 40
[305]: Neu niederlassen. Die Jungen und die Alten stöhnen. MT 16: 23
[306]: Patienten heute. Von Apparatefeindlichkeit keine Spur. MT 42: 29
[307]: Sind Gentechnologen moderne Rassisten? MT 11: 40
[308]: Was ich bei Vorträgen erlebt habe. MT 20: 73
[309]: Was lesen Sie im Urlaub? MT 33: 13-14
[310]: Wenn Regan Deutscher wäre, läge er heute noch im Krankenhaus. Welt am Sonntag 30: 13
[311]: Weshalb noch immer Wagner? MT 30: 26-27
[312]: Wie inhuman ist die Medizin? MT 36: 20-23
[313]: Wie inhuman ist die Medizin? MT 29: 24-25

[314]: Wie soll es weitergehen. Alle Ärzte verbeamten? MT 41: 76

1986:

[315]: Das Sachleistungssystem ist am Ende. MT 21: 16
[316]: Dr. Mabuse und die bitteren Pillen. MT 8: 30
[317]: Haben wir resigniert? MT 2: 22
[318]: Hilft Glaube heilen? MT 10: 52-53
[319]: Honorarkürzung Kostentransparenz. Warum das der falsche Weg ist. MT 16: 74
[320]: Neue Gebührenordnung. Schaffen Sie Ihre Praxishelferin ab! MT 20: 50
[321]: Ohne Autorität geht es nicht. MT 9: 44-45
[322]: Paracelsus. Quacksalber oder der erste moderne Arzt? Bild der Wissenschaft 3: 123-133
[323]: Schulmedizin in der Sackgasse. Der Apotheker 4: 8-9
[324]: Warum wurde „Bittere Pillen" ein Bestseller? MT 11: 28
[325]: Wenn Diagnostik zum Selbstzweck wird. MT 7: 50

8.1.4. Beiträge zu Werken anderer Autoren

1962:

[326]: Wissenswertes über die Procaintherapie für den Praktiker. In: Doberauer W (Hrsg) Diagnostik und Therapie im Alter. Wien, S. 281-287

1963:

[327]: Der Geriater – Facharzt für Verjüngung? In: Graupner H (Hrsg) Ärztespiegel. Dr. Otto Schmidt KG, Köln-Marienburg, S. 143-150

1968:

[328]: Der praktische Arzt und die neuen Medikamente. In: Brandlmeier P, Krüsi G (Hrsg) Der praktische Arzt heute, Probleme und Ziele der Allgemeinmedizin. Hans Huber, Bern, Stuttgart, S. 168-185

1971:

[329]: Brief aus einer Landpraxis. In: Schweppenhäuser H (Hrsg) Theodor W. Adorno zum Gedächtnis, Eine Sammlung. Suhrkamp, Frankfurt am Main, S. 116-123

[330]: Einbau neuer Disziplinen in den medizinischen Unterricht. In: Schipperges H (Hrsg) Ausbildung zum Arzt von morgen. Georg Thieme, Stuttgart, S. 140-157

1973:

[331]: Medikamentenmissbrauch. In: In Bellerbaum A, Braun H Soziale Probleme – Empirische Befunde. Frankfurt am Main

1974:

[332]: Suchtverhalten Alkoholismus, Sozialmedizinische Bedeutung. In: Bellerbaum A, Braun, H (Hrsg) Soziale Probleme. Frankfurt am Main, New York, Bd. 1

1975:

[333]: Der Hausarzt – eine historische Figur? In: Schlemmer J: Haben wir die richtige Medizin? 12 Beiträge nach einer Senderreihe des „Studio Heidelberg". Piper, München

1977:

[334]: Stumme Ärzte heilen schlecht. Welchen Arzt brauchen wir eigentlich? In: Nussbaum, H v Die verordnete Krankheit. Frankfurt am Main

1980:

[335]: Die Heilung des Hippokrates. Welche Medizin brachen wir eigentlich? In: Hausmann W (Hrsg) Medizin morgen. Hoffnungen, Tendenzen, Chancen. Fischer Taschenbuch, Frankfurt am Main, S. 159-180

[336]: Soziale Erfindungen und Gemeinwesenmedizin. In: Trojan A, Waller H Modelle gemeinbezogener Gesundheitssicherung. München, S. 109-121

1983:

[337]: Die Medizin zwischen technischem Fortschritt und gesellschaftlichen Zwängen. In: Schatz V O (Hrsg) Wie krank ist unsere Medizin? Salzburger Humanismus-Gespräche. Styria, Graz, S. 33-55

[338]: In der Landpraxis. Die Ausbildung der Praxishelferin zum Menschen hin. In: Heuser-Schreiber H (Hrsg) Patientenführung in der Praxis, Leitfaden für nichtärztliche Heilberufe in der Praxis. Aesopus, Zug, S. 103-109, S. 123-129

1984:

[339]: Die Utopien und die Misere der Medizin. In: Strotzka H, Pelikan J M, Krajic K (Hrsg) Welche Ärzte brauchen wir? Reihe: Schriften zur Medizinsoziologie, Wien, Bd. 1, S. 9-23

1985:

[340]: Geistige Grundlagen der Therapie. In: Gross R (Hrsg) Geistige Grundlagen der Medizin. Berlin, Heidelberg, New York

8.1.5. Von Lüth herausgegebene Sammelbände und Monographien

1948:

[341]: Alfred Döblin zum 70. Geburtstag, Festschrift, Limes, Wiesbaden

[342]: Döblin A: Alfred Döblin, Auswahl aus dem erzählenden Werk, Limes, Wiesbaden, Einleitung von Paul Lüth

1954:

[343]: Börne L: Ludwig Börne, Nur den Besiegten darf man lieben, Nachlass eines Weltenbürgers, Parma Edition, Frankfurt am Main

1975:

[344]: Beiträge zur Sozialmedizin, Aufsätze zu ihrer Theorie und Praxis, Reihe Interdisciplina, Hippokrates, Stuttgart, Vorwort und 8 Beiträge von Lüth: „Die Medizin – Natur- oder Gesellschaftswissenschaft?“ S. 21-39, „Der mündige Patient“, S. 66-70, „Nichtärztliche Sozialmedizin – Reflexionen um Thema: Medizin als Nebenfach“, S. 76-80, „Über Sozialstationen – ein Modell für die Verbreiterung der Basis des Gesundheitssystems“, S. 125-134, „Medikamentenmissbrauch“, S. 181-186, „Suchtverhalten Alkoholismus – Sozialmedizinische Bedeutung“, S. 187-194, „Was erwartet der praktizierende Arzt vom medizinsoziologischen Unterricht im Medizinstudium“, S. 255-264, „Sozialmedizin als Motivationsfach“, S. 265-271

[345]: Kommunikation in der Medizin, Aufsätze zu ihrer Theorie und Praxis, Reihe Interdisciplina, Hippokrates Verlag, Stuttgart, Vorwort und 3 Beiträge von Lüth: „Patientenbeziehung und Gespräch in der Praxis“, S.13-29, „Sozialstationen als Transformatoren der Kommunikation“, S. 226-228, „Kritisches zur Rollenkonzeption in der Medizin“, S. 309-317

[346]: Pflanz M: Die soziale Dimension der Medizin, Eine Sammlung von Aufsätzen und Vorträgen, Hippokrates, Stuttgart

1976:

[347]: Gross R: Zur klinischen Dimension der Medizin, Beiträge zu einigen Grundfragen, Reihe Interdisciplina, Hippokrates, Stuttgart

[348]: Israel J: Sozialpsychologie, Theorie – Probleme – Versuche, Reihe Interdisciplina, Hippokrates, Stuttgart, „Zur Einführung in das Thema“ von Paul Lüth

[349]: Sterben heute – ein menschlicher Vorgang? Beiträge zur Frage Sterbehilfe als Lebenshilfe, Reihe Interdisciplina, Hippokrates, Stuttgart, Vorwort und 2 Beiträge von Lüth: „Sterben heute – ein menschlicher Vorgang?“ S. 56-68, „Der Tod zu Hause – Reflexionen über Angst und Sicherheit in der Sterbehilfe“, S. 145-154

1979:

[350]: Linton R: Mensch, Kultur, Gesellschaft, Reihe Interdisciplina, Hippokrates, Stuttgart, „Anthropologie, Soziologie, Psychologie und die Medizin“ von Paul Lüth

[351]: Oeter K, Wilken M: Frau und Medizin, Psychosoziale Probleme, Folgerungen für die ärztliche Praxis, Hippokrates, Stuttgart

1980:

[352]: Hodkinson M: Geriatrie im Abriss, Reihe Interdisciplina, Hippokrates, Stuttgart, Einführung „Mit dem Alter umgehen“ von Paul Lüth

1982:

[353]: Davis, RH: Allgemeinmedizin für Studenten, Reihe Interdisciplina, Hippokrates, Stuttgart, Übersetzung ins Deutsche und Vorwort von Paul Lüth

1986:

[354]: Aschner B: Lehrbuch der Konstitutionstherapie, Lehrbuch der Konstitutionstherapie, Hippokrates, Stuttgart

8.1.6. Sonstiges

1946:

[355]: Deutschland-Vertrag, Verrat oder Schritt in die Zukunft? Pressestelle des Bundes Deutscher Jugend, Frankfurt am Main

1946-1948:

[356]: Lüth P (Hrsg) Der Bogen, Die erste Deutsche Zeitschrift nach dem Kriege. Victor Scholz Verlag GmbH, Wiesbaden. Beiträge Lüths, vgl. [55] [56] [57] [58] [59] [60]

1961:

[357]: Der praktische Arzt und die neuen Medikamente, Beitrag für den Jubiläumsband zum 10-jährigen Bestehen der SIMG. Vortrag auf dem 3. Praktikerkongress der Internationalen Gesellschaft für praktisch angewandte Medizin, Salzburg vom 12. September [87] [88]

1963:

[358]: Knapp W, Lüth P: Galen von Pergamon, Ermunterung zu Kunst und Wissenschaft. Hippokrates 16: 665-669

1965:

[359]: Knapp W, Lüth P: Der beste Arzt ist Wissenschaftler! Galen von Pergamon, Aus dem Griechischen. Med Welt 38: 2185-2187

1970:

[360]: Das Selbstverständnis des praktischen Arztes in der Industriegesellschaft. Vortrag vor der Fachschaft Medizin der Universität Göttingen vom 9.Dezember

1971:

[361]: Die Widerrede, Vom Selbstverständnis der Ärzte. Beitrag für den Sender Freies Berlin vom 25. Januar

[362]: Mehr Psychosomatik in der ärztlichen Praxis! Diskussionsbeitrag für den 20. Deutschen Kongress für ärztliche Fortbildung vom 2. Juni, Berlin

[363]: Unterricht in der Allgemeinmedizin? Vortrag Medizinische Akademie Lübeck

1972:

[364]: Das Gesundheitssystem der BRD und die ambulante Krankenversorgung, speziell auf dem Lande. Vortrag, Internationales Seminar „Organisation Dezentralisierter Gesundheitsdienste“, Berlin

1973:

[365]: Allgemeinärztliche Kommunikationen. Vortrag 23. Lindauer Psychotherapiewochen vom 1. Mai. Praxis der Psychotherapie 4: 153-165

1976:

[366]: Entwicklung und Funktion der Gemeindekrankenpflege. In: Die Zukunft der Gemeindekrankenpflege, Fachtagung der Ev. Akademie Hofgeismar November 1975, Protokoll 111

1983:

[367]: Paracelsus und die Nöte unserer ärztlichen Praxis. Anstöße für die heutige Medizin? Paracelsus-Tagung der Ev. Akademie Hofgeismar, Protokoll 193

1984:

[368]: Der Allgemeinarzt „Facharzt für Hypotonie"? Symposium aktuell. Mit Berichten vom Internationalen Hypotonie-Symposium Rottach-Egern vom 24. Februar

1986:

[369]: Der ‚Ring', die Gesellschaft und die Mythen. In: Wolfgang Wagner (Hrsg) Der Ring des Nibelungen. Die Walküre. Programmheft IV der Bayreuther Festspiele

[370]: Psychosomatik, Psychotherapie und Allgemeinpraxis. Vortrag 2. Mainzer Symposium Hypnose und autogenes Training

1987:

[371]: Ärzte, Theaterstück. Uraufführung Mainz 1986, Unverkäufliches Muster, Kiepenheuer, Berlin

8.2. Literatur über Paul Lüth

1948:

[372]: Lestiboudois H: Zur Diskussion um „Literatur und Lüth". Zwiebelfisch, Zeitschrift für Bücher, Kunst und Kultur 9: 3-5

[373]: Rilla P: Literatur und Lüth, Eine Streitschrift. Bruno Henschel und Sohn, Berlin

1964:

[374]: Mantey A, Thieß F, Bincer W: Der Arzt und das Shakespeare Rätsel, Leserbriefe zu Lüths Aufsatz, mit einem „Schlusswort" von Paul Lüth. DÄ 35: 1825-1830

1968:

[375]: Das Alkoholkonto der Verkehrsunfälle. Zum „Brief aus einer Landpraxis" von Dr. med. Paul Lüth in heft 44/1987, mit einem „Schlusswort" von Paul Lüth. DÄ 40: 2191-2195

[376]: Sturm E: Allgemeinmedizin als Wissenschaft. DMW 93: 2287

1969:

[377]: Grosch G: Neue Ansätze: Medizinhistorie der Praxis. Zu dem Aufsatz von Dr. med. Paul Lüth in Heft 46/1968 mit einem „Schlusswort" von Paul Lüth. DÄ 4: 209

1974:

[378]: Berufspolitiker aus Hessen. Hess. Ärzteblatt April: 371

1976:

[379]: Dr. Paul Lüth. In: Persönlichkeiten Europas, Wissenschaft, Kultur, Wirtschaft, Politik. Jatas Verlag, ohne Seitenangabe

[380]: Paul Lüth. Spektrum des Geistes, Literaturkalender 1976. Lesen Verlag Hamburg, Blatt November, S. 111

1978:

[381]: Depression ist Wut, Wut gegen sich selbst. Der Spiegel, 51: 180-193

[382]: Gregor-Dellin M (Hrsg) PEN Bundesrepublik Deutschland, Seine Mitglieder, seine Geschichte, seine Aufgaben. Wilhelm Goldmann, München, S. 142

1979:

[383]: Das schwer erklärbare Phänomen Dr. med. Paul Lüth, Landarzt. Bild der Wissenschaft 7: 87-89

[384]: Heilung bedeutet immer Verstehen, Das „Krankheitenbuch" des Dr. med. Paul Lüth. Allgemeine Zeitung vom 10. April

[385]: Neues Buch von Mtv-Kommentator Dr. Lüth. Mtv 12: 3

1980:

[386]: Ehrung für Mtv-Kommentator. Mtv 31: 3

[387]: Neue Honorarprofessoren der Johannes Gutenberg-Uni. JOGU 71: 3

[388]: Rebell in Weiß, Landarzt in Nordhessen: Bekenntnisse zu einer kritischen Medizin. Interview von Alexander Wischnewski mit Paul Lüth. Börsenblatt vom 28. Januar: 186-187

[389]: Sozialmediziner Dr. Paul Lüth Honorarprofessor an der GhK. Hessische Allgemeine 195

1981:

[390]: Köpfe: 400 Porträts namhafter Persönlichkeiten aus dem Gesundheitswesen. Hartmannbund-Verlag, Bonn, Bad Godesberg, S. 146-147

[391]: Was ein Praktiker pro Quartal abrechnet. MT 17a: 38

1983:

[392]: Als wäre alles erst gestern gewesen. Aus dem „Tagebuch eines Landarztes". Ärzte Zeitung 230: 29

[393]: Aslan Preis an Prof. Lüth. Medikamente und Meinung 12: 12

[394]: Ein Arzt zieht aufs Land. Bild der Wissenschaft 9: 118-130

[395]: Herbstliches. DÄ 80: 88

[396]: Hölzinger J: Wir werden genauso tot sein wie unsere Patienten. MT 8: 57

[397]: Mader F: Nach der Wundnaht die Vorlesung. Der Allgemeinarzt 12: 1224-1227

[398]: Stud. med. – Wie man das Medizinstudium erfolgreich hinter sich bringt und trotzdem ein guter Arzt wird. Der niedergelassene Arzt 9: 3

[399]: Tagebuch eines Landarztes. Schleswig-Holsteinisches Ärzteblatt 10: 736-737

1984:

[400]: Ana – Aslan-Preis für Prof. Paul Lüth. DPA 4: 164

[401]: Lüth geht über Facharztleichen, Zum Beitrag „Prof. Lüth kontra Prof. Rheindorf: Facharztbremse oder lieber Hausarztschein?" MT 14: 16

[402]: Phantastischer Realismus und Landarzt-Alltag, Literaturpreis-Vergabe der Bundesärztekammer an Paul Lüth und Ernst Rossmüller. DÄ 81: 2184-2186

[403]: Tagebuch eines Landarztes. Ärztin 1: 15

[404]: Vogt EE : Literaturpreis für Arzt, Lüth: Medizin im Wandlungsprozess. HNA 145 vom 25.Juni

1985:

[405]: Gross R: Paul Lüth, Alfred Döblin als Arzt und Patient. DÄ 92: 354

[406]: Hausarzt und Alterspatient. Der niedergelassene Arzt 4: 24-25

[407]: Sind die Ärzte nicht Jammertanten? MT 2 vom 31. Oktober

1986:

[408]: Dr. Paul Lüth gestorben. DPA 14: 22

[409]: Geburtstage, Prof. Dr. med. Paul Lüth. DÄ 83: 1886

[410]: Medizinsoziologie. Allg Arzt 11: 760

[411]: Meyer RL: Nachruf auf Paul Lüth. Generalversammlung der SIMG vom 18. September. Originalvortrag, S. 1-4

[412]: Ryschkowsky N: Nachruf auf Paul Lüth. Studien von Zeitragen 35, zitiert nach [431]

[413]: Paul Lüth 65. Allg Arzt 11: 760

[414]: Paul Lüth, deutscher Arzt und Schriftsteller, Prof. Dr. med. Munziger Archiv, Int. Biographisches Archiv 39, zitiert nach [428]

[415]: Schneider H: Paul Lüth gestorben. Zur Verfügung gestellt von Rudolph Meyer, Schweiz. Quelle unbekannt: S. 31

[416]: Schreiber G: Zum 65. Geburtstag, Paul Lüth – ein Zeitphänomen. MT 25: 42

[417]: Theorie Mensch. Allg Arzt 11: 760

[418]: Vom Solisten zum Ensemblemitglied. Selecta 12: 1186-88

[419]: Zum Tode von Paul Lüth. DÄ 83: 2309

1991:

[420]: Ausschreibungen, Paul-Lüth-Preis 1991. DÄ 88: C-95

1997:

[421]: Geisler LS: Sprachlose Medizin? Das Verschwinden des Dialogisch. In: Imago Hominis, Wien, Bd 4, Nr. 1, S. 47-55, vgl. [427]

2001:

[422]: Paul Lüth (1921-1986). In Troschke J v: Die Kunst, ein guter Arzt zu werden. Anregungen zum Nach- und Weiterdenken. Hans Huber, Bern, Göttingen, Toronto, Seattle, S. 243-247

[423]: Römer unseres Jahrhunderts. Der Spiegel 3, zitiert nach [429]

2002:

[424]: Biographische Enzyklopädie deutschsprachiger Mediziner. KG Saur, München, S. 390

8.3. Weitere verwendete Literatur

2001:

[425]: Schroeder L: Zum 100. Geburtstag von Prof. Dr. Gerhard Küntscher. Schleswig-Holsteinisches Ärzteblatt 1: 51-53, referiert in: [426]

8.4. Verwendete Internetadressen

[426]: www.aeksh.de/shae/200101/h011051a.htm
[427]: www.linus-geisler.de/artikel/97imagohominis_sprachlose.html
[428]: www.register.munzinger.de/personen
[429]: www.spiegel.de/spiegel/vor50
[430]: www.studien-von-zeitfragen.net
[431]: www.svz-archiv.net/Deutschland/NJR_Luth
[432]: www.uni-wuerzburg.de/pathologie/virchow/pathosum/dohm.htm

IX. Danksagung:

Mein Dank gilt allen, die mich bei der Erstellung dieser Arbeit unterstützt haben.

Zunächst danke ich meinem Doktorvater für die Vergabe des Themas, für seine Geduld und konstruktive Unterstützung während der Bearbeitungsphase.

Den ärztlichen Mitarbeitern sowie den Doktoranden des Institutes für Ethik, Geschichte und Theorie der Medizin in Münster gilt mein Dank für die gewinnbringende Kritik und für die hilfreichen Anmerkungen während der Doktorandenkolloquien.

Ganz besonders danke ich meinem lieben Freund Holger Lach, der sich unermüdlich mit meinen Textentwürfen beschäftigt hat und mich mit seinen geistreichen Anmerkungen und konstruktiven Verbesserungsvorschlägen motiviert, unterstützt und gut unterhalten (!) hat.

Den Mitarbeitern des Ärztlichen Vereins der Ärztekammer Hamburg danke ich für die fortwährende Hilfe bei der Beschaffung von Literatur von und über Paul Lüth.

Ich danke herzlich Frau Winfriede Lüth, die mich zweimal nach Rengshausen eingeladen hat, so dass ich vor Ort auf den „Pfaden Lüths" wandeln konnte. Darüber hinaus stellte sie mir zahlreiche Literatur von und über ihren Mann zur Verfügung.

Ebenso danke ich Stefan und Arved Lüth für die geduldigen Auskünfte über ihren Vater, ebenfalls zu nennen ist Frau Vera Braumöller, die aus der Perspektive einer Schwester über Paul Lüth zu berichten wusste.

Herrn Rudi Zülch danke ich für seine motivierende und freudige Unterstützung meiner Arbeit. Ganz besonders gilt ihm mein Dank für die Beschaffung von schwer zugänglicher Literatur, zu nennen sind unter anderem die Zeitschriften „Der Bogen" und der „Zwiebelfisch" sowie das Theaterstück „Ärzte".

Herrn Dr. Rudolf Ludwig Meyer danke ich für die zugesandte Literatur sowie insbesondere für seine persönliche Einschätzung und Stellungnahme zu Paul Lüth.

Mein Dank gilt Dr. Patrick Harmelink für seine Hilfe bei der formalen Ausgestaltung des Textes.

Für aufmerksames Korrekturlesen danke ich Frau Monika Harmelink, Frau Dr. Margret Balmaceda sowie Frau Julia Langer.

Meiner Familie danke ich für die jahrelange (!) emotionale Unterstützung bei der Erstellung dieser Arbeit.